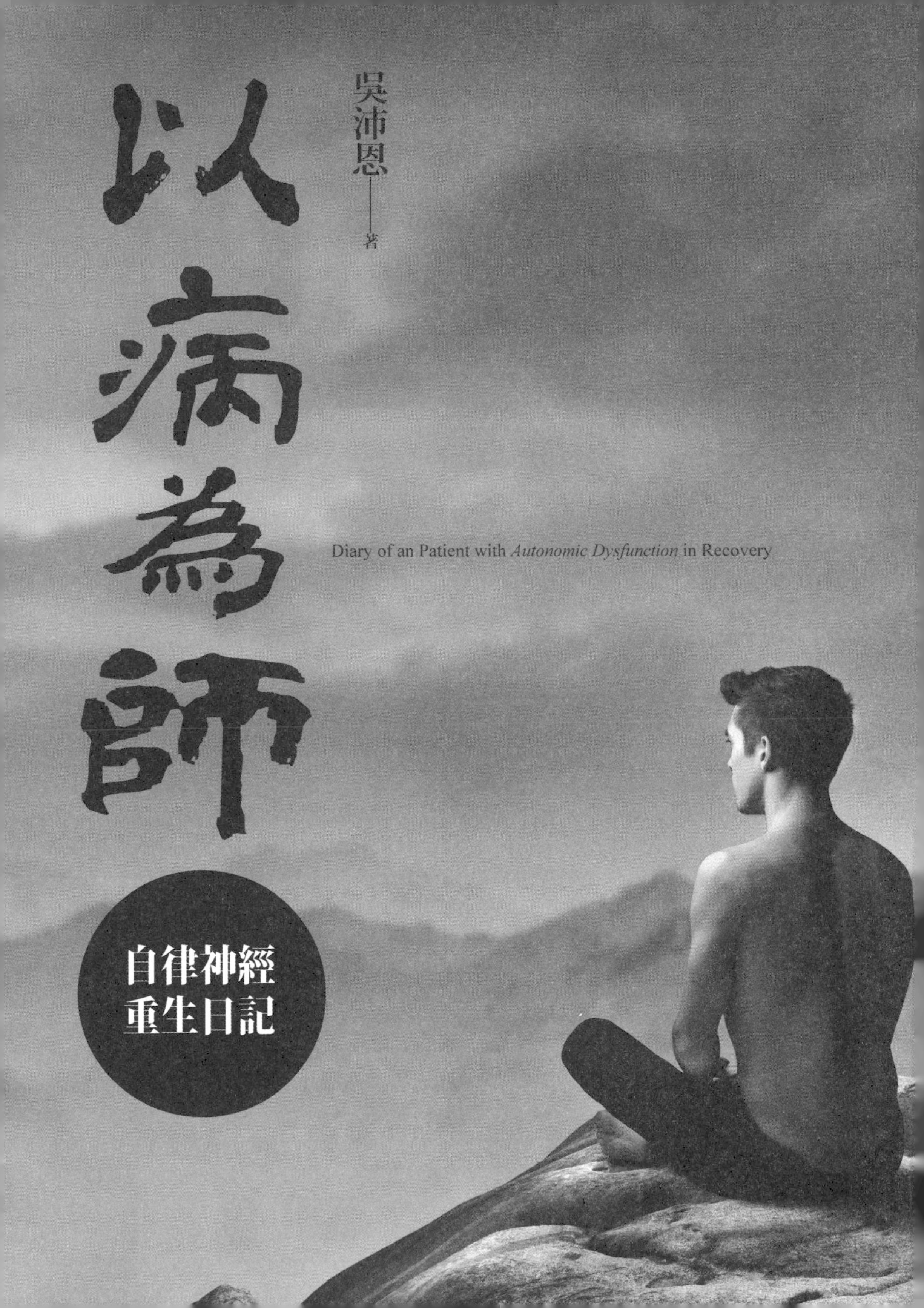
以病為師
吳沛恩——著
Diary of an Patient with *Autonomic Dysfunction* in Recovery
自律神經
重生日記

序言與推薦　特別推薦

知名歌手　**戴佩妮**

親愛的，看完你的書讓我無比的感動甚至激動！
從來沒有想過那些日子的糾結、無奈、徬徨、痛苦，今天可以變成文字，幫助到更多人。
我們經歷了多少沒人相信的日子？
聽了多少懷疑自己的話？
吃了多少毫無幫助的藥？
真的只有生過這種病的人才知道。
然而最諷刺的是這場病卻是我們人生舞台的開始，所以我們不要再害怕了，因為真的有人懂。
謝謝你沛恩！合十

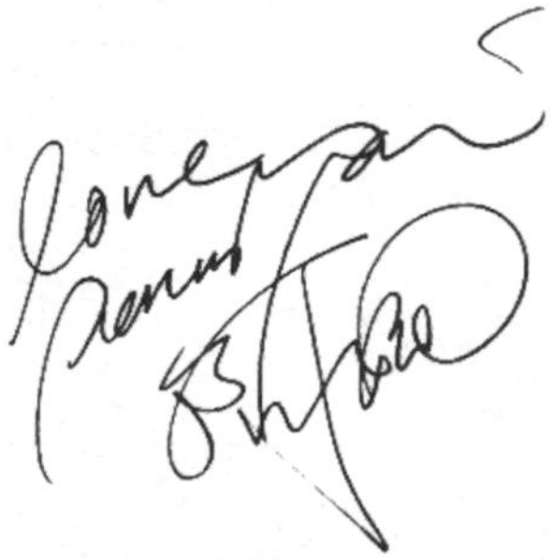

推薦序 「重生日記」幫你照顧自己也關懷人群

韓復華

人生充滿困境與挑戰，我們也經常在挫敗跌倒後，爬起來再繼續前進，這當然值得嘉勉。但真正了不起的是：當一個人在受到重大挫折後，仍然對自己有信心，對這個世界有愛心。

本書作者沛恩在歷經無數痛苦與挫折的過程中，不但始終堅持他個人奮鬥上進的意志，更沒有失去對人群社會的關懷；我覺得這是極其難能可貴的！

自律神經又稱為自主神經，主要包括交感神經系統與副交感神經系統，兩者在不受意識控制之下，維繫身體各種基本生理功能的平衡運作。我們身體的心跳、呼吸、血壓、體溫、消化、代謝、內分泌等機能都是由自律神經來協調的。

健康平衡的自律神經，依據日本名醫岡本裕的論述，不但能維持正常生活的功能，還可以加強我們身體的自癒力。反之，當自律神經失調時，會造成患者許多難以用生理原因去解釋的很多症狀。由於這些症狀在一般診斷檢查時都找不出原因，無法和他人說明其病因，因此常造成不可避免的誤會，不但不容易獲得周圍親友與同儕充分的諒解與支持，往往也會造成患者雪上加霜的情緒困擾。

如何克服這些困境，非親身經歷者實不易提供良方。從這個角度而言，這本書與坊間以專業醫師身分，來探討自律神經失調的書籍比較，就顯得格外有意義。本書作者沛恩以一個患者的立場，描述他如何克服各種困境並且戰勝病魔，現身說法其個人實踐的重生日記，肯定可以帶給自律神經失調病友們無比的激勵。

本書並不只是對自律神經失調症的患者有幫助的一本書，實際上這個主題與我們大家都息息相關。

據相關資料顯示，台灣 2300 萬人口中，就有高達百萬人曾受自律神經失調所苦，而實際掌握到的確診病患卻僅有數萬人左右。

我們不要忽略一個事實，那就是在現代高度競爭的生活環境下，因為工作或學習上的壓力，難免會造成我們的自律神經失調。這種短暫性的自律神經失調，如果沒有及時化解，我們的免疫力與自癒力降低，進而就會衍生出各種經常性的健康問題。

在這方面，書中「四環一核心」架構所談到的康復心法，實際提供了在運動、生活習慣、心理素質、與社會化各層面的具體建議，其中還包括了許多有趣的方法諸如：旅行療法，大自然療法與寵物療法。相信這些對一般人，化解壓力與短暫性的自律神經失調都有很大的幫助。

期望透過本書的理念，可以幫助讀者更加瞭解與關懷自律神經失調症的患者。以後當周遭的親戚、朋友、同學、同事發生不明病況的時候，你可以給他們多一點體恤與支持。

最後，祝福目前正為自律神經失調所苦的朋友，希望你能追隨喵老大的腳步，早日康復！讓我們一起為這個世界累積更多正面的力量，共勉之！

作者為國立交通大學教授兼 GMBA 執行長　韓復華老師

推薦序　一場病的因緣，由抗病走向助人

韓建華

我和沛恩幾乎是屬於兩個完全不同世界的人。

正當他剛開始描繪自己的人生藍圖並準備開拓光明的未來時；我已邁向耳順之年，只想早日退休安享天年。認識沛恩完全是巧妙的人生安排，我很高興能認識這一位吃盡苦頭卻又認真上進的年輕人。

今天，我要以一位長輩的身分，來為沛恩的新書送上我最真誠的祝福與鼓勵。除此之外，更要肯定他想幫助更多人的理想。

沛恩曾經嚐過的苦頭和挫折也許一般人難以想像，而最惱人的是，這些病痛不但連他自己都「莫名其妙」，更常被外人認為是「無病呻吟」（因為連醫生都難以診斷），這在他的身心上同時都遭逢巨大的挑戰。

但卻也因為如此，透過這本書，我看到：

（1）沛恩積極地面對困難，努力抗病，更可貴的是他那不斷求知的精神！

（2）在沛恩找到康復曙光並走出陰霾後，能用他寶貴的經驗，來幫助其他深受同樣病苦的人們，希望他的正面能量，能為這些人們帶來希望！

（3）從文字間強烈感受到沛恩，想當中醫懸壺濟世的熱誠與決心，即使是放棄原本的台大學歷，重新改行學習卻也無悔。行醫濟世最重要的是要有心，我絕對相信沛恩有這份服務世人的善心。

最後，在現今這個崇尚功利的社會裡，人們逐漸趨於自私自利，人與人之間也夾雜許許多多的偽善。因此，也讓我更加欣賞這位年輕人！我喜歡喵老大的這本新書。

加油！祝你成功！

作者為美國 Abbvie （亞培）藥廠藥檢研究部門經理　韓建華博士

推薦文一

現任職於知名公關公司 **李沅潤**

敝人從事醫療公關工作。之所以會進入醫療相關領域，致力於傳播醫療知識給大眾，其實，也和我過去的健康狀況有關。

你猜對了，正是自律神經！而且我不僅和沛恩同為自律神經抗病的一份子，我們更是高中同學！

回想起那段青春歲月，我們一起打桌球，一起上課，午休時一起相約去廁所大便，那段日子裡的我們，壓根兒就沒想過健康的自己在往後的日子裡竟會遭遇這樣纏人的疾病。

上大學後，各奔南北，因此就沒有和沛恩保持聯絡。直到我升上碩士班，父親與室友相繼過世，在這之後，便是我噩夢的開始。研究所畢業那年暑假，和朋友聚餐時忽然感到一陣暈眩、心跳加快、手腳發麻、呼吸不到空氣，一開始只是覺得可能自己累了，便回家休息。但隔天起床後，我的世界忽然開始天旋地轉，讓我連站都站不好，只好躺在床上一整天。

直到狀況好些後才到急診室掛急診，在醫師的詢問下，我漸漸回想起在小學時也曾有呼吸不到空氣、心跳過快、手腳發麻與暈眩的經驗。但中間歷經醫生一連串、許多不同科別的檢查，也掛過兩次急診，但始終沒有找到真正的原因，反倒是藥包卻越來越多。

後來在社群網站上分享自己的狀況，沛恩看到我的動態便主動找我聊聊，才知道他過去那段時間曾飽受自律神經之苦，並指出我的症狀應也是自律神經問題。透過沛恩和我分享了他過來人的經驗後，我也開始聽他的建議調整作息並搭配規律運動。很幸運的，我的身體漸漸復元，並順利服完兵役，到現在就像正常人一樣為工作與事業努力。

最後，很高興看到沛恩在這本即將出版的新書中，收錄了許多當初曾幫助我抗病的知識與技巧。在此希望藉由本書的分享，能夠讓更多病友學習如何對待身體，並且走向康復。除此之外，也希望能讓社會大眾更瞭解這項疾病，我們真的不是在無病呻吟！

此外，本書也收錄了許多成功抗病案例，希望病友們在看完後，也能夠更有信心，畢竟自律神經失調要康復，保持正面樂觀的態度是非常重要的！

加油！

推薦文二

台大資訊網路與多媒體研究所碩士生　黃煜翔

自人類存在以來，就飽受各種疾病的折磨，即便當代科技日新月異，人類也從未停止與疾病的搏鬥。

西洋醫學傳入華人世界已百餘年，清末民初，列強船堅砲利，知識份子開始救亡圖存，引進西洋思想與科學，並將矛頭指向中醫，認為中醫是落伍、守舊、迷信、騙術、反科學的代表，甚至發起了廢除中醫運動。

到了二十一世紀，雖然反中醫的聲勢沒有以往浩大，然而在台灣大部分民眾的觀念裡，中醫頂多用來補身子、調養身體，效果慢，不能治療重疾。生病了，第一個想到的幾乎都是西醫。

特別的是，在這本書中，我看到沛恩學長在與自律神經疾病奮鬥的過程，首先是做遍了各種現代醫學儀器的檢查與治療，但卻根本不被當「病人」看待。在西醫無能為力之際，接著求助於許多「名老中醫」，仍無滿意療效，總之是花遍了金錢、時間、心力，到頭來卻是一場空。

做為一位與過敏性鼻炎纏鬥多年的病友，我完全能理解這種無力感。與他的困境類似，即便看遍了坊間中西醫，治療效果卻相當有限。最終，也只能和學長一樣，自個兒翻遍中醫相關的古籍，看能不能碰碰運氣找到一絲康復曙光。

只是，為什麼一般中西醫都看不好我們呢？

在我看來，目前西醫對於自律神經與免疫系統這類功能性疾病的治療能力仍然有限，以鼻過敏為例，目前現代醫學只能控制而不能根治，主要以類固醇噴劑、口服抗組織胺、偽麻黃素來壓症狀，如果藥物治療後無效，就只能求助外科手術，但通常會在數月或數年後復發。

至於許多自律神經患者，則以血清素回收抑制劑、交感神經抑制劑、鎮定劑等做為治療藥物，然而，並不是所有病患都能使用這些藥物獲得控制，甚至是痊癒。以致於許多患者逛遍各大醫院，做過各種精密儀器診斷，卻仍被醫生告知一切數值正常，最終只好尋求西醫以外的治療。

中醫就是許多患者的第二選擇。

然而坊間許多中醫由於脈診不精，開藥的方法也多屬「對症套方」而非真正的「辨證論治」，導至這塊中醫原本該擅長的功能性身體病變，效果反倒平庸無奇，這或許是為什麼一些患者在接受中醫治療後仍相當失望的主因。

幸運的是，沛恩學長終於遇到明醫，並在中藥的調養下，身體逐漸康復。然而除了醫藥之外，他也非常強調生活作息、運動、人際、個性和心理素質等「四環一核心」康復心法對自律神經患者的重要性，並在此書中提供了非常多實用的建議與分享。相信這些知識無論對於患者還是一般民眾的健康，都是有幫助的。最後，希望正受自律神經失調之苦的朋友都能成功康復！

推薦文三

台中榮民總醫院實習醫師　**施廷諭**

我和沛恩是高中三年同窗的好同學，自一中畢業各奔東西後，因課業忙碌一直和他無緣再見面，期間雖有幾次同學會，卻一直沒見到他，我想也許是台大生活多彩多姿，所以無暇回來陪陪我們這些老同學吧！然而，生命的安排總是讓人難以捉摸，當我再次聽到他的消息時，卻是生了一場重病。當下的我實在無法想像當年那個生龍活虎又品學兼優的好同學，居然生活在病魔的陰影下，讓我感到相當心疼。

再次和他相聚是畢業後五年的同學會，甫一見面，他的臉龐就已向我透露出疲倦和憔悴，並且瘦了整整一圈。一聊之下，才知道這種病讓他看遍醫師都難以有效，好在他已能靠自己的努力控制住目前的病情，起碼讓症狀不再惡化，也讓我們這些同學鬆一口氣。

這一刻，很高興看到沛恩終於勇敢戰勝病魔，非但如此，還將他戰勝病魔的心路歷程集結成書，分享給需要幫助的朋友。本書內容詳盡完整，分別從醫藥、運動、生活作息、心理以及社會層面，實際幫助患者，甚至是傳達寶貴知識給關心身心健康的朋友們。

雖然對於現代醫學發展不足的部分內容讓我這個西醫工作者聽來有些刺耳，不過卻也不得不承認現代醫學在神經和身心領域確實是有進步空間的。

最後，相信也是我和作者所共同期許的，希望在未來，無論西醫還是中醫，在自律神經疾病的研究和治療都能有更進步的發展，不但要幫助更多無助患者找回健康，並且創造出能真正為民眾帶來身心健康和快樂生活的進步醫學！

推薦文四

如果您本身正受自律神經失調之苦，這本書絕對能讓您在痊癒的路上少走許多冤枉路！

如果您是患者的親友，希望在您翻閱後，能正確認識這個疾病並陪伴他走出陰霾！

如果您是健康與醫學關注者，相信這會是一本鉅細靡遺的 case report！

如果您只是好奇翻開這本書，請把它讀完吧！相信它會為您一輩子的身心健康加許多分！

中國醫藥大學牙醫系　**葉至剛**

推薦文五

本書的作者，是我高中三年同窗，同時也是一路相伴至今的摯友。

在沛恩大一正精彩的時候，莫名得到了「自律神經失調症」，而且病情還很嚴重。雖然外表看似沒病，但在實際與他相處後，才發現他所承受的病痛並非旁人所能想像。也是因為這場病，使他再也無法享受青春飛揚的大學生活。

同時面對眾醫莫解的絕望，人際關係的黯淡，當然還有身體無時無刻的衰弱與病痛，我很欣慰我的好友並不因此放棄人生。好在，皇天不負苦心人，他終於找到康復曙光，不但走出來，更積極幫助更多正受此病困擾的朋友！

在讀此書的過程，雖然夾雜著辛苦與淚水，但你會為他人生中的驚奇感到喝采，也會從中獲取許多實用的健康知識與求醫經驗。

最後，我相信這是一本能為充滿壓力與繁忙的現代人帶來健康身心希望的一本書，是一本值得一讀的好書！

國立清華大學電機工程學系博士生　**林斌彥**

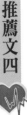

作者序

今天，是上台北和出版社簽約的日子，也是畢業後第一次回到母校。

即使陰沉的天空包覆著整個城市，卻絲毫不減我那顆充滿期待的好心情，我漫步在校園裡，用一步步的足跡尋找一段段的回憶軌跡。

走著走著，我來到普通大樓。七年前，人生的巨變和驚奇旅程就是在這裡展開的。

這裡對我而言，像是殘留肅殺氣息的法場，卻也像是愛麗絲所跌入的洞口；總之，在似夢卻又不是夢的糾結下，只有我的健康和心境完全判若兩人。

下一秒，我鼓起勇氣推開教室的門，回到一切故事的起點，而回憶就在那一刻全數湧上心頭。

原來，當初一場嚴重且莫名的病，在毫無徵兆下，不但讓我在鬼門關踏了一遭，就連最青春的大學歲月也被全數奪走，取而代之的，只剩慘澹的廢人日子。

因為外表看似正常，也檢查不出任何實質病變，從同學師長到家人，兩千個日子裡，幾乎沒有任何人能夠伸出援手，彷彿處在不相交的平行世界；而在那個世界裡，只有無限的絕望與不為人知的病痛。

我曾四處求醫，結果看遍中西名醫卻都無能為力；曾遍閱坊間相關書籍，結果依舊找不到實際的康復之道；曾找親友訴說這種病痛，結果只是換來一次次的冷眼相待；曾試著把一切都當成幻覺，結果屢屢發作的嚴重瀕死感，卻重重地賞了我幾個耳光……。

原來，這幕後的黑手，正是自律神經崩壞所引發的健康危機！

自律神經對於健康實在太重要了！

自律神經可以說是支持我們身心健康的首要功臣。從呼吸、體溫、血液循環、免疫系統、心臟、腸胃機能、五官功能、泌尿生殖系統，全身大小器官的運作，幾乎都和自律神經的運作脫不了關係。

自律神經除了是身體幕後大管家以外，也是連結「身」和「心」的重要橋樑。舉例來說：當你緊張時，總感到呼吸急促；當你憤怒時，容易面紅耳赤；當你焦慮時，常食不下嚥，這一切情緒思維所帶動的生理反應，都由自律神經負責傳達並協調完成的。

可以想見，一旦自律神經失去正常運作機能，身體各種功能都有可能群起作亂，比方說失眠、心悸、胃酸逆流、手腳冰冷等，不只是失去良好生活品質，更甚者，還有可能釀成各種可怕的身心疾病以致於癌症！

所以說自律神經對於健康實在太重要了！沒了它，一切身心健康皆為空談！尷尬的是，它卻也是最常被人們遺忘的區塊。

天底下最尷尬的疾病，也許非自律神經失調莫屬！

自律神經雖然在健康人生中扮演極為重要的角色，卻有以下幾個原因，讓它榮登最尷尬疾病的寶座！

首先，因為它「自主運作」的特性，所以其重要性常被人們遺忘或忽視。比方說它管理著呼吸、心跳和腸胃蠕動，也許你平常根本沒留意過這些身體運作，但這些卻毋庸置疑是生命賴以維持的最基本功能。一旦自律神經生病了，對健康的威脅可想而知！

好吧，就算你真正生病了，並且積極尋求醫療幫助，尷尬的是，現代醫學卻難以檢驗出這種非器質性的病變！因為檢查不出，有許多醫師根本就不把這當成病來看，頂多叮嚀你「放輕鬆」就沒事了。

那既然難以檢驗，自然也沒有真正有效的藥物治癒方法，所以有許多患者，無論病情輕重，都會問「我明明感覺得到一直存在的病痛和不適，為何醫師卻說這不是病呢？那我究竟怎麼了？」

除此之外，現代醫學也還不能夠理解，這種神經失調的症狀，為何有些患者輕微得可以忽視，幾乎不影響日常生活；有些患者卻形容全身上下的病痛不下於癌症，不能吃，不能睡，幾乎喪失基本生活能力。

最後就是，即便你承受再難受的症狀，外表卻看起來就像正常人，總讓旁人誤認你在無病呻吟，甚至被錯待為心理疾病的患者。以上總總因素，都讓自律神經失調深陷「究竟是不是病」的尷尬狀態！

這是第一本完整寫實的康復攻略！

失眠、心悸、胃酸逆流、腸躁症、暈眩、耳鳴、莫名疲勞、注意力不集中等。你也有這些症狀嗎？你是否正承受著許多不為人知的痛苦，卻又檢查不出來？你總是終日尋覓於醫院和診所，卻始終找不回過去的健康？

「從今天起你不用再害怕了！」

《以病為師──自律神經重生日記》，它是一本專為患者量身打造的康復之書，更是一般民眾的健康之書！

在本書的第一部「喵老大的抗病故事」中，將與您分享筆者抗病將近六年的心路歷程和康復之鑰，看完它，您將瞭解自律神經患者最真實的感受，並且能少走許多冤枉路，穩操康復勝券！

本書第二部「完全修練康復心法」，將以喵老大七年來的經驗總結「四環一核心抗病心法」，實際教您如何保持身心健康，並且勇敢戰勝自律神經失調！

你知道嗎？傳統中醫在治療自律神經疾病上是有很大優勢的！本書第三部「醫病對話與關鍵問答」，將透過患者與醫師間的對談，來深入瞭解中西醫如何去破解這種「看不見，卻又真實存在」的文明大病，以及中醫在這種非器質性疾病治療上，有「辨證論治」的強大優勢！

看了這一篇，你將不再感到絕望和無助，因為自律神經失調症是完全可以康復的！在本書第四部「抗病戰士們的重生樂章」，將實際與您分享患者的康復經驗，並讓您感到抗病不再孤獨！

至於壓軸的最後一部「喵老大部落格精選文章」，將把一些相當實用的文章與您分享，無論您是一般讀者或患者，不看可惜！

不得不預告，身處在資訊爆炸的後工業時代，一方面要面對來自人性的爾虞我詐以及環境的持續惡化，一方面又暴露在現代醫學防護未及之處，自律神經疾病一定會成為二十一世紀人類健康最大威脅之一，而我們，必須為身心健康提早做好因應準備，相信這本書，一定能幫上你的忙！

最後，之所以會用「以病為師——自律神經重生日記」做為書名，其靈感源於疾病就像一位老師，雖然給予我們許多肉體上，甚至是精神上的考驗，卻能因此引領我們身心靈的成長並提升自我！

兩千個日子裡，我走過來了！無論曾經嚐盡多少不為人知的病痛，承受多少冷漠的眼光，面對過多少絕望的念頭。無論是好是壞，或是酸甜苦辣，總之，一切都要感謝老天為我們安排的生命旅程。

最後，願所有讀者都能找到真正的身心健康，願正受於病苦的患者都能看見康復希望。從中追尋屬於你的寶貴人生歷練吧！

2013 年孟冬於台大總圖

第一部　激鬥！喵老大的抗病故事！

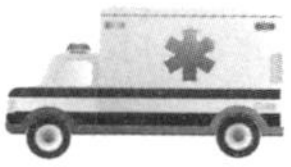

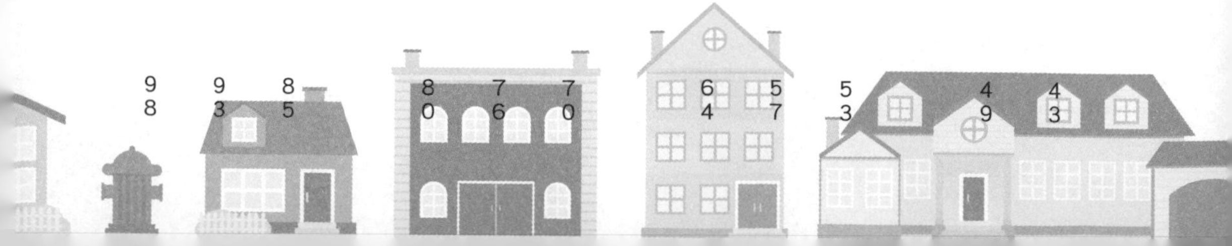

第二部 必勝！完全修練康復心法！

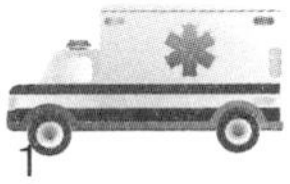

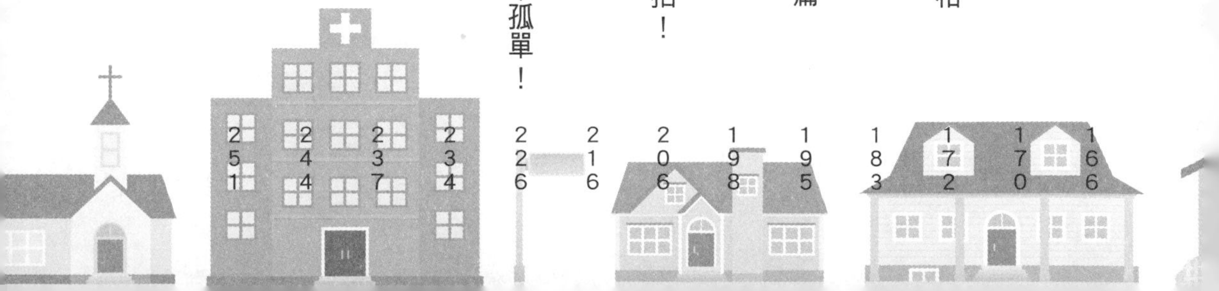

第三部 機密！醫病對話與關鍵問答

第四部 抗病戰士們的重生樂章

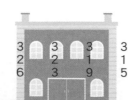

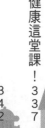

第五部　喵老大部落格精選好文

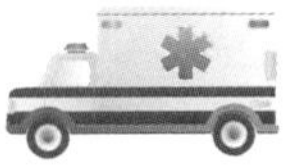

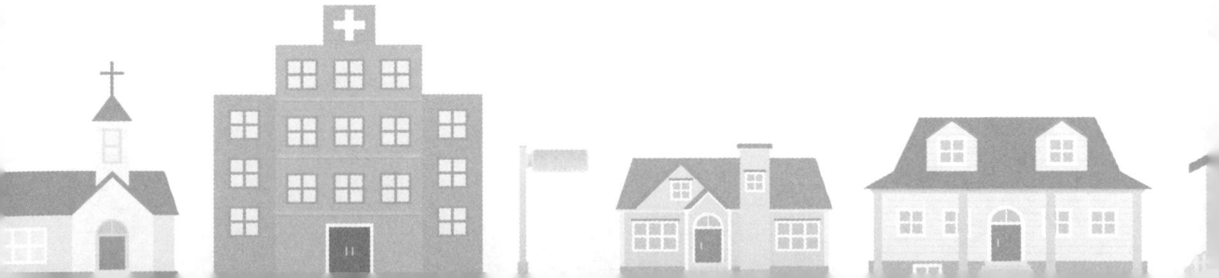

第一部

激鬥！

喵老大的抗病故事！

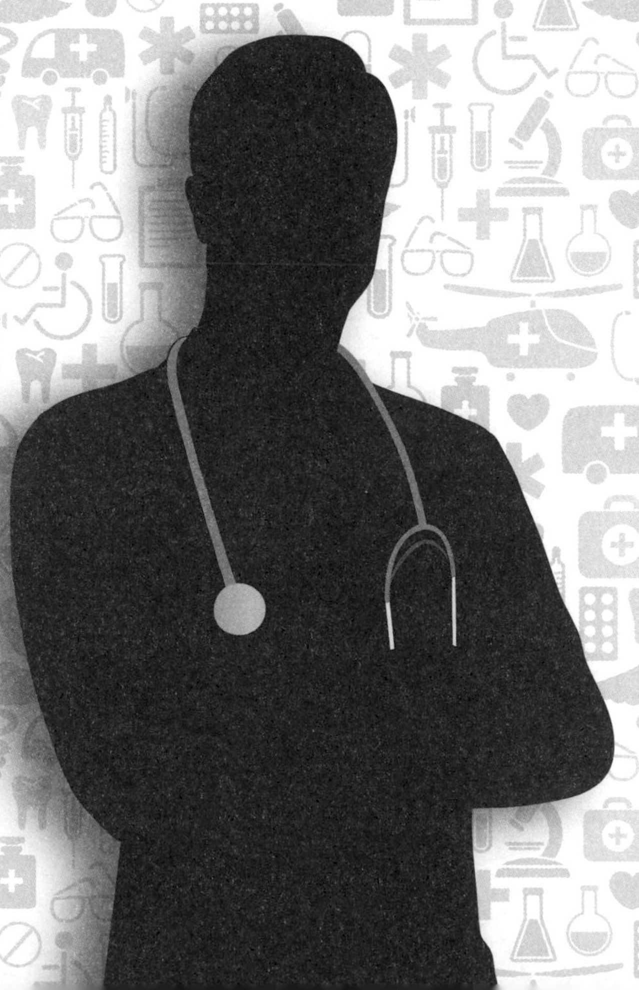

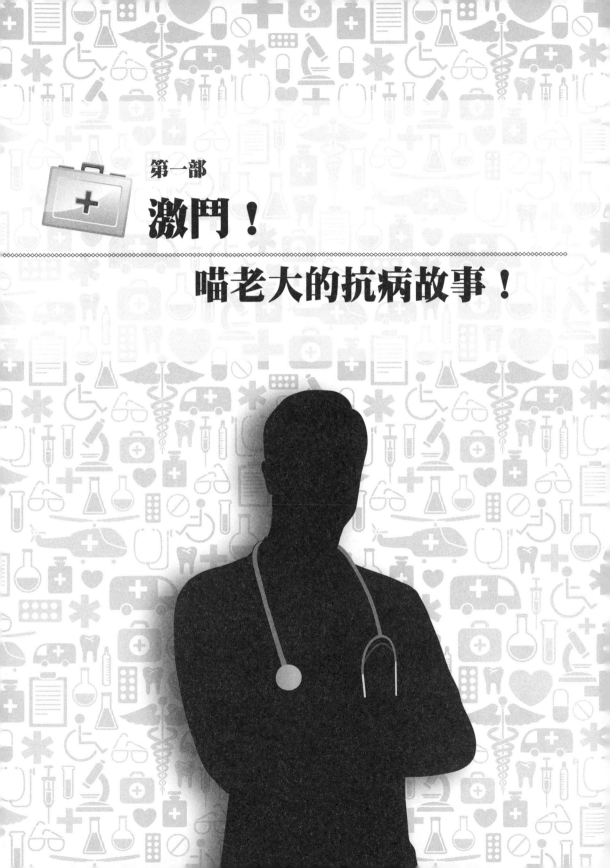

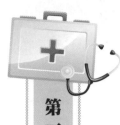

第一章 被奪走的青春

之一、預兆

人生常常有很多時候，即使再強的理性推演或是再神準的鐵口直斷，也難以斷出人的命運接下來會如何發展。但是，正因為如此，人生舞台才值得我們積極的演出，在一次又一次的驚濤駭浪下，綻放出各自的生命光彩，並且讓我們的生命更加精彩茁壯！

還記得那年，高三，我站在人生的十字路口。沉重的升學壓力再加上對自我的高度要求，幾乎讓我毫無任何喘息的餘地。每天除了念書、念書還是念書！就連感冒，也得奮力抱起筆來，在漫無邊際的題海中不停向前游。也許就在這壓力環伺的時候，身體的警報器已經悄悄響起。但彷彿大清早發作的鬧鐘，總是讓人不耐煩且自動忽視。此外還有三不五時就來打擾我念書的偏頭痛！起初，吞顆普拿疼就能搞定。但到後來卻連普拿疼都破功了！我只好去向臥病在榻的爺爺，要藥效更強的散利痛才得「迅速緩解」。雖然在每次吃完總有一陣暈眩和想吐感伴隨其後，不過，能讓我繼續火力全開地K書，也就值得了！起碼對於一個不懂健康為何物的高三生是如此。

好在這樣的光景也沒持續太久，我很幸運地，在升學戰況最徬徨緊繃的高三四月天，就已經先取得椰林大道的門票。而我也因此提早進入，沒有暑期輔導和作業的超長暑假。

在人生中難能可貴的自由創作時間裡，可惜我並沒有好好利用，來讓連年征戰的身體得以稍微修生養息。卻變本加厲地，每天更加晚睡；這次當然不是在K書，而再次被補習班打工、逛街遊樂、玩電腦給佔據。逃脫書海，乍看之下好像在釋壓放鬆，實際上這種縱情玩樂，只是換個形式累積著壓力。「休息放鬆？有必要嗎？瞧！高三都熬過來了，體檢也完全正常，繼續燃燒青春吧！」我自豪地告訴自己，不帶一絲心虛和愧疚。殊不知，各式各樣的壓力因子是日積月累的，如同溫水煮青蛙般的無感。也像水壩那般，即使已到達水位警戒線卻仍承受過高水位的壓力。直到壓力超過臨界點的瞬間，破堤氾濫，卻為時已晚矣。

很快地，時間已疾駛到了九月的大學新鮮人開學季。第一次的椰林大道巡禮，不一會工夫手上就塞滿讓人眼花撩亂的社團招生廣告。看來在台大，「一天一社團，到畢業也還沒完」這句話並非虛言，總讓第一次呼吸到自由學術空氣的大一新鮮人，眼睛一亮，躍躍欲試。傍晚，傅鐘二十一聲響起，我漫步在灑滿夕陽餘暉的金黃椰林大道下，微醺的晚風，魚貫其間的青春雙載，再次喚起內心深處那股志氣。而那顆自學測完就浮散不斂的心，彷彿就此安定平穩下來。並且讓我虔誠地在總圖前，深深刻下大學四年的美好藍圖。「嗯！就從這裡重新出發吧！」我眺望著遠方的彩霞立下誓言。只是，造物主永遠是最有想像力的劇作家，以無垠的創造力，將在我接下來的大學生涯裡，譜出最高低起伏的命運交響曲。

喵老大的小叮嚀1

自律神經在人體扮演極重要的角色，舉凡呼吸、心跳、免疫、內分泌、睡眠以及飲食等重要生命機能都由自律神經失調所管，而且分布全身。它就像是空氣般雖然看不見，卻是整個生命運作的根本。

喵老大的小叮嚀2

親愛的朋友，你是否正處於壓力圈中，而且身體正向你發出警訊呢？自律神經失調基本上仍有跡可循，比方說壓力誘發的失眠、腹瀉或頭痛，相信各位一定都有過類似經驗。但這些症狀常因輕微而被多數人忽略，直到嚴重影響生活品質和工作能力的那一天，已須大費周章治療才能恢復健康，實在划不來！

之二、迸裂的青春

定居天龍國以後，來自人群的壓力，常讓我這個中部小孩感到密不通風。於是，我開始愛上一個人的放空，獨自騎車出去吹吹晚風，享受寧靜。而能夠讓人暫時提振精神的香濃咖啡，也漸漸成為我每日不可或缺的夥伴。只是，我始終沒發現自律神經已像繃緊的弦，隨時可能一迸而裂。直到那畢生難忘的一天，誰都不會料想到，自律神經瞬間崩壞的場景，居然會發生在我這向來健康的男孩身上，還差點見了閻王！至此以後的漫長時光，呼吸、心跳、消化、睡眠、體溫、排汗、免疫等全身性重大機能全面失控或當機，凌遲我長達六年之久。至此，人間形同煉獄，我默默背負失去健康的罪名，無時無刻得承受旁人無法想像的酷刑。為什麼老天要選擇我，演這齣一點也不討喜的人生悲劇呢？直至今日，我還是無法明白真正原因。但也許就是從這意想不到的旅程中，讓我得到精彩的人生蛻變！

畢生難忘的一堂課

大一時候的我簡直是個拼命三郎，每天使勁縱橫捭闔於學校課業、社團、家教、聚餐聯誼與實習計畫之間。身體不但未曾警告過我「累了，需要休息了」，還吃得飽，睡得香，精神也一直都旺盛！當然，壓力一定是有的，而且身為拼命三郎的我有壓力蒐集癖，彷彿愈忙碌的人生才愈精彩，所以常不自覺地扛了不少壓力重擔。即使如此，對一個正處於朝陽的年輕人，這樣的生活節奏及壓力，自覺應該是遊刃有餘，怎麼可能會和「猝死」這種可怕字眼扯上關係呢？或者起碼，病個兩三天又重新充滿電，繼續地揮灑青春。總之，也許壓力是壓垮身體的因素之一，但要把這場暴病全歸咎於壓力好像也說不過去。

大崩壞前的倒數時刻，我一如往常，睡到八、九點才意猶未盡地起身上學，絲毫沒感覺今天通往學校的路將是一條「不歸路」！不久我便到台大小福帶了早餐出來，就在上課鐘響時剛好踏入教室，safe！時間持續逼近，我仍悠閒自在地邊吃早餐，邊聽這禮拜的經濟學原理。到了十點多，就在我和經濟學戀愛談得正火熱時，我忽然意識到一陣莫名沉悶的空氣稀薄感，彷彿是在高中趕車時極度擁擠的電聯車廂才會發生的窘境。我停下筆記，深呼吸了幾次，試圖驅散這莫名的空氣稀薄感，卻無濟於事。十一點下課鐘響，全身悶脹的我，終於按耐不住這股窒息的氛圍，奮力起身並往教室外頭奔去，想藉由操場的陽光和新鮮空氣，來趕跑這莫名的不舒服感。直到上課鐘響前，似乎緩解了些，我半信半疑地走回教室，身體卻已不太自在。很不幸地，身體的預感是對的，而這名為「自律神經大罷工」的好戲才正要上演。坐在位置上的我，仍試圖等身體自動好轉。眼看著時間一分一秒走過，剎那間，我感到前所未有的呼吸困難，心臟急速地跳動著，全身麻刺無力，彷彿整個身體都被烈火吞噬一般。接下來更陷入全身癱麻而且猛烈想吐，不斷地盜汗，以及最嚴重的，一種莫名的「瀕死感」正撼動著我的靈魂和肉體……面對這前所未見的急遽變化，使我感到萬分驚恐。最後，我決定快刀斬亂麻，趁還有一口氣在，拖著搖搖欲墜的身體悄悄走出教室，目標便是椰林大道另一端的保健中心。

危急存亡的時刻

好不容易到達保健室，我幾乎已經喘不過氣！甚至連皮夾裡的健保卡，都完全沒有力氣拿出來。躺在床上的我，伴隨極度痛苦和全身力氣盡失，已無法再做任何動作和言語。身體就像兵敗如山倒那般，瘋狂心悸、呼吸困難、全身癱麻、反胃想吐感已霸占了我全身知覺和意識，徒留下無限的恐懼。過沒多久，值班醫師到了，但他只是在一旁默默看著心電圖變化，好像不太在乎，卻又好像束手無策，總之並沒有採取任何救急動作。彷彿在品嚐一輩子苦痛的濃縮液，在這種瀕死狀態下，連時間感都會失去。我好像持續和死神拔著河，每一口氣都吸得極為勉強淺薄，而將近兩百的心跳也像是欲從我胸膛蹦出般，我竟連抓住心臟的力氣都沒有了。

當下所能支配的只剩大腦思維，只能不斷告訴自己，千萬別睡著了……

繼續掙扎了一段時間，醫師決定遞急救同意書給我。我猶豫了一下，但最後還是無力地提筆簽了。彷彿在槍口下被逼著簽下割地賠款條約，內心陷入更深的惶恐和無助。因為接下來等著我的，不知還有多少痛苦與折磨。這輩子也從沒想過會有這一天，原來從小到大信賴且崇拜的白袍醫師，在我最迫切需要幫忙的時刻，卻顯現出徹底的無能為力。最後一道可靠的牆即將崩塌，還有誰能夠救我？看來我是債劫難逃了。最後，身體極度的痛楚揮之不去，我竟已承受了超過一小時的強烈死亡感。前一秒我仍對這一個小時內發生的巨變感到無限錯愕，但強烈的瀕死感如此真實，讓我別無選擇地黯然接受自己將死的事實。「也許，能夠一死了之是件幸福的事。我想我再也無法承受這種不堪的痛苦與折磨。」我決定投降了！兩行淚痕，流出的已非恐懼，而是對家人與朋友的萬般不捨。我默默向上天進行最後的禱告，願他們無罣礙！

劫後餘生？

「我究竟還活著嗎？」

不知道掙扎了多久，我的心跳開始逐漸平緩，呼吸功能也漸漸恢復。不過，整個身體仍像能量盡失般無法動彈。我睜開雙眼，仍不順暢地做幾次淺呼吸，彷彿重返世間，無助地看看牆上的時鐘，竟已快三點了。

隨著癱麻感慢慢退去，我開始收復每個失陷的器官與四肢，並小心翼翼的從床上爬起來。只是在這過程中，我赫然發現，「這個身體」竟和昨日健康的我截然不同。不但呼吸變得極為短促，說話上氣不接下氣。持續的喉嚨異物感，就像是有人隨時會掐住脖子般的無奈，全身上下說不出的嚴重倦怠，讓我對眼前這軀體感到極為陌生。「算了吧！這些事慢慢再做打算，我得先離開這兒再說。」最後，再確認自己還有剩餘力氣可以走路時，我拖負著虛脫的身體走出診療室。大腦仍對今天到現在所發生的一切毫無頭緒，完全地混亂，彷彿歷經一場生死大劫的噩夢！雖然說，這生不如死的折磨遠非噩夢所能詮釋……我到櫃檯拿藥並補章，向醫師詢問病因。但醫師卻只是開了一包心律不整的藥（inderal），並囑咐我回去多休息即可。我繼續向醫師詢問，他只說我是因為太累了，因為檢查並無任何大礙。但真是奇怪！那種突然侵襲而來的瀕死感，以及事後殘存的不適體感，絕對不像是毫無病因，於是我的思緒又再度跌入疑惑與不安中。

拖負著虛脫和疲憊，我回到宿舍。雖然沒吃中餐，但到晚上，我依舊毫無食慾，並伴隨強烈反胃感。這樣也就罷了，更奇怪的是，想泡個澡來舒緩一下疲憊的我，竟然一碰到熱水又開始心跳加劇、呼吸短促，彷彿全身血液都往頭部暴衝，瀕死感竟又再度浮現！當下我連衣服都沒有力氣穿上，只好披著毛巾先逃離再說。「不能吃飯，又不能洗澡，讓我好好睡一覺總行吧？」「拜託身體您行行好，我真的累壞了……」決定提早就寢的我，躺在床上卻呈現極度疲勞且極度亢奮的可怕狀態，雙眼幾乎無法閉合。這讓我翻來覆去，體會到原來失眠才是最可怕的噩夢！深夜中，也不知究竟是幾點了，全身突然開始發熱有如火燒感，然後心臟急劇跳著，一時間窒息感與瀕死感竟又再度湧現……於是，我又再次光臨台大醫院急診，並且，打了根針後無功而返。不過此時，我已完全發現這不是原本屬於我的健康身體。但究竟怎麼了？第六感已悄悄地向我預告，前方的路不但漫長而且迷霧重重。

喵老大的小叮嚀3

多年後，筆者才在醫學報導得知原來發生在我身上的驟變稱做「交感風暴」，是近年來歐美心臟學會，對許多猝死患者死因的重大研究進展。主因是交感神經紊亂，進而刺激心臟引發心搏過速以及一系列全身機能紊亂。現代有許多原因不明的心因猝死，也許就和自律神經平衡突然崩潰，並過度刺激心臟有關。因此，平時我們就得多留意自律神經的健康！

喵老大的小叮嚀4

像筆者這種自律神經崩潰而誘發的瀕死症狀，在現代西醫雖檢查不出太大問題，但對中醫而言，卻能透過脈診，明顯察覺出全身臟腑氣血的變化。在這數年間，我曾遇過幾位醫術不錯的中醫，這才發現原來我的病在中醫醫理中，不但複雜程度不下癌症，甚至要不是正值年輕，莫名猝死的機會也很高。

之三、無病呻吟？請別開玩笑了！

假使，這場病是我生命中必修的一堂課，有時候喵老大會覺得，寧可得癌症，也不要這種漫長嚴重卻又不為人知的全身大暴亂！理由在於自律神經雖然看來毫不起眼，對於健康卻萬分重要，一旦它失去良好運作功能時，全身機能與症狀都有可能一舉作亂。病痛折磨指數，可以從「像小感冒般」的輕微，到讓人體驗出什麼叫做「活著不如死了好」。目前最大的困境是，現代醫學在自律神經領域的發展和治療才剛起步，難以檢查和診斷，所以總用「亞健康」敷衍我們這些無助的患者，並無太多對應之道。因為如此，更是會造成身旁親友不諒解，甚至認為我們是在無病呻吟，總讓我們這群患者深深體會什麼叫「啞巴吃黃連，有苦難言」！而為了讓各位讀者信服我們並非無病呻吟，不免俗地，喵老大便簡單把過程中所遭遇的症狀列出。我總希望能讓更多民眾認識這種病，除了防範於未然外，正確的支持與協助對於患者更是相當大的康復力量。

千金也難換好眠

從暴病那刻起的兩千多個日子，一覺到天亮似乎成了遙不可及的心願。還記得最嚴重時，我竟連續三天無法閉眼，只要一閉上眼，心悸和恐慌感就會伴隨而來，你能想像這是什麼樣的酷刑嗎？之後的五年也沒好到哪裡去，睡眠常會伴隨心悸和胸悶，且愈是疲勞愈難以入睡。即使好不容易淺眠了，仍得接連看好幾場「恐怖電影」，我想要是夢境能被記憶，我鐵定成為知名編劇！另外，不時的睡眠癱瘓症也困擾著我，那種意識醒著，身體卻完全無法動作的感覺很可怕。我的身體就像一顆電容量僅剩10％的故障電池，即便是有入睡，體力頂多也只能回補到正常人的一成，大腦始終存於深層疲勞和全身倦怠中陰魂不散。假如硬要我賴床，不但心悸心慌會找上門來，還會越睡越累，就像一顆過度充電的壞電池，無法充飽卻又持續發熱。這種狀態下，可以想見白天的我幾乎無任何體力正常生活或專心念書。直到後來遇見對的醫師，身體壞掉的「電池」才逐漸修復，而睡覺總算能夠回補大部分的體力。我這才能體會，原來能睡能吃就是人生最大福氣呀！

腸胃大當機

說到這個腸胃，莫名其妙的當機快五年了。你能想像嗎？我已連續五年沒有過飢餓感，吃東西就像在玩「踩地雷」一樣，稍不留意，就會觸發腹瀉或嚴重脹氣。偶爾感冒時，腸胃還會來個痙攣抽痛，完全罷工不再蠕動，那時可真是痛在地上打滾了。所以美食當前，我常常得狠下心來搖頭婉拒，有時還得承受旁人誤會並數落你挑嘴不惜福！飲料和零食更成了違禁品，連水都只能一次小啜地喝溫的。三餐只能吃點米食，吃麵食、湯食或水果都極容易脹氣拉肚子。哈哈！不過這麼悽慘還是有好處的，當初一個月就減了十多公斤，我想美容公司可以邀我去代言瘦身了！也是因為如此，不知不覺間就讓我戒掉超商架上五花八門的零食和飲料。現在，我總算不會再被這些腸胃紊亂的症狀所困擾。也終於可以告別「食之脹氣，棄之又可惜」的人生，深深體會能吃就是福的道理！

寒冰神掌

你能想像一個男生在大熱天下跑三千公尺，跑步的過程中雙手卻都是涼涼的嗎？其實我在剛開始並非虛寒體質，非但不是反而本質是燥熱的，隨時感覺全身有火在燒！只是，在消化和睡眠機能雙雙作亂後，沒幾個月，我的體質開始轉為陰陽兩虛，四肢發冷。這種狀況相當困擾我，不要說要牽女朋友的手，就連買東西付帳時都會十分尷尬（這時就會愛用 I cash）。因此我常開自己玩笑的說自己，像笑傲江湖裡的左大掌門，寒冰神掌的功夫果真名不虛傳！此外，因為自律神經的紊亂會影響血液循環，常使得全身血液都往頭部衝，四肢卻呈現冰涼，也是中醫裡所說的「虛火」，這種感覺十分難受，總會讓我更加疲勞緊繃。好在後來我自行找到緩解之道，就是藉助大自然的力量！漫步徜徉於大自然中，能讓緊繃的交感神經得到舒緩，血液開始回流四肢，短暫進入放鬆狀態。

心肺機能驟減

生病後，我發現自己稍稍做點活動就會心悸心慌，就連簡單的起立動作都會雙眼發黑，並且伴隨心律不整和胸悶。呼吸也變得很淺短，彷彿水淹喉嚨般，常感呼吸不順暢甚至是困難，有時連說起話來都上氣不接下氣。此外，喉嚨像是被魚刺卡住般，相當緊繃難受，以及鼻子變得相當過敏。

還好種種的症狀，在良醫用藥以及積極運動的幫助下，不但獲得大幅改善，心肺功能強度還比高中、大學時都來得好呢！

沒提到的症狀還有一籮筐呢！

其他症狀還有像是口苦咽乾、眼睛痠澀易流淚、頭暈頭痛、全身發麻像觸電、密閉空間恐慌感、手腳多汗、頻尿、以及容易受驚嚇心臟「トト菜」……嘿！我還沒有全部寫完呢！寫到這裡，我想大家已能體會自律神經患者並非無病呻吟，而是真的生病了。此外，自律神經對人體實在太重要了，可以說是輸掉這顆棋，會弄得健康與人生全盤皆輸！自律神經失調症型分布極為廣泛，雖有輕如感冒，可以讓人忽視，卻也有重如癌症般的難纏，如喵老大所走之路。也因此對我來說，要是身上的自律神經病變能透過化療或是放射治療醫治，我還真願意承擔手術的痛苦來換取康復希望。因為這幾年來所累積承受的病痛以及種種社會壓力，也許都夠玩好幾輪化療了！最後，我想自律神經失調最消磨意志之處就在於，你根本就不知道要如何康復！何時能夠康復！你還得同時承受病痛和社會的壓力，在茫茫迷霧中孤軍奮戰！所以我說自律神經患者不但不是無病呻吟，抗壓性差，他們反而默默在對抗旁人無法想像的巨大壓力！不過正在抗病的朋友們也別灰心，像喵老大這樣嚴重複雜的患者都能夠走向康復，你一定也行的！而關鍵就在於遇見對的醫師和積極改變自己的生活（詳見康復心法篇）！

喵老大的小叮嚀5

親愛的朋友你知道嗎？自律神經是人類適應一切環境變化的幕後主宰。一旦其平衡機能遭到破壞，身體的環境適應力將大幅下降。有時候可能連一點風吹草動，都足以讓全身不適感發作。所以在治療過程中，症狀波動是必經之路。下次遭逢症狀波動時，請你要更堅強，更樂觀，因為這是自律神經的調整過程！

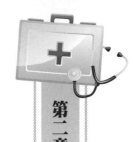

第二章 搶救自律神經大作戰

之一、白色巨塔內的迷宮

就如同大多數的自律神經失調患者，在感覺「自己好像生病」後，我開始積極求助於西醫治療。只是當我們滿懷期盼地推開沉甸甸的巨塔大門，卻往往不是沮喪而歸，就是迷失在無窮盡的巨塔之中。重複不停地，在各科做各種檢查，甚至是在各種藥物中打轉，不知有多少患者直到最後，仍無法在現代醫學裡得到確切的治療。身體累了，最後心靈也累了，除非有奇蹟出現，否則生命至此黯淡無光。我想幾乎所有的自律神經患者，都曾花不少時間做過「求醫功課」，不論是上網蒐集資料或是向親友團打聽打聽。身為專業的「台大鄉民」，我自然是不落人後，於是開始大量蒐尋相關資料及醫療資訊，而接下來就是我對自律神經漫長摸索的起點。拜估狗大神之賜，排山倒海的相關資訊迎面而來。腸胃炎？瓣膜脫垂？腦神經衰弱？心臟病？恐慌症？憂鬱症？……天哪！難道是沖到煞了？呃，只不過我細數全身上下的不適症狀，加起來幾十種不在話下，實在是每一種病名好像都符合我的症狀，卻又各個沒把握。先上路再說！於是我帶了通行證——健保卡，展開我的白色巨塔之旅。

心臟科——只是輕微心律不整

在暴病後，我已在母校台大醫院做過兩次心電圖卻沒異狀。過沒多久，我決定到另一家大醫院——國泰醫院做進一步確認。國泰的醫師也相當專業地，依照西醫 SOP 聽聽心音，照照心電圖，結果一樣沒發現任何問題。可是他聽我描述得驚心動魄，彷彿歷生死大劫而歸，先是臉上浮現大堆問號，轉而顯得不耐煩。他再次明確告知我心臟無大礙，就叫下一號了。可笑的是，剛走出診間的我又感到一陣強烈心悸和呼吸困難，差不多十分鐘整個人無力痛苦地躺在椅子上，看來只能撤回宿舍休息。後來的幾年，我陸續在豐原醫院做了霍特24小時心電圖以及心臟超音波，仍只有很輕微的心律不整或是二尖瓣脫垂，醫師甚至覺得沒必要開藥。只是不知為何，心慌心悸仍如影隨形。

腸胃科——腸胃輕微發炎？

假如我們把心臟比成生命之源，那消化系統似乎也不遑多讓，因為它負責供應全身上下所需的能量。由此看來，腸胃全面當機的嚴重後果可想而知。回家後，媽媽帶我找上一位地方有名的腸胃科老醫師。診間我告訴老醫師前面的醫師都找不出我的問題所在。老醫師卻說：「前面醫師太年輕了，像你這種腸胃炎，若再不做處理可能會猝死在馬桶上！」結果我硬挨了兩針，也不知是幾天沒進食身體太虛弱還是怎樣，打點滴過程中強烈猝死感居然又襲來，好在還是死撐過來。之後老醫師開藥給我，我按時服了兩週並在期間回診兩次，結果依然無法緩解腸胃問題。後來我又到教學醫院掛腸胃科，醫師指示判斷腸胃有輕微發炎，並開了一些胃藥給我。我問：「需要照個胃鏡做詳細檢查？」醫師則回答說應該不需要浪費錢，又把我像皮球般踢到別科。

身心科——恐慌症與焦慮症？

「案情」始終陷在膠著中，但我仍不放棄任何可能的破案線索。就在我經過某個路口時，忽然看到寫著「壓力」和「自律神經失調」等關鍵字的廣告看板，走近一看，原來身心科診所。這回醫師總算像是能夠理解我的狀況，仔細聽完我的症狀。他判定是焦慮症合併恐慌症，囑咐我回家多休息，並且開了些抗焦慮以及心悸的藥物。回到家後我像得到仙丹般，期待吞服後能夠找回健康，或者起碼消除一些症狀。就這樣吃了兩週，全身症狀包括失眠卻無任何緩解，這點讓我相當困惑。「西藥就算無法治癒，起碼能夠緩解症狀不是嗎？為何用在我身上卻都沒有用呢？」這件事，直到五年以後，我才找到答案。

神經內科——檢查出自律神經失調

雖然寄託於現代醫學的希望不斷的破滅，但我始終相信西醫一定有辦法。某天看報紙，發現澄清醫院不只有豐富的經驗和儀器，更有許多「和我症狀類似民眾」治癒成功的案例。就像看到曙光般，我便趕緊請父母親載我到澄清醫院就診。第一次看診的醫師，在仔細聽完我的症狀後，建議我先做他們自行研發的自律神經失調檢測再評估。印象中要自費三張小朋友，所費不貲，但為了健康也就不計任何代價了。還記得檢查又是一次夢魘。包括全身接電片通弱電流，一下進烤箱，一下又泡冰水，接著再送到診療椅上來個起立躺下測試。因為身體已經極度疲憊，所以檢查過程對我來說極為痛苦，好在有護士姊姊在一旁關心我的狀況，最後仍然順利完成檢查。幾天後我再度回診，這次掛的是赫赫有名的主任醫師。他根據檢查報告，開了增加腦中血清素、抗焦慮以及心悸的藥物給我，並且交代我要多休息，有空多運動。於是我認真地吃了三週的藥，結果相當不對勁，原本症狀沒緩解也就罷了，居然腦袋還變得相當昏沉，精神委靡。求助醫師，醫師只是要我繼續吃藥就對了，最後只好不了了之。走出醫院大門，我納悶著：「難道我所生的病，好死不死剛好打中現代醫學最無力的弱點呢？還是我們所深信不疑的現代醫學，還存在更多根本就無法治癒的疾病？」無論答案為何，我都無法想像，只能仰望著那高聳的白色巨塔，久久不能言……

精神科——心理狀態很健康

我想西醫之旅也該告一段落了，生死關頭在前，連自尊心極強的我最後也決定低下頭來，敲開了「傳說中」的精神科大門。以透過問診和評量方式做診斷的精神科醫師，先和我聊了一陣子，最後卻也摸不著腦緒地瞧不出任何端倪，不但覺得我精神狀況正常樂觀，且回顧以往，也幾乎沒有什麼情緒創傷。此外，精神量表出爐只是更證明我的心裡狀態 ok，而且連續兩個精神科醫師都給我相同答覆。最後醫師只好開了緩解恐慌症發作的藥物 xanax 給我，交代瀕死感發作時服用可以緩解症狀。幾天後，我在騎機車的路上果真發作了，一整個呼吸困難和心悸讓我差點從機車上跌下來。我趕緊停下車服了藥，但對於症狀卻仍未有絲毫緩解作用，只能請家人接我回家休息才漸漸平復。

西醫也有無能為力之處？

除了上述科別，喵老大還陸續轉戰過耳鼻喉科、肝膽科以及家醫科，玩過蒸氣機、鼻噴劑以及腹部超音波，但依舊是無效收場。我相信以上經驗，不少自律神經患者都曾走過。「但究竟為什麼，西醫拿我這麼嚴重的病竟完全沒輒呢？」理由是現代醫學，在自律神經失調這種身心相關疾病的治療，仍處於探索階段，了不起開個藥讓你緩解症狀，並交代你多運動或是調整生活作息。我相信就連不少醫師也得承認，並不是所有患者都能靠吃藥把自律神經吃到好！關於這部分，我曾向我的醫師請教，他告訴我在他的臨床中，吃西藥有效甚至能一舉康復的，在中醫範疇幾乎都屬於「實證型患者」（代表身體能量還足夠）。而像我這種「虛證型患者」，以西藥的藥性而言，經常吃不出效果。其中關鍵就在於同樣一個自律神經失調，患者體質可能大不同！非但如此，此病所牽涉的病理又複雜，故並非一種藥物就可以讓所有患者一路吃到好，而這也是中醫藥辨證論治的優勢之處。個人認為這是個相當寶貴的經驗，因為數年間我曾與上百個患者訪談，發現相同西藥確實會對患者產生不同的回饋效果，有康復的，有成癮的，有短暫緩解的，當然更不乏像我這種全然無效的。

西藥有其優勢，有其缺點，當然更有其風險。

喵老大也曾見過許多患者，一開始吃西藥雖能暫時緩解症狀，比方說失眠或高血壓，但卻得吃一輩子而無法根治，長期下來可能對身體產生許多不良影響。過程中也可能隨著身體的適應，需要吃更多藥物才能壓下症狀，就這樣不斷加重劑量，墮入藥物壓症狀的惡性循環中。更嚴重的是，有許多鎮定劑或安眠藥，一旦私自停藥或減藥，症狀不但會復發而且還會變本加厲！據親身體驗過的患者，嚴重時就像發作的毒癮犯，十分痛苦，這也是所謂的成癮性和戒斷作用。以上，希望正在吃西藥度日的患者能多加留意，切莫貪圖一時的症狀緩解而賠了一輩子的健康。也絕對不要胡亂停藥，一定要好好配合你的醫師，並且搭配運動或生活作息調整，才能有效改善症狀。

喵老大的小叮嚀6

親愛的朋友，你是否也曾跑遍醫院做遍檢查，卻始終找不到具體病因，最後只是被醫師告知：「你沒事，放鬆不要想太多就好！」呢？教你兩招，首先，你要找到一位能發現問題並妥善治療的好醫師，接著要更愛自己的身體，並學習和它並肩作戰！相信你終將戰勝這看不見的病魔！

喵老大的小叮嚀7

親愛的朋友，你是否曾在生病後，被周遭的親友甚至是自己懷疑得到憂鬱症呢？在這裡必須要告訴你，自律神經失調和憂鬱症是兩碼子事，不應該混為一談。但要注意的是，身心是健康的一體兩面，自律神經紊亂若沒有得到妥善處理，也有可能引發憂鬱症。所以唯有積極樂觀的心情，才是避免「憂鬱」的防護罩喔！

之二、初遇中醫

中醫，對生病以前的我，不但是個完全陌生，也是個帶有濃厚神秘色彩的醫學科別。還記得小學時候，有次陪媽媽去中藥房拿了婦科中藥，要不是有好吃的仙楂糖，對迎面撲鼻而來的藥草味，正幾度幾乎把我推出門外。看到老媽手中一大包草藥，我天真地問老媽：「現在醫學都這麼進步了，怎麼好好的西醫不看，跑來給阿薩布魯的中醫看呢？」老媽回答說：「媽媽是要來調理體質的，中醫在這方面有長處，而真正生病當然還要找西醫囉！」就像一般台灣民眾對中醫的認識，「草藥、效果慢、調體質、沒副作用」便是我對中醫的刻板印象。也像其他疑難重症的朋友，總在求助西醫不斷碰壁死心後，才死馬當活馬醫地讓中醫「試看看」！就這樣，喵老大迷迷惘惘兼跌跌撞撞地踏上漫長的中醫尋訪之旅。以下，便就喵老大三年餘，看遍國內二十多位大小名中醫的經驗，與各位朋友做簡短的心得分享。

你好，中醫大夫！初次見面請多多指教！

說起我生平首次遇見的中醫，是一位在台中的傷寒派老師。果真，名醫不只是個噱頭，初診就讓我抱著病軀等了三小時。好不容易燈號響起，我進了診間，很虛弱無力地把症狀和先前在西醫的檢查一股腦兒都說出來，好像在觀音菩薩前祈求救苦救難那樣。但這位醫師反應倒是淡定，把脈問診後便請我到床上躺。醫師對我的肚子東敲敲西敲敲，似乎很仔細地在聽測胃腸的回音。腹診結束後我起身，醫師告訴我這是腸胃炎，一定要先把腸胃弄好才能繼續治療，並且開了傷寒名方「理中湯」為主方做處理。藥單開完，我隨口問醫師：「醫師啊！就連西醫都檢查不出來，中醫真的能夠治好這病嗎？」醫師依然淡定地回答說：「西醫的檢查不必理會，既然看了中醫，就好好相信中醫，把藥給吃完就對了。」喵老大總共吃了兩週的藥。結果除了打破數天完全無法進食的狀態開始些微進食，全身上下的不適症狀仍無好轉，身體也依舊相當不穩定。之後，因為這位醫師常常爆診，身在一小時車程外的我通常到這已經體力不支，根本搶不過清晨就帶著小凳子，來排隊的婆婆媽媽們，所以也就沒繼續再看下去。但這位名醫外號「一帖見效」的招牌，倒在我身上破了功。

西醫思維的中醫

經親人介紹，我又到台中另一家小有名氣的中醫診所就診。醫師具有中醫博士學位，而且人相當親切幽默，燦爛笑容始終掛在臉上。在給這位醫師診斷後，他認為是感冒鼻涕逆流導致循環不好而形成的壞病，還和我聊這病的路徑過程，並說明為何傳統西醫無法治療。我始終記得醫師人很好，看完診還主動幫我針灸。只是每次我在針灸的過程都極為痛苦，有一次甚至瀕死感發作，一口氣差點喘不上來，讓針灸在往後成為我害怕的一件事。直到後來遇見明醫後，才知道那時我的身體很虛弱，不但不適合針灸，即便要針灸，處理的方向也是錯誤的，不應該用「頭痛醫頭，腳痛醫腳」的機械方式來下針，而應配合脈象和整體病機去做靈活處理。至於這位醫師開的藥物，主要是以清熱解毒的方藥為主，比方說普濟散、銀翹散、魚腥草、辛夷等藥味。我連續看了這位醫師三個月，大一暑假也剛好結束，仍無好轉，身體仍極度的疲憊虛弱。我想也許是還沒遇見對的醫師，於是就先回台大上課並繼續尋訪中醫。

把脈神醫？

暴病也經歷了百日，沉痾仍未見任何起色。因緣際會下，大二我在台北遇見一位以脈診神準而聞名的名醫。這位醫師的脈診讓我開了眼界，不但左右手同時把，而且不需要等到病人開口，就能夠一一說出患者症狀。比方說像我有鼻塞、脹氣、頭暈、頭痛、口苦、心悸、失眠等都症狀被他神準的說出，不必吹噓，起碼有七、八成這麼準喔！讓對中醫仍感到陌生的我，為之驚豔，也彷彿找到有人懂你痛苦那般的喜悅。醫師在把脈的過程也同步在開藥。只是，他的藥單方向卻有點亂槍打鳥之感。從疏肝理氣、解表、補藥、去濕化痰不斷摻雜亂換，幾乎沒有一個穩定的用藥方向。而在連續看了這位醫師半年後，體質真的有改變喔！不過是全身從躁動發熱變得很虛寒，手腳即使在夏天也容易發冷。後來才知道，原來我的病，在第一時間所遇到的中醫，其開藥思路都錯誤而未能得治，導致身體由陰虛轉成陰陽兩虛，體內寒熱因此更錯綜複雜！這真的是學到一次教訓。原來把脈準，未必開藥治病就能一樣神準。可嘆的是，坊間這種「把脈神醫」還真不少見，就像漂亮花瓶般，不但唬了不少對中醫外行的民眾，也誤了自己的醫術。

中西合璧的年輕醫師

時間軸拉到大二暑假，我已病滿一年而無人能解。這次要拜訪的是一位年輕有為、中西醫雙修，而且專攻於自律神經相關問題的醫師。還記得台北到樹林的路途遙遠，到達時我已因體力不支導致全身發麻差點暈倒。不過這位醫師很細心地瞭解我的狀況，並且告訴我這種病是中醫的強項，讓我重新燃起康復曙光。醫師診斷後，以他中西醫的專業素養以及最新儀器判定，是自律神經失調和恐慌症。而在中醫角度上，他認為我有肝鬱合併肝腎陰虛的情形，主要以柴胡系的方子朝疏肝方向去處理。就這樣，我在這裡看了整整一年半的時間，每次醫師都會鼓勵我不要放棄，讓我每次回診都深信著這位醫師一定能治好我！只是，始終有種不進不退、勉強還過得去的「曖昧感」存在著。

就這樣到了大四某一天，再次面臨生涯十字路口，我終於按捺不住地向醫師詢問究竟我何時才能真正康復。沒想到醫師竟一表輕鬆地告訴我說：「沛恩！你差不多可以畢業了！」「噢！天哪！這是多麼刺耳的回答啊！」猛然回頭省視這一年半的成果，其實我只有穩定住，嚴重發作機會大幅降低，但想要有正常人的一半體力能夠生活、念書甚至工作，卻還差得遠！依舊是滿身的不適症狀和疲倦感。浪費兩年的時間和金錢（一個月藥費接近四千），結果依然是場空。我只能坐倒在地上，茫茫然，開始為一輩子再也無法康復的殘廢人生做規劃。「畢竟，中西醫都倒了，我還能夠找誰呢？」

就連中醫也無解？

「在自律神經失調的處理上，中醫真的比西醫厲害？」這對三年前的我來說真是個尷尬問題。摸著良心說，這三年多來，我確實曾求助於十多個名中醫，雖然診斷有所差異，但藥總是吃了無效。於是有朋友笑著問我：「那你還傻傻的看了三年沒用的中醫？」我說：「沒法度啊！在中西醫都效果不滿意下，起碼，吃中藥還不至於有西藥般的強烈副作用。另外，不同於標準化的西醫，看中醫就像買樂透，每個醫師的思路和醫術可能相差甚遠，所以我只能抱著買樂透中康復大獎的精神，繼續尋找明醫囉！」

也許這個答案正是許多苦於自律神經失調朋友的無奈回答。

而除了上述醫師，喵老大還看過像是恨西醫如見仇人的重症名醫，兩帖藥三千多，無效。兩位接連仙世的中醫耆老，書寫得漂亮且暢銷，但講起治療也都無效。還有就是網友一致推薦的醫師，也是無效。另外我還看過兩位中國醫藥學院的教授，既然是名師名醫，費用自然也不是那麼親民。還記得大四某天看診，剛好就在某位教授的診間發作欲死，喘悸到連半句話都說不出來。教授把脈後，面不改色的告訴我說：「胃腸和腎攏壞企啊！這ㄟ翹去捏！我開這藥哩甲跨麥，有救沒救，現在啊不知！」聽到這番話的當下，簡直讓當下發作痛苦到不行的我更加心如死灰。不過事後也很感激他，可一語道破西醫以及坊間中醫難以察覺，我那複雜和嚴重程度不下癌症的真實病況。以上全是我和中醫的初次相遇。雖然花了三年多，仍未遇見一位真正能夠逆轉病情的醫師。不過總結這些失敗經驗，倒也讓我對中醫長了不少見識。

古人說，醫師亂治就像在殺人一樣！雖然我被誤治這麼久，不過喵老大並沒有怨恨，無論是對西醫或是中醫。因為我很感謝老天爺並沒有放棄我，即使拖得有點久了，還是讓我得以遇見現在這位良醫，見識到中醫的真正威力！

喵老大的小叮嚀8

親愛的朋友，你也正在尋找明醫嗎？以喵老大多年來的經驗和觀察，坊間許多中醫的名氣根本就無法和醫術畫上等號。更何況，大家搶著看的名醫，不是掛不到號、收費昂貴，就是看診匆忙而無法真正照顧到每個病人。要遇到屬於自己的明醫，我想首先要做的就是跳脫名醫迷思，你覺得呢？

之三、偏方、騙方一籮筐

回顧這一路走來，總計喵老大已耗費逾百萬金額，及無數精神和時間在這場大病上，當然這尚且不包括「機會成本」，比方說本該工作卻無法工作，該念書無法念書之類的損失。可怕的是，我絕非少數個案，在創立病友抗病社團後，我才發現原來這社會上還有不少人也曾為這病付出龐大代價，卻始終不得治癒！喵老大於此有感而發，可以見到，自律神經相關疾病，在這幾年來漸漸躍上最能噱錢的疾病之一。說白一點，根本就是一塊「醫療大肥肉」！

所以，當你打開搜尋引擎輸入關鍵字，比方說自律神經失調、身心症、精神官能症、焦慮症甚至是憂鬱症等，總會出現琳瑯滿目的醫療廣告訊息，都在等著賺走你荷包的金錢！你也許會說：「那很好啊！代表這病還有很多希望存在！」而這也就是問題的癥結點。因為當你像剝殼般一一地把每家號稱專業能治的診所剝開來瞧，你會慢慢發現，這些希望竟像泡影般不斷破滅……最後不但無法康復，就連家產也一併散盡。

昂貴的神經電療

因為看遍中西醫始終無法治癒這場病，所以我決定花錢嘗試中西醫以外的「第三類療法」。首先喵老大找到一間台北的自費診所，之所以會找上它，主要是因為一搜尋就會映入眼簾的「關鍵字廣告」。這間診所主打的是醫師獨創的神經節點電療，主要利用電流來調節自律神經功能。還記得當下聽醫師說得天花亂墜，雖然兩期費用高達兩萬，但為了健康我也只好忍痛花了！然而暑假過去了，兩期治療也即將結束，我的症狀卻不見任何緩解。最後一次回診，醫師只淡淡的回應我做兩次不夠，要我多做幾次才有效，可以算我八折！我這才恍然大悟！原來這位醫師滿腦子只想要用他的獨特療法賺錢，並用極少數的成功案例做為廣告，吸引許多無助患者前往求助！但實際療效呢？我想除了醫師以外沒有人知道。幾年後，我發現原來有許多病友也曾落入這個陷阱，都是花了大錢卻換不回健康！「只能說身為弱勢病患的我們，能怎麼辦？」

不專業的自費針灸

針灸術是中醫的基本醫療技能，但因為效果神奇，常被非中醫人士利用來賺取錢財。若無中醫的四診合參以及理論思維，針灸在他們手上只是個頭痛針頭的雕蟲小技。治好小疼痛只是運氣好，要治大病卻是不可能的！這次喵老大找到的是一位號稱能夠用針灸治癒自律神經的資深西醫師。他的針灸並沒經過中醫「望、聞、問、切」四診，只是根據症狀對應到的相關穴位點下針。收費也不便宜，筆者前後做了約十次，絲毫沒用就放棄了。後來才知道他在針灸美容和減肥的效果還不差，靠這個賺了不少錢。只是把賺錢腦子動到自律神經失調這種真正疾苦的病上，實在不應該。

朋友們！請不要再當冤大頭！

除此之外，為了找回健康，喵老大也曾受廣告所騙，砸錢買過一罐七千元的中藥秘方，以及購買知名傳銷的健康食品，結果當然還是白白浪費銀子！總結我個人心得，我想這些號稱能用「另類療法」治療的診所，不外乎可以分成兩類：其一是強打對自律神經失調的檢測和量表，強調其儀器多麼先進精密，但總是缺乏有效的治療方式（所以只能強調檢測嘛！）。而另外一種則是多種輔助療法並下，包括常見的心理諮商、身心靈療法、針灸、芳療或是自然療法。且二者多為西醫師出走傳統西醫框架所主導，所以不少醫師仍會開西藥控制病情。但無論是哪種，效果通常也不太樂觀，但自費費用倒是相當可觀。我想任何疾病都一樣，只要對患者產生生活上的極大困擾，且在現代醫學又不得治的情況下，找上各種新奇另類療法便是不可避免的道路，而身心相關疾病便是其中的典型。所以我能體會一樣也曾找上偏方當過冤大頭的患者朋友們並不是傻子，而是因為渴求康復的焦急以及面臨無從治療的絕望所驅使！這就像是溺水者見到稻草都會緊抓般的無助，也因此常一而再，再而三的落入廣告陷阱中。

就這樣，不少無助患者因此散盡家財，卻換不回健康。而診所賺了錢便從中挑選極少數「成功患者」繼續代言廣告，再吸引更多渴求康復的患者，如此循環，走了一批再來一批，永遠不怕沒生意。只是，患者痼疾好不了，換來的卻是身心俱疲以及敗光家產，卻又是情何以堪呢？「那我們這些可憐的患者該如何明哲保身呢？」」其實我想還是得回歸正統中西醫治療，關鍵取決於找對醫師！再積極搭配運動、生活習慣、改變個性以及重拾生活意義多管齊下來治療，這也就是本書將提到的「四環一核心」康復心法。相信一定能夠康復的！

喵老大的小叮嚀 9

親愛的朋友，你是否也曾為了這病付出龐大金錢和心力，結果卻只是換來一場空呢？過去的就讓它過去吧！就當這是我們生命中必修的一堂課，現在，讓我們學習如何寬恕以及感恩！

喵老大的小叮嚀 10

親愛的朋友，也許你應該藉著這個人生難得的休息機會，打掃心靈房間，把不必要的世俗重擔整頓清理，並且讓身體好好充個電。畢竟，健康才是創造一切人生價值的基石，千萬不要因為忙碌而弄丟這個最重要的寶物喔！

第三章 在台大的流亡歲月

之一、重返台大念書

這場暴病來得太突然，以致於還有許多事情來不及交代，就被強制中止。起初，我先向台大請了三個禮拜的假，只是這段時間身體幾乎沒有任何起色，仍然呈現極度疲憊及虛脫的狀態。就在生死難題持續未解時，期末考各科警報卻已陸續敲響。而以我當時的體力，只要一進到考場就會全身癱瘓和呼吸困難，完全無法寫考卷，這讓我焦急和無助地不知哭了幾個晚上。最後只能忍痛寫信給各科老師，表明自己的困境，不過許多科目依然「悲劇」。而原本排滿社團活動、企業實習以及家教的大一美好暑假，也因為身體因素而全數取消。就像從天堂掉到地獄，整整三個月我都只能關在房間裡苦修「疾病與生死」這門課，沒有青春，唯有淚水相伴。上面的心路歷程，也許有些朋友也有類似經驗。在遭逢一場大病後，許多工作上的、生活上的計畫得被迫放棄，徒留下許多人生遺憾。

特別是自律神經失調一族，無論你的症狀是小菜一碟還是滿漢全席，在原本的生活和工作壓力外，親友的不諒解，生活品質的下降及影響工作能力的挫敗，將接連衝擊而來，所以得更堅強樂觀才行！接下來要分享的，便是喵老大面臨這前所未見之變局，重回學校生活的各種調適和挑戰。

原來能正常念書也是種福氣！

「我絕對不能在這裡斷掉台大的大學生涯！」憑著這股堅強的鬥志，即便面對無法正常作息和上課的體力，我仍硬撐著殘破的身軀回到台大，並希望能在接下來回到台北的學校生活能夠遇見奇蹟。回到台大後，大多的時間我仍躺臥在寢室休息，一個人孤獨地疲憊著。來探望的同學自然是有的，但因為我常常一講話就會氣短和心悸，再加上沒有體力出門，所以大部分的時間仍孤伶伶的一人。每每到了上課時間，身體直覺總是先向我預告，不是它想偷懶，而是現在體力已無法負荷上課。有好幾度，我以「懦夫」二字駁回身體的訴求，決定一意孤行地像正常人般應付上課。只是身體的直覺總不會騙人，常常一進教室，呼吸困難、心悸、狂冒冷汗和全身發麻皆伴隨而來，說是如坐針氈也毫不為過。在這種極差身體狀況的威逼下，通常我只能挑靠窗第一排坐，以便發作時隨時能夠「緊急逃生」！在「自律神經大罷工」仍找不到醫師「調解」的狀況下，這種情況困擾我快四年。上課的場景也相當樂趣，除了強烈倦怠感讓我常常得趴著聽課。有時嚴重點，連眼睛也乾澀紅腫到幾乎張不開，我只能靠著尚未被自律神經所波及的聽力和記憶力，勉強記下一些上課內容，回去待狀況平緩才做複習。所以這張得來極為不易的畢業證書，在我心中的意義不太像是個文憑，反倒是一份勇氣與意志力的證明。「原來能夠正常上課，甚至每天平凡的過著生活，就是一種莫大的福氣！」一千個上課日子裡，我常祈求要是老天爺能給我正常人一半的體力上課，那該是多美好的事情啊！我想我一定會好好珍惜，盡情享受學習的！也因此現在恢復健康的我，總是特別珍惜能夠靜下心好好閱讀的時光。

讓完美主義倒下吧！

你能想像從小總是名列前茅、積極進取、在家人和師長眼中總是好學生的我，生病後考了全班最後還能心滿意足嗎？你一定覺得我瘋了！接下來想和大家分享的就是這與眾不同的考試滋味！連上課念書都困難重重，面對大學生涯各種壓力級數的小考、期考和升學考，其戰況自然更是精彩絕倫，絕對堪比魔戒三部曲中佛羅多和山姆狼狽地前進末日火山時，意志力硬是扛起體力的場景！只因為自律神經機能嚴重紊亂，身體內建的壓力抗性以及環境適應力也變得極差。每一場考試，幾乎都是體力與意志力的拔河，考卷內容是什麼，好像已不是我在意的重點，重點是能否「平安」完成。

曾經在身體極不穩定的期間，我被迫放下自尊，預先寫信給老師說明身體狀況差到可能需要「特別座位」或「獨立考場」。還好台大的老師們總是沒有特別刁難，讓我能夠順利完成考試。曾經在考統計學時呼吸困難發作，心悸和身麻的衝擊讓我數度倒在桌上，還好後來承蒙老天眷顧，讓我順利考完。曾經在獸醫館地下室考通識，因呼吸困難而破記錄地八分鐘交卷，好在那天運氣不錯，將近一半亂猜式的作答居然還能及格。曾經寫政治學考卷腸胃抽痛，痛到全身無力，還好老師不介意我來回跑廁所數趟。曾經寫總體經濟考卷，因為極度疲憊和全身病痛，三個小時中我趴了兩個小時，最後成績當然也不意外地趴下了……但是總計下來，數十場考試，除了病初時極度嚴重到無法應考而放空的英文和微積分，我沒有任何一場因怯懦而退縮，而是堅持地完成一次次地考試！即使過程中受盡煎熬，只剩不到一成的心力能真正放在考試卷上，但只要還有一口氣在，我絕不願意就此向命運投降！「生平無大志，只求考完試！」也成了喵老大生病專用的考試哲學。完美主義，它總是為我們搬來了無數個壓力石頭，不斷朝自己的雙腳砸，可以說是自律神經紊亂的元兇之一。藉著這些磨練，希望就讓根植於心中已久的完美主義倒下吧！

拼命三郎的末日

「若你仍對世俗執迷不悟，就讓疾病來幫你卸下不必要的重擔！也許，這場病能讓你張開雙眼，看清人生的真正意義！」

還記得在生病前夕，我每天忙得天昏地暗，一種怪思想總是纏著腦袋，似乎一定要把自己累得像狗一樣，才無虛度光陰之嫌，也才能證明自己也過著多彩多姿的大學生活！當時綁在我身上的就包括學生會、桌球社、證券研究社、救國團和兩岸青年交流計畫，校外更是投了華碩、微軟、南山以及寶來的暑期intern，希望提前增長自己的職場歷練，最後還接了兩個高中數學家教。一夕之間，我的身影隨著重病黯然退出，因為病因不明而無法明確交代，使得不少同學和長輩不諒解，也不知道曾有多少人在我背後指指點點，但我確實也對不起這些朋友與長輩。不過這一切早已隨時間流逝而雲淡風輕。就這樣，對世俗追求的一切執著似乎在生病後瞬間化為一場空。在收拾殘局後，我也有所領悟，原來過去的自己看似很忙，實際上卻活得一點也不快樂，甚至也沒有真正從忙碌中活出生命的意義和價值。驀然回首，才發現原來幸福就在平凡中……

喵老大的小叮嚀11

親愛的朋友，你要相信自己並沒有因為這場病而告別生命舞台。相反的，你正在演出一個與眾不同的精彩劇本，而這也將是賺取人生價值的大好機會！所以請你一定要加油！讓我們更積極勇敢地享受演出吧！

之二、感謝有你們！

除了讓現代醫學摸不著頭緒，我想自律神經失調最難搞的地方，就是無論你狀況多嚴重，就外觀看來，仍然「很像」正常人的樣子，讓旁人總是無法體會的質疑「有這麼嚴重嗎？」確實，自律神經失調患者所承受的病痛和身心壓力是旁人難以想像的。生病後，因為生活機能下降而產生的諸多不便，以及和常人在病痛認知上的隔閡，總會讓人覺得你很「難搞」，導致親友一個個離你遠去。好像全天下沒有人懂你的痛苦。所以生這個病，總是累積太多埋怨在心頭。這段歷程筆者當然也有體會過，但靜下心來觀看才發現其實並非如此。親愛的朋友們，生病是自己的事，也許你應該深深感謝那些在你最艱難時候，還願意陪伴著你的家人和朋友們，而不是以埋怨來報答他們。抱著感恩的心態，我相信你的親友不但會漸漸重回你的人際圈，也會因此交到更多朋友。因為你的生命已在這場病中昇華，擁有更開闊更包容的心胸。

好友聚會的意義

夕陽拉下了黑夜的帷幕，沁涼的晚風，卻絲毫帶不走我全身上下的強烈不適感。這一天，是大四直屬學長的送舊餐宴，也是生病前就預定好的重要行程。但在病魔一舉吞噬幾乎所有健康和體力後，我，已全然不是昨日的我。只是，我仍決定出席，因為不想在這開心的一日，讓大家為我擔心和失望。沒想到騎車前往繁華東區的路上，竟是困難重重，對比半個月前每個週末忙翻天卻精神飽滿的我，恍如隔世。現在，我不但很疲倦無力，機車把手都快握不穩，川流的車潮和擁擠的髒空氣，更讓我沿途感到心悸和呼吸困難。走進信義區的聚餐地點，狀況只有更加惡化，在和學長姊打招呼的過程時，已氣短到說不出話。坐上位置顫抖著，瀕死感又發作，心跳加快，全身麻痺和呼吸困難。此時的我在內心不斷交戰著，「是否臨時退場呢？那糗斃了！」但我沒把握目前體力還能再支撐多久。

「學弟！看你臉色不太對勁，還好吧？」大三學長一眼看穿我的狀況。此時我已經虛弱氣短到說不出話來，沉默十多秒，我想這大概是這輩子最沉重的十多秒吧！最後才硬擠一口氣說：「對不起各位！我人相當不舒服，必須先離開……」語畢已帶有點哽咽。還來不及做交代，我已緩慢走出餐廳大門，深恐體力已所剩無幾，怕真的倒地對大家造成更大困擾。

「沒關係！你先回去吧！」大四學長拍拍我的肩並送我到電梯口！走出室外，瀕死感稍微緩解。我枯坐在停車場上呆望著夜空，眼眶紅了，不斷恨罵現在的自己居然一點小事也做不成！握著拳頭拔起身旁無辜的雜草，任由眼淚不斷流過兩頰。我真的好無助……這是我第一次對社交能力喪失感到無助和沮喪。

但是大學這幾年，很感謝我在經濟系直屬這家的陪伴。雖然在往後的日子裡，一直沒有太大好轉，但我仍舊堅持出席每次家聚。我想要是沒有大家的陪伴，可能再也沒有機會參加任何系上的活動了。而曾經同窗三年，共度熱血青春的高中同學們，也讓我見識到我們的友情沒有任何褪色。感謝有你們，總是歡迎我過來相聚聊天，即使我常常體力透支到不時需要休息，你們也能包容我。還記得嗎？高中班導曾對我們說：「各位同學，好好珍惜眼前相聚的時光啊！高中同學常常會是一輩子感情最好的夥伴們。」如今想起，果真沒錯！現在，因為曾經感受過這份關懷力量對於患者是相當大的心靈支柱，所以我決定把這份友誼分享下去，希望能藉由社團的力量組成一個大家庭，讓更多患者朋友能夠一同奮戰，不再孤單。

與家人共處的劇本

這個畫面，已在餐桌上演了數十次，劇本和對話不須背誦早已朗朗上口，結局卻始終老掉牙。老爸：「最近在忙什麼？有什麼生涯規劃嗎？」我：「一樣啊！努力地找回健康，你看我每天都保持運動呢！平常狀況好就多看點書先充實自己囉！」老爸開始板起臉孔：「沛恩，聽點旁人意見好嗎？為何你總是鑽牛角尖呢？聽我的，不要去想它，你就自然康復了，愈去想它，你的心靈只會愈加脆弱。」這讓氣氛瞬間凝重，我的交感神經能說明一切。我全身開始緊繃，似乎血液一股腦兒都擠到頭部。此外，手腳開始發冷，再加上心悸感。而每每演變到這情節，我又會完全吃不下飯。一口深呼吸後，我試著解釋說：「爸，我的身體已經出現嚴重問題，不可能不去理它就會自動康復的。」老爸：「看看我！忙起來天昏地暗，哪來什麼病痛啊，你就是想太多！」我：「爸，我自己最清楚我自己在做什麼！要是那時真聽你的話去動心臟手術，做胃鏡檢查，那才叫慘啊！」老爸：「你為什麼總是如此固執，完全聽不進去別人的意見呢？當局者迷，旁觀者清啊！聽聽旁人的意見，不要想它就沒事了。你吃這麼多藥都沒用啦！你這是心病！心病還是要心藥解！」言已至此，我頓悟到再講下去，只會重演上一次的劇本，不是冷戰就是讓兩人更加劍拔弩張……最後，凍結般的空氣已容不下兩人共存，不是我就是老爸黯然離開餐桌，於是父子倆又再一次走到這個劇本的「壞結局」！

書本前面的你，可能也曾和家人共同上演過這個劇本，而且這齣好戲，通常是在生病以後才開始放映。你總是埋怨家人為何不能在你最需要陪伴和幫助時，真心體諒。而家人也苦惱為何以前那個積極開朗的你，意志變得如此消沉。矛盾的是，嘮叨最多和嘆最多氣的往往也都是最關心你的人，同時卻也是最讓患者最感受傷的人！拜這病之賜，有小孩和家庭的你，將陷入經濟危機和三明治的困境中。有伴侶的你，兩人關係可能面臨重大考驗。才剛出社會的你，正面臨極大的上司和同儕壓力。隨時間不斷拖長而無法治癒，你的身心將被這病折磨得狼狽不堪，通常只見家庭和社會的壓力愈加沉重，形成更可怕的惡性循環。所以，能夠遇到願意傾聽和包容的親友，是莫大的福氣，請你一定要珍惜和感謝，為自己也為他們而振作，趕快努力康復！

奧少年的創業夢

時至大三，眼見大學生涯已過了一半，全身症狀卻遲遲未見改善，我開始焦急了，深恐一輩子就這樣成為沒有「重大傷病卡」的廢人。於是乎，一直潛藏於內心的拼命三郎又再度爆發出來！「既然無論做任何事都得承受極度痛苦和不適，那何不更勇敢地挑戰生命呢？反正最壞也不過如此吧！」

就這樣，在課堂上，我奮力彌補之前因為身體因素而短缺之學分。此外，我開始積極的安排爬山健走。還記得第一次爬天母古道才走一百階身體就凍昧條，經過幾十次練習終於憑著意志力走上文化大學，當下還真有點成就感。最後就是熱血的創業計畫，想想還真有點誇張，連一般大學生都未必有過的經驗，我竟然帶著嚴重的病軀一投入就是兩年……也許是因為生命面臨到背水一戰，我告訴自己，只要他媽的我還有一口氣在，就要用盡剩餘體力去讓生命燃燒，燒出更多精彩意義！不只為現在，更要為未來康復後的我灑下夢想種子！

我加入的是一間由台大學生組成的創業公司，他們擁有近十位資訊奧林匹亞國手，以及各領域頂尖學生。他們打算用最前端的網頁技術和創意，把現行的人力資源網，以及台灣尚未普及的商務網做結合。一開始我從最簡單的 KEY-IN 資料開始做起，到後來因為能力不錯而升為營運幹部，協助公司擬定行銷策略以及構思網頁內容。當然，過程中我從不奢望創業還讓身體順便進步，我只是想要用僅存的生命創造最大的意義。還記得做簡報時，心悸、全身發麻、冒冷汗以及呼吸不順總是頻頻發作，讓我只能黯然下台！還記得，曾因為眼睛太過痠澀疲勞，用電腦工作每十五分鐘就得閉眼休息十分鐘。還記得，相處快兩年卻從未曾參加過夥伴的晚餐會議，只因為一進餐館就會呼吸困難。但即使過程中所承受的痛苦與疲憊是常人的數倍，我的病榻人生卻也因此得到了踏實感和意義感，是一種讓我堅強活下去的重心！在我心裡，總盼望著這家公司能成功創業，那麼即便是死了也值得了。最後，我們大夥兒募資打了電視廣告，對三大人力銀行同時宣戰！只可惜，正值全球景氣低靡。再跑了二十多家創投公司後，我們仍無創投眷顧。在沒有資金繼續注入下，原本一系列的廣告也因此熄了火，網頁流量也無法突破臨界點。到了年底因為資金燒盡了，只能先暫時關閉網站降低成本，他日另圖東山再起。

「創業，是以身相殉！」我想何飛鵬先生形容得再貼切不過，而我因為背負著狀況惡劣的身體工作，所以更能感受這種以身相殉的意志。老實說，不下百次的咬牙苦撐，都曾在我心中醞釀急流勇退的念頭，因為真的會怕自己拖累到整個團隊。不過，兩大精神支柱總是撐起我強韌的鬥志，一部分是對夢想開花結果的執著與期盼，另一部分則是來自夥伴的情誼。在創業小窩裡，這裡就像是一個大家庭。創業夥伴們，雖是來自不同領域的萍水相逢，但大家打成一片，彼此總是互相關懷和砥礪，不知不覺中彌補我大學生涯因生病而空洞的人際圈。也許創業並沒有成功，但在這過程中，大家都得到許多寶貴的人生歷練，特別是對於我。最後，期勉自己在未來如願踏上懸壺濟世之路時，也能用創業過程中的熱血和意志，去幫助更多疾苦病人走出來陰霾，找回健康。加油！

喵老大的小叮嚀12

親愛的朋友，為什麼你總是如此在意旁人的言語和感受呢？生病是自己的事，我想我們應該對日常生活的點滴更懂得感恩！而這世界上也只有你，能從中得到心靈成長以及人生寶藏。所以，快把這些負面情緒都丟掉吧！試著做自己情緒的主宰，相信你將活得更快樂！

喵老大的小叮嚀13

親愛的朋友，請不要用生病做為藉口，把自己囚禁在家裡自暴自棄。因為生命一旦失去了價值和意義的光彩，身心交互影響下將使得健康墮入更深沉的谷底！所以快擦乾眼淚，再幫自己集一次氣吧！

之三、兩次信心危機

拜這怪病之賜，竟讓我莫名地無法搭乘交通工具！除了勉強能坐上老爸的車子，在那段時間，我只要一搭乘其他交通工具，心悸、身麻、窒息感都會一一爆發出來，而且總伴隨瀕死感，相信某些患者朋友也有過類似經驗。這種狀況，起初被西醫判定是恐慌症，只是治療恐慌症的鎮定藥物卻對我起不了任何緩解效果。我也曾一度懷疑自己是否真像西醫所說的，有心理障礙。於是跟著用「積極挑戰自我」、「告訴自己別想太多」、「心病還需心藥解」等心理治療灌注在身上，意圖康復，甚至不斷去挑戰自我承受環境的極限！但刻意矇騙「身體本質生病」的結果，卻只是招來了更大的危機……

林口長庚救援記

自從發病以後，我發現我再也無法搭乘長途交通工具。特別是在整個身體感到很虛弱的時候，只要冒險嘗試，就一定是生不如死的大發作來收場。還記得最嚴重時連出門都有麻煩。隨著病症稍微穩定，我慢慢能從搭區間車到能接受自強號。有點像是小時候學走路的感覺，但這次卻沒有太多成長的喜悅，更多的是辛酸淚，試問這樣的我和廢人又有何兩異呢？

大二下的某個週末，我背著包包準備從台北車站搭區間車回台中。不知是否是當天在南陽街的陽光太耀眼，一股內心的吶喊就這樣湧現而出。「他媽的！你這廢物，連搭個客運回家都不敢，真沒出息！」當下一把無名火沖昏了我的理性，就這樣硬起頭皮走出台北車站到客運總站買了票上車。「誰說我不敢搭車，誰說我不勇敢，老子我今天就豁出去跟你拼了！」可笑的是，不聽取身體的諄諄告誡總是會遭到毀滅性的報復。

在上國道後，我就漸漸感到胸悶且吸不到氣，此時反悔卻為時已晚。到林口轉運站時，強烈心悸、全身發麻冒冷汗以及呼吸困難的發作狀態，已完全侵襲全身，在車上的我幾乎是有一口沒兩口氣地在喘，就快要昏迷過去。不幸中的大幸是客運在林口轉運站稍停，我決定快刀斬亂麻，勉強撐起無力虛脫的身體，搖搖晃晃，連話都說不出口地示意司機我要臨時下車。只是屋漏偏逢連夜雨，下車後喘了一陣還來不及平復，心頭卻又是一震！這才發現剛才因為瀕死感滿腦子空白的我，竟把錢包遺忘在車上。這下完蛋了！我顧不得身體還在喘，趕緊又用盡僅存的體力追著客運，但巴士終究聽不見我的呼喚而離我遠去。錢包遺失的無助和慌張，更加重了全身神經紊亂的發作症狀，此時正值艷陽高照的中午，看看四周不但人生地不熟，全身上下也只剩開水和手機，更可怕的是這次發作的相當嚴重，嚴重的心悸和呼吸困難讓我幾乎站不起來。「也許這次真的要完蛋了！」我坐倒在熾熱的柏油路上。

正當我萬念俱灰想就此聽天由命時，突然發現背面那棟巨大的建物竟是林口長庚醫院，看著它，似乎又燃起我的求生意志。我用盡最後力氣走到大門裡面，先喝了幾口水，然後就直接倒在門口休息，試圖讓虛脫的身體慢慢回復過來。休息了二十分鐘後心跳也緩緩恢復了，這時大腦才緊接著處理另一個大難題，身上分文不剩。好在我之前當過班代，全班同學的電話我都記得清楚。我趕快打開通訊錄撥給在長庚念書的發哥，讓人振奮的是他正好起床並且接到來電！更讓人感動的是，他竟沒有任何猶豫就直接從長庚大學騎車衝過來，這期間還需要半小時以上的車程呢！果真是天地有「義氣」啊！「得救了！」在看到發哥出現的那瞬間，我感動得都快哭了。簡短向他說明狀況後，他便騎機車載我一路衝到了桃園火車站，待我更穩定後，他不客氣地拿出錢來，讓我能搭乘體力暫時能負荷的區間車慢慢回到家。感謝老天保佑，最後不但順利回到家，也從客運站取回我的錢包。

以上這種「乘車或密室恐慌感」，一直要等到遇見良醫治療才有所進步。有趣的是，不需要任何「心理治療」，因為隨著我的體力恢復，能搭乘的交通工具也越來越多，彷彿這種恐懼根本就不曾存在過！這也才明白，原來恐慌症這病名太過廣泛，並不是所有患者都能單單只靠心理治療或者服用西藥完全改善。現在，喵老大只能以親身經驗告訴有「恐慌問題」的朋友們，一定要先找出自己恐慌的原因，並找到良醫用對方法治療。除此之外，強韌的精神意志確實有助於戰勝疾病，但過度的「挑戰自我」不但無助於身體的恢復，有時甚至可能讓狀況更惡化。

危機四伏的夏天

毛澤東曾說過：「與天鬥其樂無窮！與地鬥其樂無窮！與人鬥其樂無窮！」不過真可惜，他沒能夠設計一套理論，教導我們這些後輩如何「與病鬥」其樂也無窮，就已成為病魔的手下敗將！講起自律神經失調最拖垮人意志之處除了病程較長外，就是身體狀況不時的波動。可能今天正常工作著，明天卻跑出某些症狀來折磨你。有時感覺自己好像快康復了，有時卻又突然發作或崩落，一次又一次無情地打擊我們的士氣！長期下來，心情常隨著病情忽起忽落，最後皆難逃出鑽入「身心惡性循環」的悲劇，以致於能夠再次見到生命艷陽高照的人始終只是少數。

大三、大四，喵老大持續看了兩年的中醫，雖然病情幾乎沒有進步，但是嚴重發作的頻率卻已經大幅下降，換句話說，只能勉強於穩定中努力求生存。不過這也無可奈何，因為在茫茫的醫海中，我始終無從覓得能夠真正治癒此病的醫師。不過，有件疑案卻困擾我好幾年，像定時爆彈般，總讓我完全無法招架，只能一次次地承受發作後的衝擊。究竟是什麼事呢？就是每個夏天幾乎都難逃嚴重大發作的命運……

還記得那一年，我大四，同儕升學的金榜題名，要當兵的抽到好籤，找工作的順利求職，成為職場新鮮社會人；大家皆在人生道路上做了自己不後悔的抉擇。

唯獨我，仍受困和病魔的桎梏中，只能在原地踏步，滿腔的抱負和熱血再也無法施展，只能羨慕地看著昔日同窗們一個接一個的鵬程萬里，我卻無從選擇地獨自踏上延畢這條路，來爭取讓身體康復的空間。又是一個完全沒有青春歡笑的暑假，熾熱的暑氣把房間弄得像火烤的煉獄般，彷彿不斷催逼著我踏出房間。再加上想測試自己恢復到哪的那股衝動，於是我下定決心到新竹找好久不見的清交高中同學聚餐。到了交大，雖與多年好友見面，有著聊不完的話題，但氣短卻讓我說不出幾句話。午餐後，正當大家聊得正開心時，我開始感到全身發麻、心悸、胸口腹部悶痛以及最可怕的呼吸困難。「真糟糕！怎麼還在這時候發作呢？豈不故意要讓我在老友面前出糗？」情急之下，我先走到外頭休息喘口氣，免得真的倒下來嚇到同學。之後，我背靠著牆壁並壓住胸膛中猛烈搏動的心臟，不斷地喘氣，眼前不時發黑，幾分鐘後平息下來，仍只留下滿身的虛脫感。還好好友阿斌瞭解我的狀況，便先扶著我到浩然圖書館休息，待狀況穩定後，再騎機車送我到車站搭區間車回家。

而自從新竹小聚被自律神經給徹底搗亂後，不知為何，三年前的噩夢竟又重現，彷彿回到病初的原點！身體狀況不但再度急轉直下，而且相當不穩定，連看幾位名醫都壓不住。只要我稍微活動，便感到心悸和身麻。最可怕的是呼吸相當淺薄氣短，連說幾句話都會引發嚴重心悸，最後就連走出家門都有困難。待兩年後遇見明醫，才知道我身上的寒是陰虛導致鬱火不斷堆積的結果，正確的中藥組方攻下去，長期身麻和心悸的症狀在短短十天內就煙消雲散，而且再也不曾發作，想起這五年每個夏天我承受了這麼多活罪，真是相逢恨晚。總之，對於抗戰中的自律神經失調患者，症狀起伏波動是常有的事情。但請切記千萬不要就此澆熄生命的火把，必須勇敢樂觀地面對，因為只有這樣，才能迎接下一刻的光明！

喵老大的小叮嚀15

親愛的朋友，我知道你總是積極地想找回往昔健康的自己。但請記得，操之過急不但無濟於事，有時還會反過來傷到自己！所以在抗病的每個過程中，我們必須量力而為，千萬不要胡亂跳級去打大魔王，否則將會吃不完兜著走喔！

第四章 柳暗花明又一村

之一、意外的旅程

生病首先當然是找西醫，沒用再試看看中醫，再不行則尋找另類療法或偏方，要是依然藥石罔效，最後，只好踏上宗教治療之路。以上，是台灣人看病四部曲。現代民眾在看遍中西醫，甚至試過各種另類療法，依然面臨久病不癒的困境時，最後幾乎都會很有默契地，一同走上看病四部曲的最後一步，「尋找宗教治療或靈療」。沒錯！凡間的醫學都不行了，請求神明幫助也是合情合理的嘛！在一次的因緣際會，終於讓茫茫不知良醫何處尋的喵老大，敲開無形界的大門。這對當時的我是極大的衝擊，因為自小到大就抱持絕對科學信念的我，是不相信鬼神的存在，當然更別說問神辦事能夠治病，那簡直是個大笑話。但是，我受夠了，一方面是對人間醫學的信心崩潰，一方面則是對全身病痛折磨的絕望。總之，為了要康復，上刀山，下油鍋我也願意嘗試。管它是鬼神還是外星人，咱們姑且就試它一試唄！

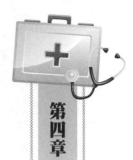

推開無形界大門

時間的流逝並沒有沖淡身上的病痛，轉眼間我已從新鮮人戴上學士帽。即使我在三年間把資源都用在中醫治療，症狀卻仍無明顯好轉，勉強比西藥好的大概就是沒有太大副作用吧！最後，我決定不再無謂地浪費錢，遂放棄所有治療，聽天由命。那一刻，是我對中醫最心灰意冷的一刻。也是那一年的延畢開學日，我在前往台北的自強號上大發作，一上車就全身麻刺、呼吸困難、冷汗淋漓再加上持續性的心悸心慌，後來就這樣癱倒在苗栗火車站，看著手上往台北的車票，似乎被淚水給浸濕……那段時光可以說是我人生最低潮的日子，藥石罔效，全身病痛以致於連生活自理的能力都喪失。當然更不用說念書與工作。此外，這病太久了，身邊朋友也都離我而去，而且依然得不到家人的支持。生活，好像幾乎都被病痛和絕望吞噬個一乾二淨，要說完全沒有過輕生念頭是騙人的。但即使在最艱困的環境下，我仍不想放棄自己，因為我始終相信，生命一定會為自己找到出路！

2010年十月初的某日，那天剛好沒課，我獨自躺在房間休息。忽然間，桌上的手機響起，正納悶這時候還會有誰打給我，原來是之前創業的老闆呂大哥。這位呂大哥本身也是高知識份子，但卻在生命旅途中，遇上許多旁人無法理解的「怪事」，讓他深深感受無形界確實存在。在他得知我的狀況以後，便和我討論是否願意嘗試從無形問題下手。「我從來就不是個迷信者，甚至連宗教信仰都沒有。但如今，我已花了整整三年時間，盡可能尋找各種治療方式，卻仍無解，也許只能去問問老天了。」在一陣沉思後，喵老大這凡人決定就此展開無形界認識之旅。

台東之行

從前世說到今生，從土煞談到冤親債主。就這樣在經過一連串「前輩高人」的指引後，我決定跑一趟台東，尋求無形界的治癒之道。由於體力還無法承受舟車勞頓，而且兩次冒險搭車導致大發作的恐怖回憶仍歷歷在目。我決定把車票分兩段買，一段先到頭城，然後由頭城到台東。根據經驗法則，若一開始能夠穩住，通常後頭也不會有太大問題。啟程的那一天，好在上車後只是小發作，就心悸、身麻、反胃、呼吸不順而已，我用堅強的意志撐過去。過了半小時，恐慌感便逐漸退去，只剩下全身冷汗、疲憊感以及滿是期待的心情。當列車轉往頭城，看到那迎面而來的東海岸，我知道我已經成功一大半。我在花蓮換了車廂，繼續前往目的地台東。有趣的是，火車上一下子擠入不少東部鄉親，有阿公一手提著竹樓一手牽著孫子的，也有奶奶佝僂背著孫女的，大家擠在一團七嘴八舌的，冷酷的都市味已在不知覺中溶解成濃厚鄉土味。這種感覺真好，我想像著，倘若一輩子都住在這風景秀麗、步調緩慢的花東當農家子弟，還會被這要死不死的怪病纏身嗎？

霎時，我陷入思考的漩渦中。我依偎著窗兀自瀏覽東部的明媚風光，喃喃和自己對話著。火車就這樣一路經過鳳林、玉里到達台東。

我在宮廟一待就是八天。在這八天中，住持師伯和師姑費了一番工夫，幫我排除因身體磁場低弱而卡到的「壞咪仔」，並做了冤親化解科儀以及其他靈療。宮廟的生活環境相當清幽，別說電腦了，連電視和報紙都看不到，簡直可比成功嶺。這幾天我就在抄寫心經，以及幫忙摺蓮花下度過。其實，我並不會特別思念台北五光十色的生活，因為我很明白，我是來這裡求康復之道的，只要有活下去的希望，身在何處過什麼日子並不重要。這段日子中，我也遇見一些健康出問題的同路人來此求助。其中有一對帶有通靈體質的姊弟，姊姊患有重鬱症，弟弟則是被西醫判定精神分裂症，當然皆是跑遍中西醫藥石罔效。他們兩位都在靈療處理下大有進步，所以即使要他們辛苦的父母親，花數十萬在靈療上也心甘情願。一些奇特的見聞，讓我開始相信疾病未必只存在於肉體，也讓我重新思索生命的存在與意義。（關於更多內容，歡迎參考拙著《當台大人遇見通靈人》）

宗教療法心得總結

我想一定有許多朋友想問「重點」，也就是喵老大在經過一連串宗教辦事及靈療後，身體狀況是否有進步呢？「老實說，有更穩定，起碼能上課的時間變多，但整體症狀的改善並不明顯。」對我而言更大的收穫是，這段旅程讓我認識許多能交心的朋友，不再是孤獨一人。除此之外，還有對宗教與生死的基本瞭解。但我想最重要的，也許說來你也不信，就是我的生命從此以後開始出現許多意想不到的轉折。

後來我向幾位具有通靈體質的朋友分別請教：「既然說我有無形病因，那為何我不像某些朋友在處理完當下就有明顯改善呢？」他們的回答都指出我雖然有無形病因，但差不多只佔一半，通靈辦事也並非徒勞無功，而是肉體能量受損的部分已久，仍須透過醫師來治療調養。最後他們給我的建議是，既然無形因素已經排除，回去尋找醫師治療也許會順利得多。

「但其實，非到最後關頭，我還是不建議各位貿然踏上這條不歸路。」理由一，現在坊間不少宮廟磁場相當混亂，就連主事人員也偏離正道，很容易因此受騙而人財兩失。換句話說，要能遇到善良又有能力的通靈者實為不易。其二，就筆者長期觀察，真正能以辦事或靈療為主處理的，也就是純粹無形病因的患者只是極少數。絕大部分的病在中西醫，都還是能夠完整處理。就算是真的無形病，中醫古籍也有提到鬼祟脈以及相應的治療。這也是仙佛常強調的一句話「凡人病主要還是得由凡人去醫治」。其三，就算無形療法真的對你有明顯效果，也不能完全依賴，患者的心念相當重要，否則將因嚐過一次甜頭，日後大小事都想透過無形去處理，不知覺中淪為迷信，小則換來一場空，大則走火入魔，後悔莫及。

寫到這，讓筆者想起拙著《當台大人遇見通靈人》付梓也快兩年了，在這段日子的成長中，讓我又有更新的體悟。我想莊、老、孟、孔等聖賢先哲對於鬼神存而不論的態度是對。因為我發現即使通靈人能夠善意誠實地陳述所見所聞，不同通靈人的感知結果仍有相當出入。其中在於無形界傳達給不同人的意象和訊息常常不同，縱然相同，不同通靈人也因感知能力不同，而有不同層面的解讀和翻譯。最後要和讀者分享的是，無形界的複雜程度遠在凡間之上，難怪孔夫子會說「未知生，焉知死」，又說「敬鬼神而遠之」。以筆者的經驗而言，無形界確實存在，但大家應該持著客觀的態度來看待這些現象和道理，並且先好好把吾人在凡間的生命價值努力實踐。生在凡間，就努力做好凡間事，用順應自然以及大愛的精神處世，相信能夠做到這樣，絕對不輸勤跑宮廟的無形療癒效果。

喵老大的小叮嚀16

親愛的朋友，也許你也曾對坊間五花八門的靈學書籍，感到好奇甚至是著迷，但請千萬不要認為藉助鬼神力量，真的就能解決所有疑難雜症喔！神明常講：凡間的事情，還是要靠我們人自己去努力面對才是！相信這才是正確的心態！

喵老大的小叮嚀17

自律神經患者的過去不是經常虐待自己的身體，就是把自己弄得像刺蝟，總是傷害到周遭的人。親愛的朋友，也許你該藉這個機會轉變自己的心靈能量，多關懷周遭的人們，並且時時懷著一顆感恩的心。相信你所散發的正面能量，不只能夠幫助康復，更能帶給許多人幸福與歡樂！

之二、生涯的十字路口

自律神經失調的朋友在身體出問題後，常常得獨自面對各種新舊壓力的衝擊。其中包括：經濟問題、親友的不諒解、工作壓力、藥物副作用、復發風險、人生規劃的中斷以及對未來的茫茫不安等。忽然蹦出這麼多壓力因子，接二連三地壓在抗壓功能已受損的身體上，可以說是自律神經患者的最大難關！有時候回顧過去這些艱苦日子，還真不知道自己當時哪來的毅力撐過來的。就像坐在膝前的孫子聽著爺爺訴說當年抗戰的堅苦卓絕，只是覺得精彩，而無法親身感受戰爭的殘酷及血腥。所以書本前的你，我想與你分享，無論你遭遇多麼曲折顛簸的生命旅程，請記住，最大的危機常常是生命轉折處，只要能堅持下去，生命總有一天會迎向更大的光明。就像英國詩人丁尼生曾寫道：我不能荒廢我的旅程，我要暢飲生命之酒直到杯底。聽哪！朋友，這是多麼豪氣干雲的一句話！延畢那一年，喵老大也面臨生涯的十字路口，但病情始終未能逆轉，究竟他該如何決定未來的道路呢？

生命中意外的一本書！

我敢說，這輩子從沒想過自己會有出書當起作家的一天！但正如暴病前一天的我，是絕對料想不到這場漫長惡病會降臨在我身上，生命旅途中總是充滿驚奇，就像阿甘正傳裡頭提到「人生有如一盒巧克力，你永遠不知道你將會拿到哪一顆」。

關於第一本書《當台大人遇見通靈人》的緣起必須從2011的春天講起。

當時的我，雖然在「台東之行」歸來後，狀況比較穩定，而且還遇見一些能相互陪伴的朋友。但即使如此，上課總因為呼吸不順和重度疲憊感必須常請假。更別提研究所考試，哈！常常腦袋燒不到半小時，就會體力不支趴倒在桌上。就是這種仍陷於泥淖的困境，讓我對未來人生感到無限迷茫。可是，只要還沒真正累死，我就不想虛擲光陰，就像九把刀的名言「人生就是不停的戰鬥」！某天晚上，我到一位朋友家中吃飯聊天。在過程中我忽然靈機一動：「既然在通靈人的感官世界中，無形界確確實實地存在著，那我何不試著用人間觀點，去轉譯那個凡人感官所不及的世界呢？也許這樣能夠讓人們更容易瞭解另一個世界。」於是我開始多方訪問通靈友人，並且蒐集資料，試著寫成文章。就這樣，每天趁著早上精神稍微堪用，趕緊到電腦教室坐下來，開始一點一滴的累積文稿。

凡事真的是起頭難，起初盯著電腦打字十五分鐘眼睛就累到張不開了，身體也因為精神耗竭發涼又無力，於是我開始學習閉著眼睛打字。健康因素再加上寫書像是吐絲織蠶繭般，需要過人的耐心和腦力，期間有好幾度讓我想放棄，特別是幾次檔案忘了存而功虧一簣，差點沒讓我吐血砸電腦！不過我仍然堅持完成這件事。就這樣從一千字、一萬字到五萬字，到後來都完成一大半，我已經沒理由不完成它了。當然，體力因素讓我必須暫停寫作，是家常便飯。這時我總會拋下電腦，投入大自然懷抱中，有時在景美仙跡岩眺望世新大學，有時在信義象山吹著涼風看著台北盆地，有時在天母古道遇見獼猴，有時在萬華青年公園散步。許多靈感就這樣敲上門來，身體也暫得舒緩。過程中，我也要感謝許多朋友的支持與幫忙。我總是很慶幸自己遇上的通靈朋友都很善良。

就這樣從三月到九月，我已完成了十萬餘字，揉了揉雙眼，我還真不敢相信自己竟能完成連正常人也未必做得到的壯舉。哈哈！看著同學都在寫碩士論文，用這玩意充當我的畢業論文可一點也不遜色呢！而在寫書的這些日子，我再次和中醫邂逅，體力在中醫調養下，有些微的起色和穩定，起碼上課時間不斷增加可說明這一切。此外，也要感謝老天爺的保佑，讓我投稿沒多久就有知名出版社願意協助我出書。稿子、出版社以及推薦序全部到齊，這本書便在2012年二月順利出版。在此也想藉著這個夢想的編織，來和正陷入疾病泥淖的朋友們分享。也許你曾擁有夢想，但也曾因為生病而錯失許多機會。但請你千萬不要就此澆熄對夢想的熱情！因為夢想的力量會不斷積聚，不斷積聚，隨著你康復之日的到來，綻放出最美麗的蓓蕾！

快攻研究所

常有朋友問我：「奇怪？以你的學分數，可以正常四年畢業，養病歸養病，為何要延畢呢？」其實這正說到我的痛處。在自律神經大暴走後，喵老大雖面臨全身嚴重病痛，但殘酷的現實卻絲毫不能讓我休息。「回到老問題！還是因為西醫難以檢查和治療！」倘若我今天休學，馬上就得「蒙軍寵召」。因為兵役體檢極少放過自律神經患者，無論多嚴重，反正就是檢查不出來嘛！除非是病成重度憂鬱症。而以當時的嚴重狀況而言，我連外出、搭車、吃飯還是睡覺等基本能力都有困難，又叫我如何在這時候去寫新兵日記呢？我想全台灣役男應該沒有人像我這樣是因為「明明病得很重，體檢卻檢查不出」的理由來拖延兵役求生存的。也是生過病才知道，大病五年的痛苦指數，足夠我當十年兵來交換，卻還得不時被旁人認為是因為懦弱不敢當兵，滿腹苦水只能肚裡吞了。

沒得選擇！我必須投入研究所考試，可笑的是，目的不在學位，而是必須為健康多爭取些時間才行！但此時的我，已不像過去在考場上驍勇善戰，所有應考條件都相當惡劣。比方說：沒體力也沒錢補習、只有一個月時間準備、每天體力只夠早晚各念一小時、沒有師長或同儕解惑、窮到所有參考書和報名費都用借的，以及在考場中瀕死感發作的風險。但我絕不逃避生命中的每個考驗，我只有下定決心背水一戰！雖然在念書的過程依然病痛不斷，但靠著作息的嚴密監控，體力節約以及全神貫注的準備，終於勉強達成基本戰力。一個月後各家考試陸續展開，從清大、台大、政大到台北大，每一場都賭上我所有體力和意志力，雖然在考試時會遭遇呼吸不順和重度疲勞感，考完總是累癱，但依然關關難過關關過。在此特別感謝好友阿斌，不但在新竹接送我，還開研究室全程陪伴我完成考試。最後，喵老大順利掛上某間國立大學研究所，總算是鬆了口氣，因為又爭取到一些康復時間。在此也要感謝老天！因為在這一年，我終於能遇見良醫，持續地進步！直到現在，我已準備要服役，緊接著投入中醫考試。希望能就此朝人生夢想邁進，也成為一個視病猶親的良醫！

喵老大的小叮嚀18

親愛的朋友，無論你遭受到多大的人生考驗，遇過多少的挫折和挑戰，在這過程中，唯有堅持到底的人才能找到生命出口。也許有時候，好運和貴人會自己從天上掉下來。但更多的時候，你必須主動去推開那扇門，探索嶄新的道路，如此才有機會走出生命幽谷！

之三、歧路中醫

在兩千多年前的周禮曾提到：歲終則稽其醫事，以制其食。十全為上，十失一次之，十失二次之，十失三次之，十失四為下。意思是說在周朝時，政府到了年終會考核醫師的治療成果以做為食俸的依據。十成的醫治率為最上等，九成為次等，八成為三等，七成為四等，六成為下等。我想姑且不打高空來談論十全醫治率的上醫了。請問各位朋友，對於現代中醫，你找得到有六成治癒率的「下等醫」嗎？應該很難吧！那麼按照周朝的制度，國內恐怕有九成醫師都得餓死了。中醫會退居二線，療效若有似無，並不應該怪罪於西醫引進，而是正統中醫自身的傳承已幾乎消失於坊間！以致於大多數的中醫師，談談養生還可以，至於治病嘛？能夠輔助西醫治療就已經很看得起你了！

在喵老大初遇中醫的三年，由於對中醫懵懵懂懂，遇到的醫師不是療效曖昧不明，就是誤治一通。

二十多位名醫，三年的青春，無數的金錢就這樣灰飛煙滅。疾病，它依舊深愛我的身體如膠似漆。在台東行歸來後的這段日子，喵老大再次遇見中醫。雖然用藥撐起的體力足夠我勉強上課，並且能維持基本穩定，但依舊難起陳痾。有趣的是，喵老大也因此開始拿起醫書自個兒念了起來。想說單靠你們這些庸醫，倒不如靠自己試看看！結果卻一腳栽入中醫流派陷阱中，不但差點迷失醫道，也差點丟失僅存的健康。

再次遇見中醫

2010年底，我遇見一位醫術風評不錯的女醫師。第一次看診，醫師細心的聽我描述病情，之後決定從脾胃下手，並開了以補藥為主的方子給我。服藥幾週後，狀況還算穩定，於是我便決定跟著這位醫師的治療走。就這樣，這位醫師伴我歷經了各種上課考試、寫書計畫、準備研究所，而我們也建立起相當良好的醫病關係。在治療過程中，瀕死感已不復出現，在各種環境下，即使仍舊充滿病痛和疲憊感，身體仍能夠勉強穩定。比起之前醫師更進步的地方在於，我的體力開始有些微進步。此外，治療過程中曾遭遇感冒或是中暑，這位醫師開的藥也能成功處理這些小病。我就這樣認真持續看診，又過了一年餘。直到2012的上半，我的狀況又開始陷入停滯不前的困境中，醫師才開始透露其實她也沒辦法真正醫治我。這時我才明白，這位醫師也只能勉強做到治標及穩定，至於身體的真正康復，她仍無能為力。不過這位醫師整體而言，還是比之前看過的名醫們都來得有效。其優點在於沒有時下中醫門派的偏執，對待患者相當親切，在開藥方面也相當細心謹慎，堪稱用藥穩健。只是她為何無法治癒我的病呢？關鍵在於醫師的脈診技術不精，也因此無法進一步結合脈象與外證推出詳細病機，並且做到精準用藥處理。特別是像我這種有許多真實病因，只呈現在脈象裡頭的患者，光靠問診或從外觀望診是難以查出所有資訊的。此外，就是時下學院派一脈相承的缺點，科中套方與疊方使藥物無法靈活攻守，並且大大分散藥力。如此不但無法準確命中目標，力道也若有似無，自然難以真正藥到病除。

陷入中醫派別的泥淖

有道是浪子回頭金不換！當初會踏入中醫歧路卻也是莫可奈何的事。「已經當了整整四年的廢人，我能不為整個未來感到焦慮嗎？」於是我開始沉迷於某派中醫，甚至自己照書試藥。後來經過一連串的試驗及學習，才醒悟到包裝在神奇醫案下的，其實不過是約兩三成有效率的平庸醫術，可以說是金玉其外，敗絮其中！

首先要提到的，便是時下正揮舞復興正統中醫大旗，幾乎排斥西醫體系的「經方派」。關於這個近年「很夯」的流派，我想網路或書本上都不難接觸其成功治癒重症奇症的神效。當下心想，既然他們連癌症都能夠醫了，更何況是我的問題呢？因此開始對經方派抱持相當大的希望，在這數年中，我幾乎看遍坊間所有「經方派」好手。遺憾的是，我也打遍天下無敵手，因為沒一個醫師拿我的病有輒！可是，我仍深信老祖宗千年智慧的累積，絕不可能單單卡在我的病上無法醫治。「既然你們不會醫，就讓我自己來試看看吧！」為了要康復，自行學醫的衝動油然而生！於是喵老大開始買了大批的醫書自行研讀，傷寒和金匱翻了數十遍，就只為了找出能夠醫治這病的蛛絲馬跡（當然另一方面，我仍持續與中醫師討論和治療）。後來為了尋求一線生機，連正風行於大陸，以重劑量熱藥去治重病的「火神派」都被我拿來嘗試。於是，喵老大開始當起現代神農氏，邊看著醫書醫案，邊逛起迪化街自行開藥、抓藥、吃藥，並研究熱藥如何炮製才能去毒。我謹守著方證相應的核心觀念來組方，並在醫師默許下抓藥煎煮，只是，像瘋狂科學家一樣搞了快一年，依然徒勞無功。到最後甚至開出國家規定最大劑量三倍的熱藥附子來打，身體卻仍舊冰冷。「太詭異了！身體明明冷成這樣，也對證下藥了，為何重劑量的熱藥仍無一點作用？」這讓我茫然許久，久久不能參透其中的道理。後來才知道，身體寒冷的真正病因其實是陰虛和血虛，我恰好是內外證相反的體質，而這些內證資訊卻只在脈象顯示。像我這樣不察病機胡亂使用藥性相反的大熱藥，能夠平安無事真該感謝老天了。在此也奉勸諸位莫像作者這般冒險當起神農氏，有病還是要找專業的醫師診斷。到頭來，一場空。最後也證明這些流派，不過是拿少數成功案例，包裝自己的特色來做為噱頭，真正療效其實是個大問號。這讓我對中醫再度心灰意冷。正統中醫的精神究竟是什麼呢？而我的明醫究竟在何方？五年間來形同廢人的我這輩子是否還有康復希望？且看下一章繼續分曉。

（備註：關於敝人第一本著作，〈遇見台大流中醫〉這個段落，其實正是筆者踏入中醫歧路，卻渾然不知的過程。曾經讀過本書的讀者們，可以拿來相比。也感謝老天，等了五年，無數次的波折，總算讓我找到真正的明醫路，在接下來便與讀者分享。）

喵老大的小叮嚀19

親愛的朋友，你是否也和我一樣是中醫愛好者呢？在學習中醫時，你應該要有海納百川的胸襟與視野，千萬不要把自己侷限於一家一說。也請尊重專業，真的生病了，還是要請專業的醫師來診斷，否則因此延誤病機可就得不償失囉！

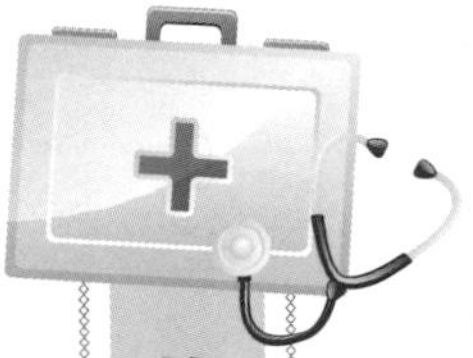

第五章 重新迎接光明人生

之一、久違了，我的明醫！

也許光憑筆者「看遍天下中醫手」的豐富就診經驗，就足以出一本書。不過即使看遍百位名醫，沒能遇見一位真正能夠治癒你的明醫，也都是枉然。我們常看到坊間廣告，強調中醫在自律神經疾病比起西醫更有優勢，但實際能用藥解除這些滿身說不出的病痛，並幫助患者重拾健康，卻又有幾位醫者呢？2012年春，我回到台大學務處，領了早就躺在那等我很久的畢業證書。

此時感覺一下全身狀況，自忖體力約正常人兩到三成，是能夠勉強上課念書了，但要說真正大幅改善，卻還差得遠。到最後我甚至連看診都懶了，反正有看沒看差不多嘛！六月底，我告別了母校台大，決定返回台中老家。有道是：眾裡尋他千百度，驀然回首，那人卻在燈火闌珊處。回到台中家裡後，新的生活開始展開，而喵老大也終於如願遇見，那位我等待已久的良醫。而關於生命的故事，以及我朝思暮盼的篇章和劇情，從這裡開啟了全新的一頁！

破解夏日魔咒！

就過往的經驗，雖然身體虛寒的我，在冬天更是冷到直發抖，但不知為何真正病情大暴落，總是出現在夏天。每到炎熱的夏日，我的狀況總是會更加不穩定，甚至會面臨到全身強烈地瀕死感和病痛大發作。七月初，我決定陪全家一起到東海岸來個四天三夜之旅，想說順便做個體力恢復的測試。嗯！體力確實已比2010遭逢谷底時來得進步。只是在遊玩過程中卻依舊滿身疲憊，只能宅在民宿休息，並沒有玩得太盡興。回到家後，再度累癱的我，在悶熱中又感覺種種全身不適在體內蠢蠢欲動，看來一年一度「夏天的詛咒」又逼近了，令我感到相當不安。遇見明醫的機緣，便是從發病五年後回到台中老家展開。

話說早在2009年，我曾經瀏覽過某位中醫老師的部落格，對他能夠熔歷代大醫學術精華於一爐，甚至把西醫長處為己所用，最強的是「用藥如用兵，無方勝有方」的精湛醫術深感敬佩。可惜這位老師並不對外看診，只做中醫學術探究及發揚工作，我只能望洋興嘆，接著便一腳踏入了中醫流派的漩渦中。離開台北，同時也離開就診一年多的中醫。正當我要重新尋找中醫調養時，無意間發現這位中醫老師已有徒弟在看診，風評甚佳，而且就在台中！「反正試它一試也無妨！」於是我便決定前往見識這位醫師。大約等了一小時，便輪到我看診。只見眼前這位年輕醫師，不但精神充沛，而且雙眼充滿著對治病的熱誠，這是我從未見過的神情。由於病史厚厚一疊，我先簡短敘述發病過程和主要症狀，醫師耐心聽完後，便開始認真打量我的脈象，在經過醫師詳查脈證後，他充滿自信地告訴我，我的心肺有股明顯鬱熱堆積的脈象，雖然中下焦虛寒，但只要上頭這股鬱熱在，溫補就不能亂用，否則不但進不去身體，還會加重這股鬱火。醫師甚至告訴我這股鬱熱，便是使夏天病情不穩定的元兇。醫師這番話使我恍然大悟。「這是我一路看遍二十多個名醫，未曾聽過的診斷。難怪前醫的用藥看似合理，卻幾乎無效。關鍵就在於我的內外證相反，必須細查脈象才能得知！」醫師又說，就脈象而言，我的病拖延已久，複雜和嚴重程度已不下癌症，若是再得不到正確的治療，很有可能真的併發癌症。不過，只要積極配合醫師治療，一定會慢慢康復的！聽到這兒，我已對這位年輕醫師感到佩服！原來，脈象真的能客觀呈現真實病況，而不像西醫檢查完全正常，或是之前的中醫看不出太大問題。畢竟連患者病因都無法察覺，還談什麼治病呢？當下我也真有種沉冤昭雪的感動！

接著醫師開始幫我開藥，他開科學中藥的特色是我前所未見的，一味一味藥開，並且對藥量錙銖必較，活像個運籌帷幄的將軍，而那些藥正是他手下各路兵馬！最後醫師還微笑地告訴我，他所開的藥，前醫應該都沒用過。結果藥單出爐共有十一味藥，果真有七味我沒吃過！也代表這位醫師的用藥路子，和我之前看過的名醫們大不相同，相當令人期待！藥性主要以清鬱熱為主軸，而非前醫不是下熱藥就是直接開補藥。醫師還特別交代像我們這種自律神經的患者要多運動，作息要規律，此外還要讓每天生活充實有意義才有助於康復。我問：「可是醫師我之前也有運動習慣，為何對身體恢復的幫助卻不大呢？」醫師回答說，運動固然有助於幫助找回健康，但重症病患想單靠運動自癒幾乎是不可能的，所以正確的用藥治療相當重要！

服中藥的第一週，出乎意料地心悸和心慌大幅減輕！而在將近三個禮拜後，困擾喵老大五年的嚴重心悸、全身刺麻和瀕死感已消失得無影無蹤，而胸悶氣短也得到改善。看來夏天的魔咒終於破解了！回診醫師把脈後，告訴我上焦鬱熱的脈象已消失，第一關算是過了！因為病機已經改變，醫師馬上展現出用藥如用兵的精神：上焦既然已經開通，便開始把藥物變換並往中下焦（肝、腎、脾、胃）去部署，繼續下一個關卡。

外感車輪戰！

自律神經失調，不但會造成全身各式各樣的不適症狀，過程中，還會使全身免疫力持續下降！所以在這一定要提到的，便是萬病之源「感冒」。許多朋友在自律神經失調後，發現「感冒變少了」，其實這是大錯特錯的一件事！身體免疫力下降，神經機能又紊亂，身體豈有抵抗力更強的道理？不願面對的真相是，就像癌症以及其他重症病患，非但不是不會感冒，反而是因為失去常人對抗感冒的抵抗力，使得感冒症狀「不明顯」而被忽視。沒有妥善處理的外感病邪，身體正氣又不足以對抗，結果就是病毒深入體內，或是久久纏綿，最終感冒反而可能成為真正的致命因子，實在不得掉以輕心啊！喵老大一路走來的經驗便是如此，正常感冒的症狀在暴病後幾乎不再出現，通常只是加重自律神經的波動和不適感，以致於西醫和多數中醫皆難以發覺感冒的存在。直到後來，才知道心肺這一團厚重的鬱火，原來正是多年來感冒失治化熱所累積的。

在遇見明醫並成功治療到現在的過程中，總是摻雜著一波波的感冒戰。比方說腸胃型感冒、肺系風寒、風寒化熱有時甚至連神經也受到外感入侵。起初我還不相信地認為醫師在小題大作，怎麼可能我五年來沒啥感冒，到你手上一個月「中鏢」三到四次！而身體卻沒顯現什麼感冒症狀。在服下醫師所開的感冒藥後，我發現嚴重脹氣、頭暈、頭痛、胸悶氣短和發冷，這些自律神經失調也會出現的「招牌症狀」明顯舒緩，這才恍然大悟原來這並非自律神經退步或波動，而是外感病邪干擾到神經區塊的緣故！

後來我回診請教醫師，醫師告訴我感冒對於身體正氣不足的患者，常常外症不太會顯現出來。這時候脈診就扮演了探查兵的角色，潛入敵營，提供身體內部真實戰況和情報，因為許多時候患者還沒感覺到「症狀」，但脈象卻已即時透露出外感入侵的警報。一位高明的醫師就要在病邪還沒站穩腳跟的前期，就利用藥物協同身體正氣將之驅逐出境，不然拖延失治就麻煩大了。有趣的是，醫師不但能透過把脈提前發現我感冒並處理，有時候症狀雖然還在，但醫師卻說外感已退，要我放心，結果隔天症狀果然大幅消失，由此可見把脈對於掌握治療時機的重要性。當然，一位好醫師不只要會把脈，還要懂得配合病機精準下藥，並且熟悉醫理，如此才能做到用藥如用兵的有效治療。就這樣成功地接連處理感冒下來，不但感冒症狀緩解，身體似乎還能從擊退感冒中得到「經驗值」，讓整體狀況向上提升一個層次！

總之，感冒在自律神經患者的治療過程中扮演關鍵角色，處理結果常是進步或退步的里程碑！所以病友們請注意，常人感冒症狀比方說發燒、頭痛、流鼻水等，未必會呈現在我們身上，但這並不代表你沒有感冒，反而是凸顯身體抵抗力不足，只能不斷棄甲投降。而有時外感也會直接波及自律神經，導致更不穩定的自律神經失調症狀出現，但請放心，這都是暫時的，只要感冒一退，自律神經便會回到平常的狀態。最後也要送給各位一句話：在治療過程中，只要感冒症狀越來越像正常人的感冒，恭喜你！這代表體內正氣愈來愈充足，離康復也越近囉！

大補藥計畫

在使用中藥治療的過程中，大多會經過補藥階段補足陰陽氣血，使臟腑及自律神經能恢復到正常機能。不過通常自律神經患者的病機和體質比較複雜，導致補藥常進不去，所以補藥使用的時機與技巧，便是治療過程的一大關鍵。在打通第一關「清上焦鬱熱」後，醫師說我的體質是屬於肝腎陰不足型的患者，所以，接下來的大方向便是補足「肝腎陰虛」。只要這個關卡過了，康復之日也就很近了。

醫師分兩路線去進行，首先開粉藥從中焦脾、胃、肝、膽下手，主要任務是暖中焦虛寒，否則補藥會因為消化吸收機能低下而進不去。另一路則是藉「肝腎同源」的概念，同時滋補肝腎之陰，比方說當歸、地黃、人參等補藥，且邊補邊用龍骨牡蠣來收斂能量進體內儲藏。期間也觀察我的睡眠狀況，適度加入安神藥。醫師也特別提到坊間中醫用補藥常忽略的兩大關鍵：一個是感冒不能貿然進補，另外則是在補的過程要隨時注意清虛火避免補藥「壅塞」而進不去。

七年之病，也需要三年之艾。由於本病病機複雜，加上身體元氣的長期耗散以及一連串的失治，用補藥補足身體元氣是一個相當漫長的過程。「不過誰怕！只要有進步，再等個一兩年又何妨！」

這次在醫師靈活使用補藥下，我的整體狀況不斷在向上提升。比方說原本外出極易疲憊，現在獲得大幅度改善。睡眠則從晚上噩夢又頻醒，早上起床依舊渾身疲憊，到現在睡眠深度增加，體力回補也開始有盈餘。這讓我回想在漫長五年的中醫治療中，遇過的醫師也都曾開過補藥，但為什麼沒讓我感覺「有補到」呢？關鍵便在於補藥使用的時機、份量以及其他藥物的配伍，而要做到這一點，醫師必須詳查脈證來掌握患者的體質和病機才行，否則亂補一通只會把病情越弄越複雜嚴重！最後想和們讀者分享：我想不只是自律神經失調的朋友，包含各種病症的患者甚至是一般人，對補藥都有些許迷思，甚至存在「不問體質，一味濫補」的壞毛病。其實補藥也是藥，就像兩面刃般，補錯體質不但會傷身甚至有可能出人命。所以正常人沒事不需要亂補，而生病的朋友在進補時更要注意，一定要先請專業醫師診斷來辨明體質，這樣才能真正達到補藥的效果喔！

喵老大的小叮嚀20

親愛的朋友，在自律神經治療過程中，身體突然波動或退步也不須感到垂頭喪氣，因為這很可能是感冒對自律神經暫時性的侵擾，而非真的是病情退步。反倒是因此感到焦慮甚至沮喪而連帶對身心產生負面影響，這才會真的導致退步喔！

喵老大的小叮嚀21

親愛的朋友，通常在自律神經失調後，全身的免疫力也會跟著下降。此時不但比正常人來得容易感冒，而且感冒症狀通常不太明顯！下次當你感覺身體怪怪的時候，建議先回診詢問醫師，因為感冒也是治療過程的關鍵！能夠一次次成功戰勝感冒，體力也會更上一層樓！

之二、四環一核心，帶我邁向康復之路！

常聽到許多自律神經患者抱怨：「機車咧！怎麼上週感覺還不錯，這禮拜身體卻退步這麼多！」「我藥吃了，運動也做了，可是這爛身體怎麼恢復得這麼慢呀！」但這其中卻極少有人在曾經健康時，懂得低頭感謝身體的付出。感謝它曾默默地支持你實踐生活的所有精神和體力，也感謝它曾默默地承受你用「各種酷刑」虐待它，毫無怨言！在這個章節，首先將與大家分享如何勇敢戰勝康復過程中必經的卡關和波動。接著，將與大家分享喵老大自創的「四環一核心」康復心法（包括醫藥、運動、生活作息、改變個性、提升生活意義感），相信這不但能成為你康復的必勝絕招，也是一輩子能受用無窮的健康觀！

勇敢突破「卡關」及「波動」！

自律神經患者，即使已得到正確的治療，在過程中仍會遭遇身體波動或停滯不前的狀況。這就像一間積滿灰塵的房間，在大掃除搬移清掃的過渡期中，將會更加混亂。「通常這些都是暫時性的，請放心！」所以親愛的你，在遇到卡關或症狀波動時，請告訴自己要更堅強，反正幾天後就過了。也請相信醫師，好好配合醫囑及日常復健，這樣才能好得更快喔！在治療接近半年時，喵老大也面臨到「卡關」的窘境，不再像剛開始治療時的「勢如破竹」。此外，冬天的寒冷使得感冒不斷拖延治療進度，全身症狀也因此跟著波動，就像陰情不定的天氣般。為了不讓心理素質跟著被打倒，這時我便會出動「秘密武器」！包括運動、接近大自然以及推拿按摩。拋下一切，走到戶外運動或是接近大自然，總是能讓全身緊繃疲憊的我得到放鬆，還能在過程中回補精神甚至強化體力，重點是心情也會跟著變好，可以說是摸蛤兼洗褲啊！也感謝醫師在過程中不斷鼓勵，讓我相信自己一直有在進步，也帶領我度過康復之路必經的卡關和波動。

2013年的新年，又一次的全家旅行，想說驗收一下這位醫師半年的治療成果，順便出門散散心也不賴。這次全家出遊的地點是集集、竹山和杉林溪，兩天一夜。在旅途中，以往搭車常出現的氣悶和身麻感渾然已不見蹤影，就這樣自然而然地到達目的地。雖然這次南投行，只是短短兩天一夜的旅行，但卻是我五年來第一次能夠玩得盡興，且接近正常人的旅行！期間還在杉林溪附近的忘憂谷爬了兩個半小時的山，我竟是全家第一個走完陡峭全程的。這才發現在中醫調理，以及持續運動增強體力的雙管齊下，體力確實明顯進步，肌耐力可能還不輸從前那個健康卻懶惰的我喔！當然身體仍有些許不適和疲憊，但生病以來頭一遭能像正常人般完成旅行，讓我雀躍無比！而出乎意料的是，在這次旅行之後，我發現自己停滯兩個月的體力狀況忽然向上提升！一股強大的信心油然而生，也讓我更加努力配合醫師並積極修練四大康復心法，因為我相信自己這次一定能完全康復的！

說來有趣，旅行回來不久後，緊接著便是接到高中好友的「紅色炸彈」！

起初我是有些猶豫的，因為之前自律神經暴亂「無法參加」任何飯局的陰影仍在，更何況是熱鬧且須久坐的婚禮呢？但後來我還是毅然決然決定參加，不只是好友婚禮，同時也是自己康復的一個挑戰！婚禮當天，就像個大型同學會，見到許多久沒連絡的國、高中同學，累積十年的八卦像滔滔江水般，大家總有聊不完的話題。過程中除了手腳涼、腹脹、疲勞感以及稍微氣悶，這次婚禮我玩得很開心，而且腦中那個可怕回憶「參加聚會一定會發作的慘況」，似乎也在這次煙消雲散！人生中第一個受邀參加的婚禮就這樣圓滿落幕，掌中握著喜糖，看著好友拿到成大碩士又抱得佳人歸，還真激起我趕快康復朝夢想邁進的鬥志呢！

「隨著身體恢復，我要不斷提高生命意義感的實現！」接下來的清明節，不同於往年身體疲勞無力，今年我可是自告奮勇地跑攤掃墓，連鋤頭和鐮刀都拿在手上。「雖然依舊累了點，但能漸漸像平常人那樣過生活，我好開心！」我認為，這些看似平凡不過的生活大小事，不但可以做為康復的指標，也能為你注入生活意義感，帶來更多的信心。最後，不要害怕短暫的卡關和波動，因為這是自律神經患者的康復必經之路！而且這兩大試煉也將決定你的康復期間是快或慢，只有積極樂觀的戰士，才能快速戰勝病魔並看見光明人生！

久違了，發燒！

在寒假的突破後，醫師也開始配合針灸來幫我治療。過程中我曾開玩笑地問醫師：「醫師你偏心喔，別人都有，卻只有我要等到現在才給下針。」醫師說：「這是因為剛開始你的體力不足，冒然動用針灸會有很大的風險，所以我必須一路根據患者脈象和體力評估，才能發揮針灸最大效果！」我愣了愣，回想起當年暈針甚至被針到瀕死感發作的可怕經驗，對醫師嚴密的治療規劃感到佩服。

接下來的治療，醫師依然根據病機（目前關卡）邊滋陰補血邊清虛熱。過程中隨病機改變，藥物組方也會跟著做調整以對應，也隨著狀況的進步，交代我新的運動任務。五月底，還記得那天傍晚跑完一千六百米就開始有點咳嗽，起初我沒有放在心上。到隔天發現自己變得懶洋洋的想睡覺，四肢痠軟，走起路來還會搖搖晃晃。但是這種疲勞感，卻跟以前「越累越難入睡」的可怕疲勞感完全不同，可以說真的是身體想休息且能夠放鬆休息。隨著咳嗽形成和頭暈、頭痛，我開始發現不對勁，於是拿起溫度計量了量。

「我的天啊！38.3度。……自從六年前暴病後，我已經好幾年沒發過燒了耶，真是令人懷念啊！」也許，對像我這種幾次走過生死關頭的人來說，發燒的不適感，遠不足以和嚴重自律神經紊亂，那種「活著不如死的好」的痛苦相提並論！而更讓我感到有趣的是，連續發燒的三天內，自律神經失調的部分症狀居然被「吃掉了」！變成有精神又好睡以及全身放鬆的慵懶感，感覺真不錯。

回診時，醫師詳查脈象後告訴我，這次並非一般感冒，因為體內幾乎全員出動在做激烈對抗！不但有外感，腸胃因為正氣稍足，開始回頭去清理過去沉積的壞東西，對抗過程中導致體內化熱，六部脈都滑大有力。而這次醫師完全撤走了熱藥和補藥，以清熱、理氣和攻下的藥物三箭齊發，不過這股實火難纏，直到了第三天才完全退燒，而醫師繼續調整藥物比例，來繼續支援身體戰鬥。就這樣到了第五天轉成上吐、下瀉、中滿，唯獨睡眠依舊香甜，目光和精神都相當好。醫師查明脈象後說，六部浮滑大脈已經退了四部，剩下腸胃肝膽還在打，接下來開藥除了繼續協助腸胃，一方面也開始清理戰場（虛火）。第三次回診時雖然我已因上吐下瀉空腹兩餐，但醫師卻仍決定幫我電針。他請我放心，因為脈象顯示身體正氣還夠用。在一開始我還真怕體力不支，結果卻如醫師所掌控，身體仍順利過關。這次經驗不但讓我見識脈診這個診斷利器的重要性，也讓我感受到現在即使餓兩餐的體力也勝過治療之初！這次的急症雖然難纏，方子轉了三次，但仍在兩週內包括咳嗽完全收尾。整體狀況也得到提升，就像打倒魔王賺到升級一樣！看著同時重感冒吃了三週西藥仍無效的阿姨，我也看見真正的中醫在治療感冒一點也不輸西醫！醫師說：「當複雜重症患者的感冒症狀，愈來愈接近常人時，就代表離康復之日也近了。」所以說感冒也是測試身體恢復的指標。要是你在治療過程中也遇到外感或急症，但一些自律神經的症狀卻反而得到緩解或進步，這很可能是身體正氣比較充足並且開始和病邪做對抗，這時候更要和身體並肩作戰喔！

喵老大的小叮嚀22

親愛的朋友，若你想要完全戰勝病魔，光靠醫師的努力是絕對不夠的。在治療過程中，你也必須積極回到正常生活並調整心理狀態。否則就算身體好了，心理卻仍停留在生病狀態，也是功虧一簣喔！

之三、重生，全力射出夢想之箭！

「也許在過程中，你已嚐遍了太多不為人知的艱辛。但請一定要相信，在你成功戰勝病魔並迎接光明的那一天，你將會得到無窮盡的人生寶藏！」這是醫師以過來人經驗勉勵我的一句話，也是喵老大要與正在與病魔奮戰的病友分享的一句話。所以，讓我們繼續加油吧！

從六月到九月，蟬鳴隨著天氣的溽熱而更加高亢。這個夏天，我不但已經完全破除「大發作的詛咒」，就連體力也在持續上攀！比方說多年來始終被視為「發作禁地」的餐廳或電影院，以及那些曾經被病魔剝奪走的生活技能，都被我一一給收復回來！今年夏天，喵老大和家人重遊墾丁。

雖然腦中依舊存在著三年前，在大街疲憊不堪甚至搖搖欲墜的殘影，但一切卻猶如昨日大夢。因為現在的我，身體已能融入耀眼夕陽，在海風沁涼吹拂下，一種全身放鬆的舒適。我彷彿像是個重生的小孩，奔跑在金黃色的沙灘上，擁有重拾健康的喜悅！回顧這一年，我在醫師精準用藥，以及四大康復心法的加持下，由一個全身疲憊不堪、症狀百出，而且無法自理生活的廢人，康復到現在已有正常人七成體力。對我來說這一年，簡直就是渴求已久的重生之年！醫師告訴我，在藥物搭配運動的雙重進擊下，原本軟弱空虛的脈象不斷在提升力道，整體狀況也修復到七、八成，並進到最後關卡。接下來，只要能一步步地順利完成滋陰補血，特別是腎陰這一區，我就能恢復到正常人的健康水平。我相信在「四環一核心」康復心法的加持下，這一天，已不遠矣！「這些年來，看似滿地荒廢及苦難的兩千個日子裡，卻默默積蓄著強大的生命力量。如今，我願意用重生所得的生命力量，注入夢想之箭來全力射出！」

喵老大深深希望自律神經的患者們，病苦者能得到治癒，怯懦者能得到勇氣，孤獨者能得到關懷，迷惘者能得到信心！只因為，我也是過來人，一個幾次徘徊在生死關卡而不死的重症患者。所以我相信，我可以，你一定也行！第一支夢想之箭，希望藉由這本專屬於患者「重生日記」的問世，能為廣大病苦無助的患者帶來康復希望！而第二支夢想之箭，我要努力打造一個專屬於抗病戰士的社團。希望對於正在孤獨抗病的朋友們，在黑暗中給予關懷與勇氣，在迷惘中分享知識與經驗，以及，共同找回健康和生命意義！最後要把大家的力量團結在一起，打造一個專屬於我們一起「為健康！為抗病！」的大家庭。第三支夢想之箭，我願向我的醫師看齊，成為一個視病猶親的良醫！以我對中醫的滿懷感激、滿腔熱血以及全身上下的鬥志做為夢想的動力。特別是能遇見「藥王脈學」，是我感到三生有幸的事。我一定要好好把握這個得來不易的機緣，學習真正的中醫，不但要救助更多像我這樣的病患，也希望能把真正的中醫發揚光大，和西醫共同為人類健康而努力！

所以就「燃燒吧！中醫魂！」在抗病故事的最後，喵老大要感謝上天給我這個試煉，讓我能真正認識自己的生命，並且找到這輩子的夢想，不再迷惘！接著要感謝家人的支持，以及醫師的救命之恩！最後也要感謝一路走來默默幫助我的朋友，讓我能夠一直堅持下去，不放棄自己！接下來的抗病心法篇，喵老大將實際帶著大家練功抗病！希望大家都能找回健康與快樂！

喵老大的小叮嚀23

親愛的朋友，你是否曾因為生病所面臨的停滯與壓力，而懼怕在人生跑道上就此輸人一大截呢？請放心！經過這場試煉的你，不但將比任何人都懂得健康，也將比任何人更清楚生命的意義。最重要的是，過去曾用堅強和勇氣所栽種的生命之樹，將比任何人都來得豐收喔！

第二部

必勝！

完全修煉康復心法！

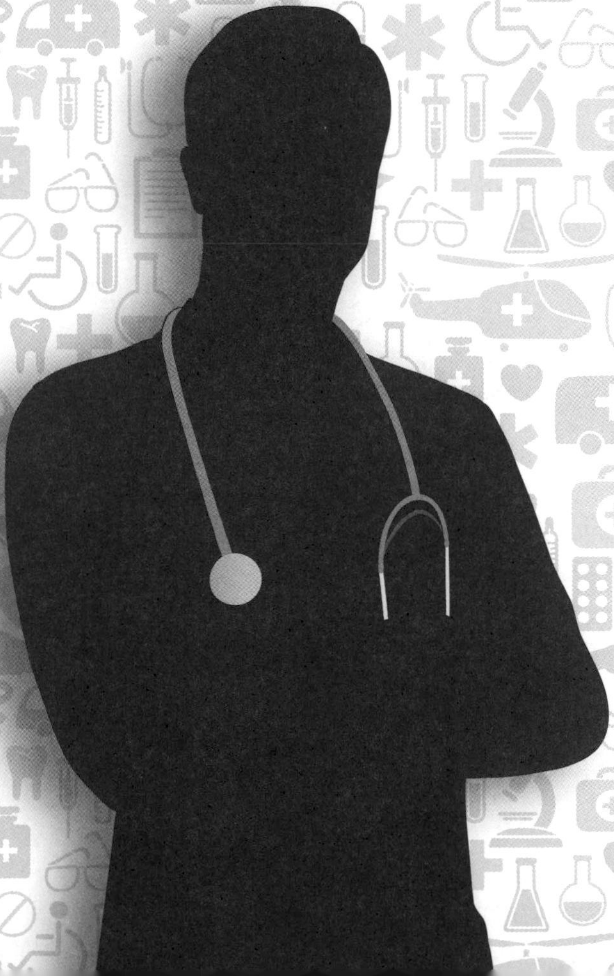

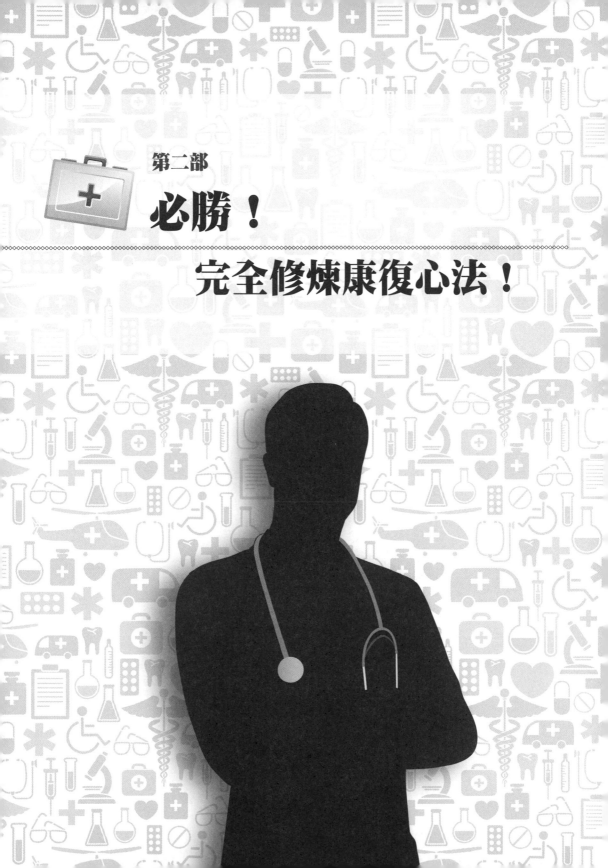

康復心法總綱

喵老大說啊！這坊間關於自律神經的專門書籍可不算少，要是再加上那些號稱能夠治百病，長據暢銷排行榜的養生書籍，康復招式更是不勝枚舉！

只是，為何真正能夠戰勝病魔並走出康復之路的人卻是少之又少呢？

這句話，也許道盡了你我共同的疑問和感嘆！

曾經在漫長的六年中，喵老大或借或買地讀了上百本書，我想求知若渴的心情，絕對不下當年準備聯考！但我所做的一切，卻只是要尋找一條康復明路。

我更為了找回健康，奮發練過了好幾十種康復招式或養生方法。只是，唉！到最後卻發現對於病情幾乎都無動於衷，滿腔熱血就這樣成了一場空……

真的是陷入「招招看似神奇，招招卻練了無用」的窘境！

想要完全康復，難道真的這麼困難嗎？

其實，康復之道不必花大錢，也不須踏破鐵鞋。因為它就存在於我們的日常生活中的每個角落！

在接下來的康復心法篇，喵老大將實際站在患者的角度，用我七年間所有嘗試過、體驗過的抗病經驗總結成一部心法與大家分享！以這段期間和一些患者朋友共同實行的結果是，只要你願意去做，一定都能成功找回健康的！

首先，就讓喵老大先簡介這個「專為自律神經患者」打造的康復心法吧！

關於這個康復心法總綱，我將它命名為「四環一核心」康復心法！

其中以良好的醫藥為核心，外加四大康復心法：運動、調整生活作息、改變個性思維以及重建社會能力。

這四環一核心特別之處，在於拆開來獨自修練就能達到不錯的康復效果。有趣的是，一旦你能同時修練，同時並進，彼此還能形成互相回饋和支援的系統，形成一個強而有力的康復循環！（請看下圖）

單獨修練一項，比方說就運動而言，有直接強化身體素質、提高新陳代謝效率、提振自律神經的活性和平衡力以及帶來放鬆和愉悅感等效果。

但這個康復循環圖最大的特色在於「互相回饋，互相支援」！

比方說開始建立運動習慣的朋友，不但較好入睡，也會比較有食慾，這便是運動對於生活作息所帶來的「加分效果」。又比方說常運動可以帶來自信以及愉悅感，這便是對心理素質的加分效果。最後再看到醫藥，運動還能幫助運藥，使藥物特別是補藥更容易吸收。以上都是運動所附加的額外回饋效果！

繼續以運動為例，我們也可以看見

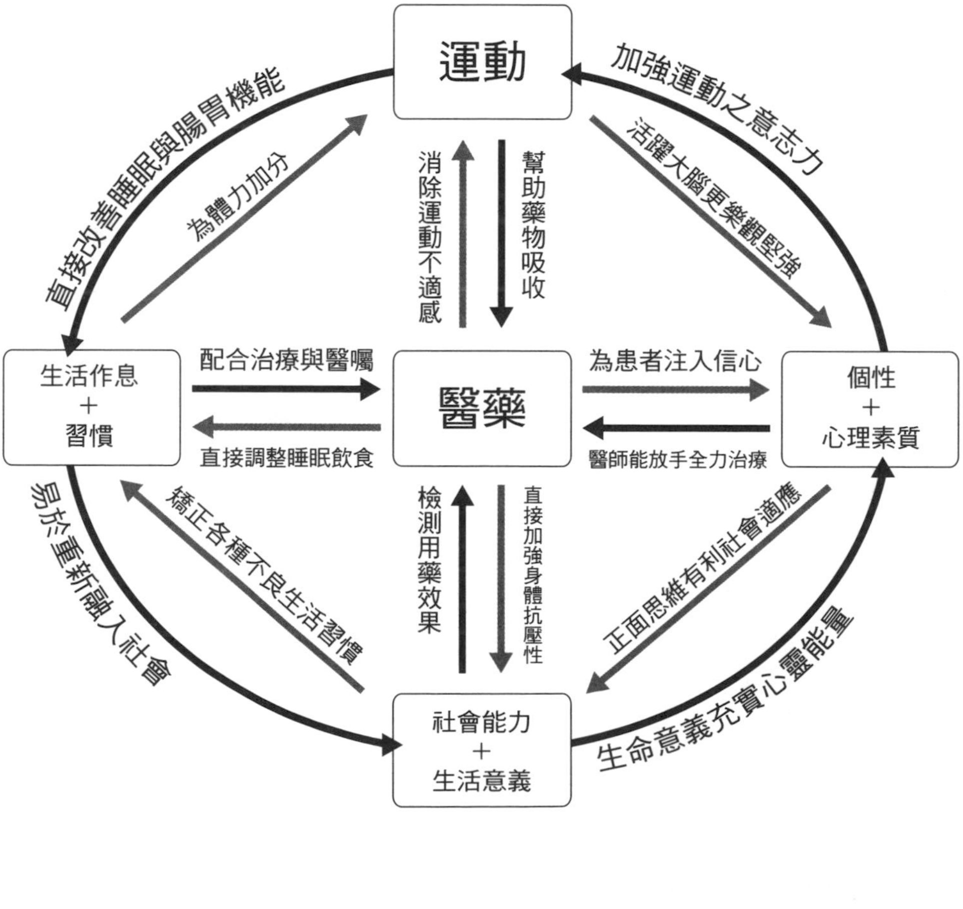

運動在總圖中「得到支援」的部分。

比方說一開始你總是懶得運動，或是一運動就不舒服。沒關係！假如你能從生活作息比方說飲食和睡眠下手，也能支援運動所需的體力，讓你順利完成運動！又比方說，當你擁有開朗堅強的心情，運動也能更盡興，並達到所需的運動強度！最後，透過正確的用藥，能緩解你運動過程中所產生的不適症狀，讓你運動起來更輕鬆有力，以上便是在圖中運動所得到的支援效果！

只要在「四環一核心」康復心法的循環體系中，皆能以此類推，而這正是喵老大實際體驗後的心得總結。這個良性循環一旦建立起來，你不但不須再害怕自律神經的惡性循環。還能反過來主宰病情！加速找回健康！甚至比以前更健康！

準備好要踏出康復的第一步嗎？

接下來，便由喵老大帶大家詳細認識抗病心法，以及教各位如何實際操作！

康復心法一 運動篇

修練運動心法的好處

單項修練直接效果：

1. 強化身體素質，提升體能，並且提高氣血循環和新陳代謝的效率。
2. 提振自律神經的活性以及平衡力，有助於直接重建自律神經機能。
3. 促進腦內啡分泌，帶來愉悅和放鬆感。

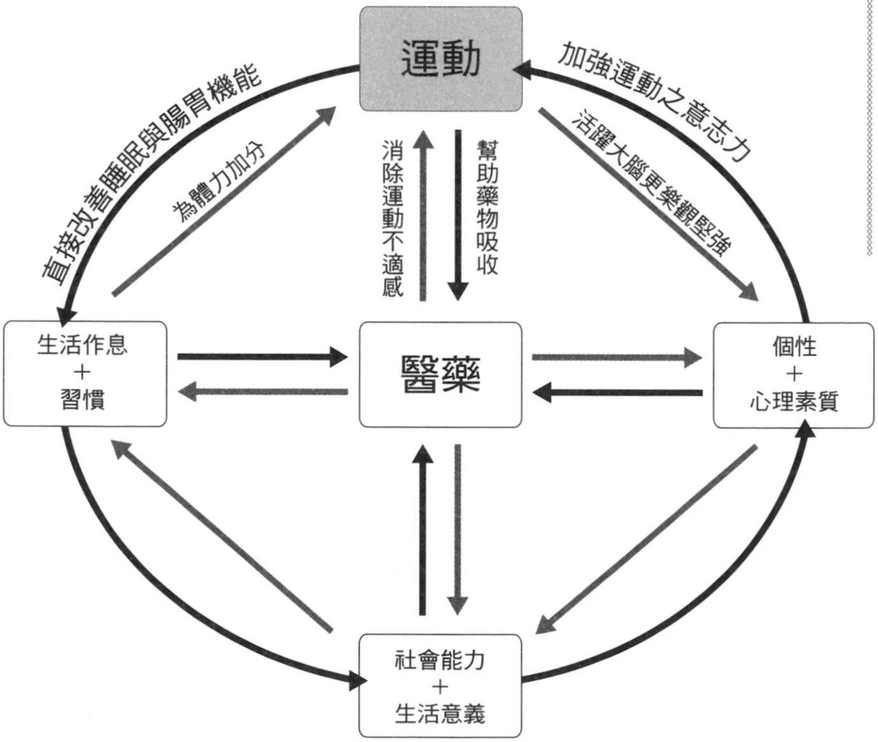

康復技能加成：

1. 對生活習慣，運動能夠幫助睡眠和提振食慾。
2. 對心理素質，運動能夠直接提升抗壓性，讓你更樂觀堅強地抗病。
3. 對生活意義，運動過程中不斷挑戰自我的成就感能帶來生活意義。
4. 對醫藥，運動能夠幫助藥物吸收運化。

從其他心法得到的支援：

1. 良好規律的生活作息，能讓運動容易持之以恆。
2. 心理素質佳，能夠堅持完成運動，達到更完整良好的運動效果。
3. 搭配醫藥，可以消除運動過程中自律神經失調所帶來的不適症狀。

第一章 運動有助於修復自律神經機能

俗話說得好，「人要活就要動」。特別是要活得健康又快樂，良好的運動習慣絕對少不了！而運動對於自律神經的修復和強化，更是扮演相當關鍵的角色。透過積極且正確的運動，不但能活化自律神經機能，還能帶來放鬆效果，讓康復過程更加如虎添翼。運動如此重要，也因此，成為我們康復心法的第一篇！

那麼，究竟運動是如何扮演自律神經康復的關鍵角色呢？

運動對康復的幫助——現代醫學觀點

從現代醫學的生理學來看，在我們開始運動後，心跳會加速，呼吸變得急促，腸胃功能也暫時變得緩慢，這時便由交感神經主導全身機能的運作，進入興奮狀態，副交感神經則暫時退居幕後。

而當我們停下腳步休息時，會發現心跳和呼吸逐漸緩和下來，有時也會感到肚子有點餓，這時便是由副交感神經接棒，讓身體進入放鬆狀態。

就像定期運作的機械，不會因為久沒啟動而內部生鏽腐蝕般，透過正確的運動方式，不僅能讓交感和副交感神經機能同時得到活化，並且有助於彼此的平衡，使身體機能維持在最佳運作狀態。此外，運動時大腦也會分泌腦內啡，使人感到愉悅，並透過注意力轉移來讓人從焦慮和壓力的「緊箍圈」中抽身。

以目前西醫在神經領域的發展，對於自律神經相關疾病，尚無明確有效的治療對策，所以運動在西醫治療自律神經疾病的過程中，常扮演重要康復角色。

運動對康復的幫助——傳統醫學觀點

那麼在中醫的治療過程中，運動是否重要呢？

答案是中藥和運動都扮演重要角色，彼此無可取代，卻又能相輔相成。

打個比方，運動所能達到的效果約80％強化體力素質，20％則能透過活化和放鬆來減緩自律神經所產生的不適。藥物則有80％效力主治病情而消除不適，20％透過補藥回饋到體力素質。

期間要是太過偏袒某一項效果都不好，比方全押藥物好得慢，不靠藥物純靠運動，則有可能過度疲勞反傷身。只有兩相配合才能發揮出最大力量！

所以說中醫藥能用來治癒疾病，讓病人達到「健康的及格標準」。而運動卻能使身體強健，精神充沛，進而達到「樂活人生」。也因此，生病了當然還是得用中藥治療，但透過適度的運動，不但能加成藥物的療效，還能提升整個體能和活力呢！

除此之外，運動在中醫治療自律神經疾病上，還有什麼幫助呢？有的！因為自律神經失調是慢性疾病，通常患者臟腑能量不但不平衡，而且帶有虛損。適度運動，不但能提高身體氣血水平，還能夠幫助補藥運化，讓身體吸收補藥的比率提高。特別是對於腸胃功能紊亂比方說脹氣的患者，更有相當裨益，就像運動完吃飯總是特別香，因為運動不但能夠消脹也能幫助更好吸收。

自律神經患者通常沒有運動習慣！

我想對於平時有良好運動習慣的民眾，即使每天面臨忙碌的壓力，也能夠透過運動紓解壓力並讓自律神經保持良好的機能，所以有良好運動習慣的人們，並不容易和自律神經失調沾上邊。

但對於自律神經失調的患者可就不是這樣了。比方說，需要交感神經提振衝刺考試時，卻是整個人提不起勁。而需要切換副交感神經來個好眠時，卻又是失眠多夢。而他們通常都有一個毛病，那就是缺乏良好的運動習慣！

特別是對於現代社會的上班族，每天處於高張的環境壓力下，常聽到有人說「工作都忙不完了，哪來的閒時間運動呢？」於是忙碌的工作，變成為偷懶不運動的最佳藉口。

但卻鮮少有人警覺到，自律神經就像一個無聲的翹翹板不斷傾斜，一旦自律神經像疲乏的彈簧般無法復原時，將導致百病叢生，已不是單靠運動和調整作息可以康復了。

不過，事情也沒有這麼嚴重啦！因為只要從現在開始，你願意下定決心養成運動的好習慣，運動便能成為你康復的最佳利器！不但能重建自律神經的平衡和活性，更能為你贏得健康快樂的生活！下面，我們便開始介紹如何養成正確的運動習慣。

第二章 選對適合自己的運動

正所謂「工欲善其事，必先利其器！」只有選對適合自己體質的運動，對健康的加分效果才會大！

那麼，自律神經失調的患者，究竟要如何找到適合自己的運動呢？不同的運動過程中，又該注意些什麼呢？以下我想不講空泛理論，將以喵老大的實際經驗，與你分享幾招對病情有助益的運動。希望大家都能找到適合的運動，賺回健康！

註：適合體質☆，表示適合所有患者。☆☆表示病情穩定的患者可以多嘗試。☆☆☆代表運動強度較大且效率高，但體虛者需注意。

1. 散步適合體質：☆

對於生病前幾乎沒有運動習慣，以及某些病情較嚴重的患者而言，建議可以先從散步著手來培養運動的習慣。散步可以說是最平易近人的運動，在散步過程中，不但可以悠閒地看著來往的人們和街景，讓整個身心得到放鬆；也能微微出汗，達成最基本的運動量。

至於散步的時間，建議在早晨以及晚餐前後進行。特別是晚餐飯後散步，對於失眠的患者會有助眠效果，因為散步能讓雜亂的思緒沉澱，並舒緩緊繃的交感神經幫助好眠。

此外，也建議每天早晚至少走個十五分鐘，然後逐步拉長時間。等到運動習慣建立或病情有進展時，可以往健走甚至是慢跑來提升，進行更有效率和強度的運動！

2. 健走適合體質：☆

健走好處相當多，它能夠提升心肺功能，活絡氣血循環，並同時讓自律神經得到放鬆。健走也算是喵老大初期常做的運動之一，因為它並不像慢跑或其他耗氧運動，身體一下子就切換到交感神經而導致呼吸淺短以及諸多不適。

在健走的過程中，可以把呼吸慢慢拉長調勻，提振副交感神經的作用並讓全身放鬆。這點對於四肢冰涼的自律神經患者更能驗證，適當的健走能夠讓手腳冰涼的患者慢慢溫暖起來。此外要是能夠走入大自然，比方說登山步道，健走效果將更佳。

另外，健走前最好能做點暖身運動，並且穿上適當的運動鞋，以漸進式的速度慢慢提升步伐，如此才能達到良好的運動效果。

3.跑步適合體質：☆☆☆

跑步對自律神經失調的患者來說，可以說是強度很夠的運動，它對於自律神經系統也有相當回饋。其中包括提高自律神經活性，使紊亂的交感神經波形得到修正，另一方面則能同步強化副交感神經的平衡力。但跑步有慢有快，有長有短。要真正達到良好的運動效果，有許多細節必須注意。

在跑步的初期，由於交感神經的作用，心跳會加速，呼吸也會淺短，耗氧量大增。若一開始就衝刺不但會對原本就緊繃的交感神經太過刺激，也很難達到真正健康的有氧運動效果。所以喵老大建議一開始一定要放慢跑，等到身體逐漸暖身並調勻呼吸後，再逐漸提高速度。

對自律神經患者而言，跑步的重點並不在於衝刺，而在於持久！全力衝刺即使百米而已，過度刺激和耗氧的結果，可能對身體有害無益。反之，能夠循序漸進地把體力和呼吸拉得綿長，選擇持久的慢跑對於自律神經的幫助更好，不但能刺激自律神經的機能重建，也能提升自律神經的活躍度。

最後要注意的是，跑步的過程很容易因為喘和種種身體不適讓患者想放棄。還是建議要先做好暖身運動，頭幾圈放慢調勻呼吸，待身體適應後，便能跑得更輕鬆持久喔！

4.騎單車適合體質：☆☆

騎單車對自律神經患者也是項不錯的運動。不像走路或跑步比較無趣，騎車過程中能欣賞沿路各種風景，並吹著涼風放鬆心情。行有餘力還可以安排全新路線做為挑戰，提升自律神經的環境適應力，以上都可以說是單車的魅力所在。

那麼騎自行車有什麼要注意的地方嗎？

我會建議較長距離的行程，騎到一個小時，就先下來牽車走一段路，平衡一下「抬頭族」，以免造成肩頸痠痛（特別是對於病人或不常騎車的朋友）。此外記得戴帽子和毛巾，以免流汗吹風造成感冒。

5.跳繩適合體質：☆☆

根據學者最近的研究報告指出，跳繩不但能促進血液循環，幫助長高，還能提高自律神經整體機能，讓身體對壓力的承受度提高，可見跳繩也是一項值得推薦的運動。

就以喵老大跳繩復建的心得而言，我認為跳繩是一項很有效率的運動，不但可以不受天氣影響，運動強度夠，又省時！

記得當初我從醫師那兒接下跳繩這「運動任務」時，心中滿是疑惑，並不認為這對自律神經能夠有所幫助。沒想到幾個禮拜下來，不但整個體力和耐力都上升，還意外地讓長久以來因為神經問題而導致的乾眼症得到明顯好轉。

在此也要建議跳繩應該要循序漸進，像跑步一樣，以不同時間多次循環為佳，火力集中在一個時段激烈跳繩反而效果不彰。另外在室內跳繩時，能夠使用軟墊為佳，以免傷到腳踝。

6.游泳適合體質：☆☆☆

游泳的效果和跑步很像，能促進自律神經的活性，使其更加穩定協調。

對於虛寒體質的患者，喵老大建議可以先從溫水游泳池開始嘗試。而游泳前的暖身運動也相當重要。最後，游泳完記得即時擦乾身體，以免感冒喔！

7.球類競技適合體質：☆☆☆

從常見的籃球、棒球、排球、桌球、羽球，相信有些球類是你生病前就喜愛的運動。但生病後體力下降，再加上種種不適症狀，便開始對原本喜歡的球類望之卻步。其實，心態和方式對了，你還是可以繼續熱愛原本愛打的球！

球類的運動強度很夠，特別是三五好友相約，總能讓人玩得開心又熱血。但喵老大建議患者無論過去球技多神勇，生病後要有好漢不提當年勇的氣魄，在和人比賽競技時不要太在乎輸贏。

否則過度在乎比賽結果，無論結果是勝還是敗，得失心皆會讓交感神經更加緊繃亢奮，弄到最後原本運動帶來的放鬆效果都被情緒搗亂了，實在得不償失。

最後，對於自己喜愛的球類運動，和朋友一打起來總是欲罷不能。但自律神經失調的患者必須有所克制，以免運動過度，反而傷到整個身體。

8.氣功和太極拳適合體質：☆☆

氣功、導引和太極拳等練氣的運動，可以說是老祖宗留給我們的健康瑰寶，除了能夠調身以外，更能調氣和調心，讓身心穩定。而透過氣功也能讓身心放鬆，進而使自律神經保持在高度的平衡狀態。

但是，氣功其實並不適合大部分的自律神經患者。究竟是為什麼呢？醫師這樣比喻，自律神經患者通常氣血有虧虛，連基本生理所需的能量都無法滿足了，哪來多餘的氣讓你暢通經脈甚至練氣化神呢？所以臨床所見總是患者的練功效果不彰，最終還是得回歸藥物治療。

此外，練氣功也怕練錯方向，甚至臨床偶爾會見到，因為練錯功反而導致自律神經紊亂的患者，真可謂走火入魔也。特別是坊間氣功門路極多，明師卻少，所以找對老師相當重要，否則練錯功不但傷荷包還會傷了身體。

有鑑於此，醫師建議先從動態的運動下手，先讓自己的氣血量增加，並提升整體氣血循環，待恢復到一定水平後，再搭配靜態的氣功，如此動靜合一，對自律神經的強化也才能相得益彰。

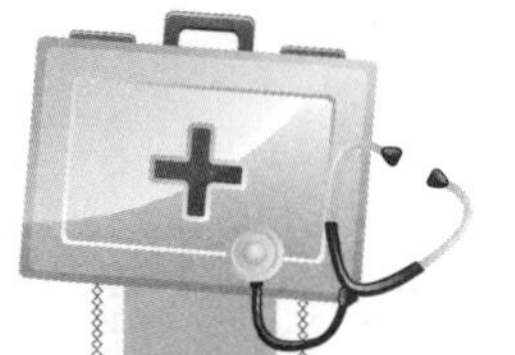

第三章 克服運動過程中的障礙

由上所見，無論是正常人還是自律神經失調的患者，只要透過適度的運動，對於緊繃的自律神經，幾乎都會有相當好的正向回饋和放鬆效果。

但是，在現代緊湊的生活壓力和環境下，運動好像成了一件「知易行難」的事，特別是對全身氣血虛衰、自律神經功能已經紊亂的朋友而言，將會面臨到更多瓶頸，而不免讓人興起打退堂鼓的念頭。

在這些患者朋友中，有些人的運動障礙可能是怠惰，有些人則是太忙碌而沒時間運動，常見的多為輕度自律神經患者，以社會因素和心理因素居多。

而對病情較複雜嚴重的患者而言，常因為全身虛弱以及數十種不適症狀纏身，而讓人對運動舉步維艱，主因卻是以體力因素居多。我想不同患者有不同難題，下面喵老大便分別提供方法，來幫助破解這些運動障礙。

不要讓懶惰和忙碌成為運動的藉口！

「沒看到我一秒鐘幾十萬上下嗎？哪來的時間運動啊！」

「運動這麼累，我還是躺在沙發上看電視比較舒服啦！」

懶惰和忙碌常常是一般民眾和症狀輕微患者的運動藉口。而且這些朋友大多未察覺自己已站在生病邊緣，即便察覺了也不會給予太多重視。

長期下來，某些能維持現況的倒也算運氣不錯。但病情向下發展惡化的，比方說失眠、心悸、疲勞種種症狀開始浮現，到最後嚴重影響工作和生活品質的，卻也不在少數。

喵老大在此建議，輕微型的自律神經患者（尚能正常工作和生活），要即早養成運動習慣，如此不但能防微杜漸，甚至讓健康更上層樓。

而要對付懶惰，建議初期可以用「糖果和鞭子」的方法來克服。順利完成運動時就給自己一點犒賞，而偷懶不運動時就給自己一些懲罰。相信只要一個月，強迫成習慣，習慣最後成自然，恭喜你已經克服懶惰並得到運動了！

至於面對忙碌等社會因素，請先讓自己靜下來，回顧身旁所有的忙碌和壓力，究竟哪些是空忙，而哪些是必要的？問自己，為了多賺幾張鈔票，你願意用一輩子的健康交換嗎？

假如你仍然無動於衷，那可以再問自己，因為過度忙碌而把身體操壞，龐大的醫藥費和無法工作的後果你能面對嗎？說到這裡，我相信你已能為了長久的健康，做出有智慧的選擇。

最後還要告訴各位大忙人，運動不是浪費時間，而是個極划算的健康投資！每天只要付出半個小時養成良好運動習慣，不只能保持健康，更能提高抗壓性，並且帶來更高的工作效率，實在是一舉數得。聰明的你，何樂而不為呢？

克服沉重的體力枷鎖！

「我很想運動！可是因為生病全身疲勞又虛弱，該怎麼辦呢？」

「生病後，我只要一運動就會心悸，運動究竟適合現在的我嗎？」

在面對運動時會說出這些話的，通常是病情已經嚴重到影響工作和生活的朋友，可以歸類為自律神經紊亂較嚴重的患者。對這類患者而言，即使他們很想運動，但由於疾病的干擾，只要一動，身體種種不適便會像荊棘一樣刺滿全身，導致運動之路困難重重。

不過以過來人的經驗而言，喵老大還是會建議能動就要去動！而關鍵就在於如何選對運動並且循序漸進！

「凡事起頭難。一定要先跨出第一步，畢竟沒去嘗試，你怎麼知道自己完全不行呢！」

即使現在的你只能從走路開始，也不要氣餒，要拿出勇氣用力邁出大步。盡力完成目標，並且懷著感恩的心情告訴身體「你已經做得很好了！」

在第一步順利跨出後，隨著身體逐漸好轉，運動量也要跟著提升。我想幾週下來，不但能讓不適症狀逐漸減少，信心也會提高！想筆者當初也是從散步開始的，現在運動量已經可以達到一天四小時。

「為何一般人運動是更好睡，而我運動後卻是失眠更嚴重呢？」這是自律神經失調較嚴重的患者常面對到的難題，也就是運動不但沒有讓交感神經放鬆，反而造成更嚴重的虛性亢奮和失調！

每個人的交感神經都有臨界值，在範圍內，副交感神經都能平衡回來。但對於這些交感神經本已因壓力嚴重亢奮的朋友，可能會因為運動過程中交感神經受刺激，而超出臨界點！

筆者剛開始也常遇到這種困擾，但後來發現，其實只要選對運動，便能完全克服這種狀況。在此建議，先從有氧運動像是健走或慢跑下手，因為有氧運動對交感神經的刺激沒有這麼大，並且副交感神經很快就能活躍，讓運動達到真正放鬆的目的。

當能夠順利克服心理（懶惰）、社會（忙碌）和體力（症狀）的因素後，相信你已經跨出成功的第一步。接下來，你可以找出自己喜歡的運動，挑戰不同的運動地點或場景，甚至是和三五好友結伴運動，相信不但會讓原本單調的運動變得有趣，也會讓你愛上運動！

第四章 掌握正確的運動方法

第一招 達到有效的運動強度

前面提到，就神經醫學而言，有效的運動強度，可以使紊亂的自律神經波形得到修正，另一方面也能同步強化自律神經的活性和平衡力。所以自律神經患者們，千萬不要以生病做為藉口，運動總是挑簡單或輕鬆的來做。

因為運動強度太小，使神經回復正常波形的「矯正力道」也弱，對於高度紊亂的神經甚至紋風不動，這樣對康復的幫助是不大的。只有正確且有效的運動，才能協助重建正常的神經傳導波形。

此外值得注意的是，每個人的體質和肌耐力都不同，所以並不存在一個「絕對的」運動強度。

比方說，跑三千米可能對喵老大是剛剛好的運動強度，但對我老媽而言就太超過啦！所以，在這裡我會建議患者，每次運動都能到達「流汗以及微喘」為準則，通常這樣的運動強度，充足而且不會太超過。

當你能持續運動復健，身體素質比方說肌耐力和心肺功能也會逐漸提升。你會發現到，兩週前的運動量可能已經不足以讓你喘或流汗，這時候便要主動把運動強度，再往上提高一個層次，也就是我們接下來要講的循序漸進，這樣身體才會持續的進步。

第二招　循序漸進並持之以恆

在正確的運動以及醫藥治療下，身體素質會不斷得到提升。比方說原本快走會稍稍心悸或喘不過氣來，在康復過程中會逐漸減輕甚至是消失。而當身體已能能輕鬆勝任最初運動時，便要隨著體力的提升，逐步增加運動強度做配合，這便是所謂的「循序漸進」，如此一來，運動才能和目前體力搭配出最佳的復健效果，或是對於紊亂的神經最剛好的「矯正力道」。

除此之外，良好的運動療程是平穩增加運動量，而非今天心情好就多做、做激烈點，明天心情差就偷懶。只有透過漸進提升運動的方式，才能讓身體適應變化且不受傷害。相信在循序漸進以及持之以恆的步調下，身體會在「漸」的過程中，一天比一天強健！

第三招 掌握天時、地利與人和！

「這也太誇張了吧！區區的運動還得要看天時、地利、人和！」

「沒錯！就是如此地重要，特別是對跑步而言！」

在天時方面，你首先要抓到最適合自己的運動時間，這個時間不但能讓你盡情做運動，也能把運動中可能的不適感降到最低。除此之外，戶外運動最好能掌握天氣，有風有雨、大太陽都比較不適合。

就拿跑步來說，喵老大習慣在早餐前跑，因為不但能充滿精神的開啟新的一天，也較不容易產生運動不適，比方說耗氧速率太高，而產生的腹部肌肉痠痛（這點因人而異），而像是飯後就不建議馬上做運動了，以免傷腸胃。接著就是把握好天氣，以免還沒運動到就感冒回來，那可就得不償失囉！

在地利方面，選對運動環境也超級重要！就像之前提過的，戶外運動會比戶內好，大自然好又比都市環境好。就拿騎自行車來講，穿梭在熱鬧的信義區裡吸黑煙，驚險地閃躲車陣，還得被環繞的噪音包圍，絕對不如在花東原野間悠閒騎車來得舒暢。

拿跑步來說，喵老大曾兩個月每天繞同樣操場在跑，結果到後來速度和耐力不升反降。

「沒道理啊！我的身體機能一直在恢復，怎麼運動會退步？」

後來才發現是「運動倦怠」的毛病。於是那天，我改跑風景優美的東豐鐵馬道，居然能夠一路完成六公里，遠超過之前耐力極限的三公里！關鍵就在於心理層面的運動意願對生理的影響。雖然這點對每個人的效果都不同，但偶爾轉換環境，一定會讓運動更有趣喔！

最後是人和。關於人和這一部分，代表的是最好有人陪伴。一來可以增進彼此情誼，二來可以轉移運動過程中可能的不適，三來可以互相照顧。最重要的是，從孤單到有人相陪，你會發現運動變得有趣多了，讓你開始期待運動，甚至連耐力也會跟著提升呢！

以上，其實掌握天時，就和我們的身體素質有關。而掌握地利與人和，則是心理因素對運動的影響。這也再次應證我們「四環一核心」康復心法是環環相扣的。相信掌握這些要領的你，一定能運動得更有活力，更快樂！

第四招　避免過度運動

適度的運動不但能讓人放鬆，還能消除疲勞，重新充滿精神和活力。但是，運動過了頭，不但無法使人放鬆，還將帶來更嚴重的疲勞以及對筋骨的傷害。不少有大量運動習慣的運動員，壽命不見延得比一般人長，便是最鮮明的例子。

中醫有句話說「動能生陽，亦能損陽」，對於全身陰陽氣血虛衰、身體機能嚴重紊亂的自律神經失調患者，更容易踏到「損陽」的危險區域。那我們究竟該如何在達成有效運動之餘，又能避免不過度呢？

首先，前面提到的循序漸進是基本原則。接下來的關鍵便在於完成運動後，你若發現運動後全身反而更加緊繃、疲憊，甚至失眠和心悸的情況更嚴重，就很有可能是過度運動了。這時請先減緩運動強度，以免造成反效果。

以筆者為例，在暴病之初時，見到許多重症病友透過馬拉松或是騎車環島，奇蹟地不藥而癒，好生羨慕。也因此不顧體力，跟著萌生出「挑戰身體極限的傻勁」！但硬撐著疲憊身體過度運動的結果，不但差點倒在路邊回不了家。身體機能也並沒有因此好轉，反而更加惡化，實在是不堪回首的經驗。

總之，運動適度即可，貴在「循序漸進，持之以恆」八個字。過度運動，不但對自律神經復健無幫助，反而會傷害到身體。這點對於求好心切、拼命三郎型的交感神經亢奮一族，必須格外留意！

第五招　運動時不要想東想西效果才好！

某位成功企業家表示，每天清晨健走一萬步，是他維持高工作效率和找到靈感的來源。但對自律神經的患者，喵老大會建議運動時先把俗務和雜念都放下，全心全意地投入運動效果才好喔！因為當大腦不斷深陷在，這些讓人焦慮的思緒中打轉時，不但無法接收來自大自然的良好能量場，交感神經也因為這些焦慮緊繃著，無法放鬆，讓你的運動效果大打折扣，甚至折損精神體力！

在此喵老大也建議，當你有一大串心事掛心上時，可以多留心身旁花草樹木，或風景人物來轉移目標。這樣比較容易專心享受運動所帶來的放鬆。而說不定原本煩惱的事情，也因為運動所帶來的放鬆和愉悅，自然而然的迎刃而解！

第六招　調勻呼吸的重要性

對於運動強度大到「會喘」的運動，調勻呼吸在運動過程中扮演重要的角色，而調勻呼吸的關鍵在於「深長與平穩」。

比方說在慢跑時，剛開始的幾分鐘由於交感神經興奮，會出現呼吸短促的階段，這時候調勻呼吸的技巧相當重要，不但能讓身體衝高的耗氧率平緩下來，也能跑得更持久。而透過意識調節呼吸，將讓副交感神經更積極和快速發揮作用，帶來更佳的放鬆效果以及氧氣補充。

此外，在日常生活中，若能自然而然地配合步調調勻呼吸，也能讓身體更容易進入放鬆狀態喔！

第七招　善用運動記錄法

相信許多自律神經患者在每一次回診時，都會觀察自己的症狀，相較於上週甚至上個月有沒有好轉或退步。就像藥物主要在於治療病症，運動的功能在於提高身體素質，我們當然也可以透過表格記錄，來觀察自己體力的變化，並做為一種回饋。（如下圖）

運動記錄法能帶來什麼好處呢？首先，當你的運動負荷強度不斷提升，比方說原本只能跑八百，現在可以跑兩千，看著自己一路進步的點滴，對你的下一步會生出更強的鼓舞和信心。

「原來，那時候的我是這麼堅強，這麼勇敢！」

就像是日記一樣，這樣一點一滴的記錄自己的運動心得，日後將成為你回憶的一部分喔！

日期	早晨	傍晚	晚上
8/19	跑3km 15:00分	跑2.4km 11:35分	散步
8/20	跑2.4km 11:50分	跳繩400下	
8/21	跳繩900下	跑2.4km 11:40分	平甩15分
8/22	跳繩1100下	騎鐵馬25km	
8/23	跑2.8km 13:50分	跳繩500下	遛狗
8/24	跑3km 14:50分	騎鐵馬20km	散步
8/25	跑2.4km 11:30分	跑1.6km 7:30分	

第五章 喵老大的實戰經驗分享

生病以來，其實喵老大一直有在積極嘗試運動。只是我發現，無論如何運動都對病情沒有太大助益，甚至有幾次運動過了頭，還在鬼門關前走了幾遭，讓我有些心灰意冷。

這要到遇見好醫師以後，在他用藥破解主病情，並且同時搭配運動輔助治療下，才讓我體會到運動對於自律神經修復的重要性。原來想好得快，藥物和運動缺一不可！

以下便就喵老大的運動心得和諸位朋友分享，希望能給正在運動的朋友一個參考，給還在猶豫的朋友一份鼓勵。記住，還沒嘗試過，先不要急著告訴自己辦不到。大家加油！

第一階段——找回運動的勇氣（2012/7～2012/8）

在最初的時候，因為身體狀況仍相當虛弱和不穩定，所以我對運動是望之卻步。但是，在醫師的鼓勵下，我決定重新給自己勇氣，邁開大步，開始最基礎的運動計畫。

在這階段中，每天開始固定健走約半小時，以及晚餐飯後（這時候最容易脹氣），出去散步半小時，幫助消化也順便吹個晚風散散心。雖然在過程中，嚴重脹氣和疲勞感，始終像是沉重的擔子，阻撓著我往前跨出每一步，但只要克服了這些病痛，身體便會微微出汗和放鬆，而且精神能稍微提振。

我想在開始培養運動習慣的過程裡，不同類型的自律神經失調患者，會有不同的關卡要突破。對病情較複雜的患者而言，要撐著全身上下的不適，比方說體力不足、肺活量不夠、容易心悸氣短等身體障礙運動，是最大的難關。

也許這就是「凡事起頭難」，為了健康，你必須先拿出勇氣和毅力堅持過這個階段。

第二階段——養成運動習慣（2012/9～2012/12）

在第一階段堅持配合中醫及運動，開始對身體產生雙重回饋，這時候的我已經隨體力提升開始提高運動量。每天爬山時間能夠拉長到一小時，天氣好時還會騎騎自行車。

在這個階段，雖然對外在環境的莫名恐慌感已經消失，但大腦中依舊存在深層疲憊感，而且常出現虛熱，卻是手腳冰涼的症狀，實在相當地讓人難受。

好在，我發現徜徉漫步在山中步道不久，身體會在不自覺中放鬆。最明顯的是往往疲勞上山，下山反而感受到精神提振。此外手腳也會溫暖起來，整個人感到輕鬆愉快。我想這大概是，大自然加上運動對自律神經復建的雙重效果！

第三階段——運動成自然（2013/1～2013/3）

在這段期間中，我的運動量已提高到每天大約兩小時，也習慣每天爬山踏青，有時甚至早晨和傍晚各一次，勤勞程度可能連大多數退休養生的老伯伯，都會自嘆弗如。

此外，在醫師「階段任務」安排下，我再添加一項運動——跳繩。起初，大概是體力不足或許是身體不適，才跳個七十下就上氣不接下氣。但在一段適應期過後，我發現因自律神經失調而嚴重的乾眼症居然明顯好轉，讓我看書、做事時更有精神，實在是意想不到的收穫！

持續運動到第三階段，此時會發現自己哪天不運動，就像「沒吃飯」那樣的渾身不自在！這時候再也不會有偷懶問題了。除此之外，整體體能也不斷在提升。比方說肌耐力提升以及心肺功能獲得強化。想起重病時連爬層樓梯都會心悸狂喘的我，現在連衝三、四層都還能輕鬆寫意如履平地，簡直判若兩人。

第四階段——持續提高運動強度（2013/4～今日）

在中醫藥的治療以及運動的雙管齊下，半年後，大腦深層的疲勞感已消失泰半，體力和身體各種機能也大幅提升。而原本無時無刻極度緊繃疲憊的身體，在持續運動下，也開始重新學會放鬆，我想這是自覺上最大的差異。

在這個階段，醫師開始要求我提高運動強度，用來提振自律神經的活躍度及平衡力。所以醫師安排另一項挑戰——跑步。

還記得第一次跑一千六百米時，我幾乎只有腳力能夠支撐全程，受到脹氣和心肺功能不佳的阻礙，跑完已經十二分鐘，而且過程相當難受，幾度想放棄。

倘若你也曾遇到這種困境，千萬別放棄，因為只要突破就是你的了！我們也不須和從前的健康狀態硬是比較，要懷著感恩的心，為能夠堅持到底的自己來點掌聲。（註：若在運動過程中假如腹部痠痛，可能是過度耗氧導致，此時應該放慢腳步，拉長呼吸，會漸漸舒緩下來。）

不久之後，我更開始展開人生第一次「跑三千」，而且每天早上六點就去跑！從一開始的十八分鐘跑完想吐，大腿超痠。經過一個月，已經能夠輕鬆在十六分鐘內跑完。

在每天堅持跑步下，精神精神和心肺功能一天比一天來得提升。更重要的是跑完後，總讓人感到全身舒暢以及愉悅，大腦也一片清新。說不定等到我完全康復的那天，體能還會勝出常人喔！真是讓人期待呀！

直至今日，我仍每天持續著我的運動日記，因為運動已經成為我生活中放鬆紓壓，甚至重新提振精神中，不可或缺的好夥伴。也感謝老天讓我有這個機會，體悟運動對於健康的重要性，希望就這樣活到老，動到老！

我的運動修練量表

項目	尚未開始	偶爾做到	完全達成
我每天都能抽出半小時來運動	0分	5分	10分
我能隨著體力上升來提高運動量	0分	5分	10分
我能放下俗務和雜念專心運動	0分	5分	10分
每次運動都能達到稍喘及流汗（強度夠）	0分	5分	10分
我不過度運動而造成傷害	0分	5分	10分
我能找到適合自己的運動	0分	5分	10分
我能多用走樓梯取代搭電梯	0分	5分	10分
面對運動過程中的不適我能堅持下去	0分	5分	10分
在運動時我不會偷懶	0分	5分	10分
運動能帶給我快樂	0分	5分	10分

第一次評量　日期＿＿＿＿　記錄＿＿＿分

第二次評量　日期＿＿＿＿記錄＿＿＿分

第三次評量　日期＿＿＿＿記錄＿＿＿分

80分以上　達人級，恭喜你成功達成修練!!

60～80分　專家級，你的努力已經為健康加了不少分!!

30～50分　新手級，好的開始是成功的一半，加油!!

30分以下　嫩咖級，小心這樣下去很容易生病喔!!

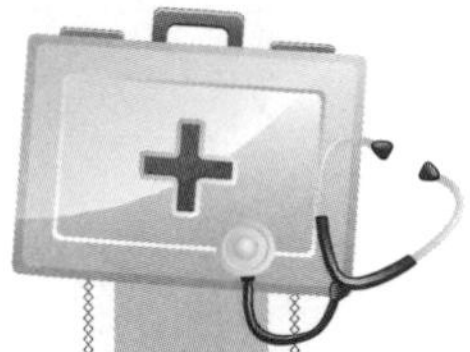

康復心法二　良好生活習慣篇

修練良好生活習慣心法的好處

單項修練直接效果：

1. 當生活作息回歸健康正軌，能有效降低自律神經失調的風險。
2. 改變一些容易招致緊張和壓力的壞習慣，自律神經會更健康。
3. 良好的生活習慣讓你遠離各種慢性病，帶來樂活人生。

康復技能加成：

1. 對運動，良好規律的生活作息能讓運動更有體力進行。
2. 對社會能力，改變會帶來壓力和緊張的交感習慣，將為你帶來好人緣。

3.對醫藥，規律的生活作息更容易使治療發揮效果。

從其他心法得到的支援：

1.運動能夠幫助睡眠和提振食慾，讓身體更容易回歸正常作息。

2.藉由重新面對人群社會，能實際幫助自己的改變。

3.搭配醫藥，能直接改善睡眠品質和消化吸收能力。

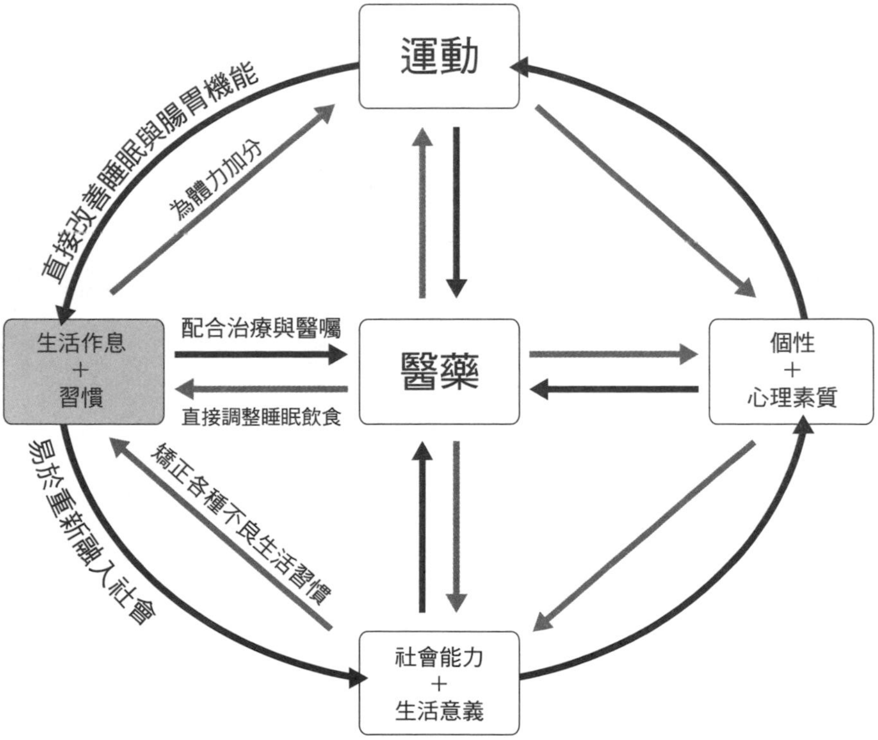

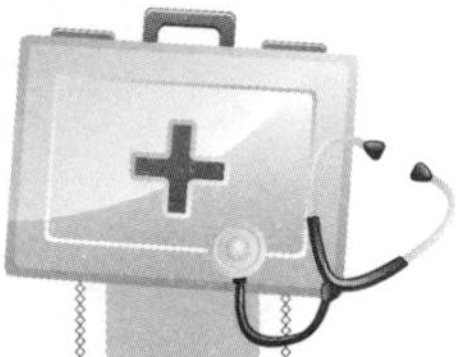

第一章 生活作息對健康的重要性

「為什麼越發達的都市，自律神經的患者比例卻越高呢？」

「為何自律神經相關疾病在落後國家沒沒無聞，卻盛行於富裕國家？」

你也曾和我有過相同疑惑嗎？而這些問題背後都指出共同的事實，那就是當生活作息越混亂，身體就越容易生病！

自人類發源在這世上以來，從生理、心理到各種社會行為，都和整個大自然的規律緊緊相依，使人類以及地球上所有生命，都能適應整個大環境的型態和變化。而在人身上，負責適應環境變化的高級中樞便是自律神經。

比方說，我們從大太陽下走進強冷的百貨公司，交感神經會活躍使毛孔和血管收縮來，適應周遭驟降的溫度和溼度。或者是入夜了，換副交感神經活躍起來，讓人們產生睡意並好好睡上一覺。順應自然的生活作息，不但能使自律神經運作良好，自古以來也是健康長壽的不二法門！

只是，隨著物質社會的高度發展，人類終日追著無窮慾望跑，顛倒的作息，緊繃的壓力氛圍，正一步步地使我們偏離生命的自然與健康之道。好在人類不同於機械，人擁有自律神經可以調節以適應環境變化。

即使如此，短期的生活不規律，人體尚能透過自律神經自我調節，使身體回到健康狀態。但長期處於種種負面環境下，自律神經將失去平衡而產生無法自行復原的病變！

那麼，自律神經出了問題會怎樣呢？

首先，身體對環境的適應力便會大幅降低。這時候，走進強冷的百貨公司，不但容易感冒還會手腳冰涼，入夜了卻感到心煩意亂，再也無法好好睡上一覺。

此外，各種「文明病」和「慢性病」也會提前報到。好比說糖尿病、癌症、心血管疾病以及精神疾病等。這是早期生活單純、步調緩慢的人們前所未見的，也難怪乎長輩們總是搖頭大嘆一代不如一代！各種文明病幾乎都和自律神經失調脫不了關係，而生活作息便是影響自律神經機能的一大關鍵！

自律神經的健康和生活作息互為因果，彼此可以是惡性循環，當然也可以是良性循環！養成良好的生活習慣，將帶你邁向健康人生。反之，生活中許多不良的生活習慣將傷害健康，最後不但會讓你百病叢生，而身體機能受損所產生的失眠、消化不良、易怒、焦慮等，也會使你想回到健康狀態難上加難！

所以最好的做法就是防範於未然，用良好生活的作息來鞏固自律神經的健康！至於和作者一樣，正為自律神經失調而苦惱的朋友，只要願意下決心，相信你也能像我一樣，逐漸找回健康人生！

第二章 良好飲食習慣的五大關鍵

第一招 要吃早餐不要宵夜！

一天的開始，早餐最為重要。

早餐可以提供身體所需的能量使血糖上升，開啟充滿活力的每一天。從自律神經觀點來看，豐富的早餐，也是在提供神經作用於全身所需的能量，要是跳過早餐，容易讓人做起事來缺乏精神和專注力。

而最不必要的一餐當然就是宵夜。黃帝內經提到「胃不和則臥不安」，藥王孫思邈也說：「須知一日之忌，暮無飽食。」更何況還還在深夜臟腑準備休息時，強逼它們加班呢！長久下來，消化和代謝能力將變差，不規律的飲食也將破壞自律神經的平衡，許多慢性疾病於焉而生。

所以即使再忙碌，也請不要忘了吃早餐。至於宵夜，為了長遠的健康著想，能不碰還是少碰為妙囉！

第二招　五個良好飲食習慣，減輕腸胃負擔！

三餐進食，這個看似再平凡不過的生理行為，許多大人們卻做得比小朋友差，無形間不但對腸胃造成傷害，也破壞自律神經的運作。有鑑於此，喵老大提出幾個要點，希望大家都能檢視一下自己的飲食習慣是否正偏離健康。

首先，食物應該要充分咀嚼，避免狼吞虎嚥，以減輕腸胃負擔。

第二點，請不要暴飲暴食或是有一餐沒一餐，這樣不但會使胃酸分泌錯亂，加重腸胃負擔，也會破壞自律神經的平衡。

第三點，老祖宗說吃飯不要過飽是有道理的，科學家也發現過飽的小老鼠，比七分飽的老鼠還短命，所以對健康而言，七、八分飽會是最佳狀態。

第四點，均衡的飲食相當重要。特別是對於腸胃功能較差的自律神經患者，偏食所帶來的營養過剩可能會對身體造成負擔，而另一方面，偏食所缺乏的必要營養，將導致身體無法維持良好的抵抗力和修復機能。

第五點，請帶著愉快和感恩的心情用餐。中醫提到「思慮傷脾」，而生氣和焦慮也會使交感神經緊繃，導致消化功能低下，這也是為什麼在生氣或心煩時，總讓人感到食不下嚥的原因。長期下來，也容易產生各種慢性消化疾病。

上面講了許多要點，現在的你做到幾項呢？若能找回這些失去的飲食習慣，相信將為你的健康大大加分！

第三招 選擇讓你吃出健康的好食物！

隨著社會的進步，飲食不潔的問題已漸漸減少。但「乾淨卻不健康的食品」卻日亦氾濫，包括基因改造、非當季食材以含及化學添加食品等。這些不良食品充斥在我們日常生活中，無形地損害著我們的健康。

在正常人的消化機能下，這些不天然以及不乾淨的食品，短期內並不容易對人體構成威脅，因為人體能夠做適度代謝和清除。但長期過度或過度食用卻有可能吃出各種慢性疾病，比方說三餐常用珍奶和雞排替代，就容易吃出心血管和腎臟病變，常吃含人工香精的糕餅容易傷肝腎。

而對於腸胃消化機能不佳的自律神經患者必須更加留意！除了不潔的食品容易引起腸胃神經過

敏而導致腹脹、腹痛或腹瀉。化學添加食品更明顯地會對腸胃造成負擔，導致脹氣。

關於這一點，你可以拿超商的麵包，和不添加化學物的天然雜糧麵包分別吃下，相信你的腸胃一定會給你答案！除此之外，病人也應該避免食用過度刺激性的食物，過辣過鹹過油膩都對健康不好。

所以還是天然新鮮的食品，是最能夠被腸胃消化吸收，也是最不容易造成腸胃負擔的。因此對於腸胃神經紊亂的患者，喵老大會建議多吃天然食物。即使你因為成本問題無法負擔，起碼也該減少在外飲食的機會，多在家裡吃飯。畢竟外頭餐飲店，是透過各種不健康的味素和調味料達成「色香味」來吸引顧客和鈔票，而媽媽或老婆做的菜，則是為全家人的健康所著想，相信你會分辨的！

第四招　少喝咖啡和濃茶

「再忙，也要和你喝一杯咖啡。」

根據最新調查，每年每個台灣人平均可以喝掉一百杯咖啡！香濃的咖啡再加上舒適的咖啡店，似乎成了忙碌現代人的避難所。而且少量的咖啡和茶，可以幫助提神，這對許多上班族來說，是提高工作效率與精神的利器。

但對於自律神經失調，特別是佔多數的交感神經紊亂的患者，咖啡和濃茶中的咖啡因容易刺激交感神經，帶來心悸、血壓上升甚至是各式各樣的交感神經症狀，將可能導致加重病情，不可不慎。

此外，咖啡和濃茶本身會對神經系統產生興奮作用，所以想要有好眠的朋友，請不要在睡前飲用，否則很有可能誘發失眠。

想起喵老大在生病之前，也曾有過大半年每天都得泡在咖啡店的時光。雖然我並不確定這是否也是自律神經崩壞的主因。但肯定的是，身體出問題後，我不但咖啡再也碰不得，就連茶葉也會讓我一陣心悸、氣短、身麻。

當然，依照體質不同，對咖啡因的承受力也會因人而異。不過對於自律神經失調的患者，建議還是少碰為妙囉！

第五招　不要再當菸酒生！

無論是令狐沖的瀟灑不羈，或是蕭峰的豪氣萬千，他們喝酒的形象，總讓許多小說讀者深感喜愛，但喝酒也好還是抽菸也罷，對於健康可就沒這麼夢幻了。

你可能不知道，酒精對自律神經有雙向調節作用，而大部分民眾常因飲酒過量，不但沒得到放鬆，反而刺激傷害到神經，而對健康產生負面影響。甚至造成許多無辜的生命喪命於酒駕之下。

在飲酒的過程中，酒精會作用於中樞神經系統，使人短暫產生愉悅、放鬆和昏昏欲睡的效果，但這都是酌量飲用的前提。一旦飲酒過量，身體便會開始產生心悸、呼吸急促，甚至昏沉頭痛卻睡不著，這便是過量的酒精使交感神經興奮，並進一步抑制副交感神經的後果。

所以在此奉勸貪杯的朋友們，為了自己的健康著想，不要再用助眠和放鬆當藉口狂飲，小酌尚可，狂飲勢必對健康造成反效果喔！

至於香菸裡面的尼古丁也是類似的道理，少量抽看似能放鬆提神，長期大量的菸癮則會傷害心肺以及自律神經的健康。而真正能少量不成癮的又有幾人？所以身為患者就請盡量避免吧！

第三章 良好睡眠的四項守則

第一招 睡前應避免進行太刺激的活動

夜晚，是副交感神經主導的時間，讓我們能夠放鬆，起濃濃睡意，然後在夢鄉中結束美好的一天。

上面的情境，其實再簡單自然不過，但卻不知有多少夜夜笙歌的繁華都市人已無法體會。比方說熬夜應酬、劇烈運動甚至是夜店狂歡等，都會刺激到交感神經，讓該休息的身體無法休息，持續緊張並消耗體力，如此日久必定釀成各種大小病，這也是夜生活豐富的人們，容易得到身心病的原因。

正所謂「先臥心，後臥眼」，在睡前應先把各種工作或課業告個段落，並且排除清空腦海中的思緒和煩惱，保持心靈上的寧靜，這個步驟和主導休眠的副交感神經息息相關，也是入眠和良好睡眠品質的關鍵。

此外，在吃完晚餐到睡覺這段時間，多做些靜態的事，將有益於身心的緩和放鬆。比方說閱讀、和家人聊天、看輕鬆的電視節目等。若能在飯後睡前出去外頭散步半小時，也有助於放鬆自律神經以及帶來一夜好眠。

第二招　營造良好的睡眠環境

就像約會需要羅曼蒂克的場景一樣，對於較難入睡，甚至是長期失眠的朋友，舒適的睡眠環境相當重要。特別是，自律神經患者對於環境變化通常較敏感，比方說對噪音或光線的忍受度，因此喵老大在此列出幾個環境要點供參考。

首先當然是安靜，最好是能選擇一個寧靜的住宅環境。真的不行，只好考慮買些隔音裝備或是用耳塞先擋一陣子。接著，最好能安排夜間無光害，但又能見到日出陽光的環境，若在都市無法兩全，建議可以利用室內設計來隔絕光害。第三點，要注意通風，甚至炎熱夏天只要通風充足，都可以不開冷氣！但在都市要小心空氣污染。第四點是溫度和溼度，基本上避免空調和過度潮濕即可，有過敏現象的自律神經患者，要特別注意這一點。

最後，喵老大私心建議，先把房間打掃和整理一番，可以的話請盡量打造出，能讓你有「賞心悅目」舒適感的房間，多擺幾株盆栽綠化環境也是不錯的選擇喔！

第三招　打造規律且充足的睡眠

何謂規律的睡眠時間呢？說穿了其實很簡單，就是符合正常人體生理運作，以及大自然的步調，而這也是自律神經良好運作的關鍵。

比方說，古早的人們日出而做，日落而息，就遵循了這種自然規律，所以他們鮮少有身心病的問題。現在人們卻晚睡晚起，兩種人體都需要相同睡眠時間，刻意和身體以及自然唱反調的結果，當然會破壞自律神經的運作！

另一方面，睡眠不足的問題也值得重視。睡眠是我們恢復體力的最重要來源，一旦睡眠不足，就等於切斷了身體能量的補給和修復能力。若體內能量長期呈現赤字，可不只是注意力不集中，和自律神經紊亂而已，各種慢性病和癌症皆有可能一一引爆。

所以，熬夜或賴床對身體都不是好事，勉強地說，十二點前睡都還算及格。至於失眠問題較嚴重的患者，必須先透過正確用藥來改善體質，再搭配良好的睡眠習慣才會有用。睡眠時間最好也能達到七到八小時，才算充足。

而對於想改善賴床毛病的朋友，喵老大私心推薦可以心想「起床後快樂的事情」來，「勾引」愛睏的自己起床，比方說美味的早餐或是跟好朋友打球等等。當然，治本之道還是要回歸正常且充足的睡眠喔！

第四招　午睡是人體最佳的攜帶式電源！

面對每天繁雜的稿子要寫，午睡可以說是喵老大，下半天充滿體力的秘密武器。根據陽明大學的研究，午睡有助於提振自律神經的機能，比沒午睡更來得有精神和工作效率。

中醫也認為午時短眠，有益於健康！總之一天之中，若能有個半小時的午睡做為緩衝，不但能使原本緊繃勞累一整天的交感神經得到放鬆，也能使身體稍微充電，簡直就像人體的攜帶式電源，方便又有效！但午睡應該以半小時為基準，睡太久反而會使大腦昏沉。

除此之外，午睡還有個重要好處，就是能彌補晚睡的不足，特別是對於晚上睡眠品質不佳、起床總是困倦的朋友。像喵老大自己就常用這招，來度過生病時失眠的困境，效果很好。所以建議你也可以在忙碌的日常生活中，試著午睡片刻，也許會有意想不到的收穫喔！

第四章 改變生活中的十大交感習慣

接下來，喵老大將整理出一系列生活中常見的壞習慣。這些不良習慣，不但是自律神經患者的共同特質，也是健康的無形殺手！希望大家能藉由一些習慣上的改變，來找回美好的健康人生。

註：交感指數表示生活壞習慣，造成交感神經紊亂的程度。

1.做事喜歡一心多用，無法專心！交感指數：☆☆☆☆

在正常狀況下，當你工作時，交感神經便會興奮來提高專注力和敏感度，而當你休息或玩樂時，副交感神經的活躍會使你放鬆身心。但是當你邊工作邊想著玩樂，或是玩樂時還在掛心工作，將會如何呢？

一舉兩得？錯！答案是兩敗俱傷（事情兩敗，身體內傷）！

就拿邊吃飯邊工作來說，不但會消化不良，工作起來也沒有效率。同理，明明躺在床上該睡了，還在反覆思索明天的提案，這樣睡眠品質會好嗎？癥結點就在於大腦接收處理過多資訊，導致自律神經的平衡發生問題。

倘若專心於某事的身體運作效率是90%，同時做兩件事可能都只剩40%，而且身體支出的能量更大，更別說三件事以上了。總之，一心多用對身體而言是相當不效率的指令。想把事情一把抓的結果，往往什麼都抓不到，不是嗎？這不但是許多現代人的壞習慣，也是自律神經失調的根源之一。

破解之道：工作就專心工作，玩樂就要盡情玩樂！

關於這些大忙人們，喵老大建議你，開始要學會切開工作和休息時光，上班時就專心工作，休息時就好好休息，玩樂時更要玩得痛快。如此不但能維持高工作效率，同時也能充分休息，玩得盡興，更重要的是，能夠保持自律神經平衡和活性而不錯亂。

從聯考榜首到許多社會成功人士，你可以發現到這些人之所以會成功，未必都具備過人體力，而是能明確區分工作和休息時間，並且專心完成當下的事情。如此一來，便能達到人體高效率的使用！

2.喜歡沉溺於網路上！交感指數：☆☆☆

你是否有過正要工作，卻又偷上社群網站摸魚的經驗呢？而一天之內，撇除工作和學習必須，你究竟花多少時間在無意義的上網呢？

可憐的現代上班族，在每天忙碌的生活中，就連最後一點能放鬆休息的時間，都要被網路和3C產品所吞沒。不但是在浪費生命，長期下來也可能賠上健康。

許多人其實都有過上網成癮的毛病。無論你是在玩遊戲還是瀏覽網頁，因為整個注意力都被鎖在電腦螢幕上，這時候不但精神會持續耗弱，許多身體訊號也會被自動忽視，比方說肚子餓、想睡覺或是天氣變冷等，而這些原本都是自律神經的管轄範圍。

長期下來，自律神經會因為你對這些回報訊息「毫不在乎」，而漸漸喪失它原本應有的活性。此外，大腦在使用網路接收處理源源不絕的訊息時，身心上也會持續緊繃消耗，因而導致自律神經失調或各種身心病。

最後，「網癮」所帶來的各種文明病也是屢見不鮮，比方說精神渙散不集中、脊椎側彎、肌腱炎、眼睛病變，甚至是過勞猝死等不勝枚舉。

破解之道：多到戶外走走，親近大自然！

下次在開啟智慧型手機還是平板上網時，請先停下來思考三秒「我是否非用不可」。若只是純粹無聊，請為了你的健康著想，關掉網路，還給身心一份難得的寧靜，你將會得到難得的放鬆。

假如可以的話，最好還是遠離網路，走到戶外去感受到大自然的美好吧！

3.小心資訊強迫症上身！交感指數：☆☆☆☆

莊子曾說過：「吾生也有涯，而知也無涯；以有涯隨無涯，殆已。」

早在那個資訊不發達的年代，莊子就已經有深刻體悟：追求過多「人為的」知識，不但無助於探索真理，還會造成更多執著與慾望，持續耗減我們的生命能量。

相較於莊子的年代，資訊對身心的殺傷力，在這個資訊爆炸的現代社會，起碼增加了千百倍！每天打開電腦搜尋，隨便就幾百條資訊不在話下。我們總是被淹沒在龐大資訊潮下，不但身心感到疲憊，就連自己真正需要的是什麼也忘了。

最可怕的是，這其中不知道挾帶多少「負面資訊」不斷灌入你的大腦！

比方說暴力、色情廣告以及讓人激動的政治新聞。在接收這些訊息的當下，你是否發現身心已失去寧靜和放鬆，不但伴隨興奮感湧現出各種情緒，甚至還讓你對這些「刺激性訊息」欲罷不能，下意識地渴求更多刺激呢？

隨著傳播和資本主義的發達，這些「高度感官刺激性」資訊，所帶來的負面能量，正無時無刻地刺激著我們的感官和情緒，不但讓人持續陷入交感神經興奮狀態，更使身心能量低落。漸漸地，交感神經開始紊亂，而我們也喪失了原有的身心平和及純真。

以上的症狀，就是「資訊強迫症」，也是導致自律神經紊亂的根源之一。它正悄悄地侵蝕現代人的心靈能量，可能就在你我之間，但卻鮮少被人察覺。

破解之道：轉移目光或以大自然為師！

身為現代人，要完全遠離四周這些有害身心靈的資訊，幾乎是不可能。退而求其次，我們可以試著轉移目標，比方說打開電視看社會新聞倒不如看卡通、知性、旅遊節目或綜藝節目來調劑身心。

除此之外，你還要體認到這世界上，有許多的對錯和知識，都是來自於「人為的偏見」，只有大自然才會告訴你，那最真善美的道理。總之，快勇敢向這些垃圾資訊說不，還大腦和身心一個放鬆寧靜的空間吧！

4. 喜歡爭執意識形態！交感指數：☆☆☆☆☆

你是否曾因為政治立場不同而和人激辯過嗎？沒有？算你修養好！那立法院吵架的場景，你總在電視上看過吧！這些涉及意識形態的爭辯，只要你有執著的「觀點」，就容易讓你陷入情緒激動，渾身緊繃不舒服的狀態，對吧？

因為這些涉及意識形態的話題，不是像自然科學般有「絕對的對與錯」，議題中的灰色地帶，便是讓人們陷入吵架和爭辯的陷阱！不但壞了好心情，壞了人際關係，也壞了自律神經的健康！

這和自律神經也有關係？沒錯！比方說你有強烈的統獨立場好了。看到有人正在高談闊論「與你相反的政治立場」，而你為了捍衛所信仰的價值（說穿了只是偏執的意識形態），因此決定過去和他激辯。

我相信結果無論輸贏，必定沒有人服氣吧！雙方得到的只是情緒激憤，或氣到發抖，或心悸胸悶，或呼吸急促，或血壓升高等交感神經亢奮症狀。而這股強大的負面交感能量，要是常常上演在每天生活上，久了便會導致自律神經失調！

破解之道：學習多聽少言，放下執著與成見。

我想人生有太多事情，都存在著會引起爭辯的灰色地帶，即使在科學上偶爾也會碰見。就像瞎子摸象般，也許每個人摸的都對，只是摸到的部位不同而產生不同觀點罷了，而一切爭執的根源都始於人的執著。

你有你的看法，我有我的看，也許我們都應該用更寬廣的心胸，去尊重包容不同觀點。特別是涉及意識形態的話題，因為爭辯到後來你會發現，原來一切都只是在耗損自己的生命能量，一點意義都沒有！

而當你能夠放下成見，並頓悟到辯論和吵架無助於人生意義時，恭喜你！自律神經已經能擺脫外在事物的掌控和刺激，高度的身心修養，也將為你帶來更強的生命能量和美好人際關係！

5.容易為小事生氣交感指數：☆☆☆☆

你是否曾有過因為和人吵架，氣到全身發抖、心悸，甚至血壓暴衝的經驗呢？有時，生氣甚至還能殺死一個人。三國演義中的諸葛亮就很愛玩這招，先氣死周瑜，之後又氣死王朗和曹真。只有司馬懿不吃諸葛亮這套，能保持冷靜並等待戰機出現，所以最後能成為最大贏家。

而根據科學研究指出，生氣會使血管收縮、血液變渾濁，甚至殺死許多好細胞。更重要的是，生氣將造成交感神經的極度亢奮，破壞自律神經的平衡，這對全身的生理狀況都會產生負面影響。果真是用別人的過錯懲罰自己啊！

對於正在抗病的病友更要少生氣，否則不但可能點燃全身症狀，還可能造成病情退步。此外，要是真的不小心生氣了記得要發洩出來，或者找出事情的根源加以解決。千萬不要悶在心裡，否則就像硬被壓下的沸騰鍋爐般，巨大的壓力將對身心會造成更大的傷害！

破解之道：用寬恕體貼自己，用笑容帶來正面能量！

同樣面對一件錯誤，有些人選擇發怒，有些人則選擇寬恕。同樣面對一個人，有些人面帶微笑，有些人則擺個臭臉。也許這只是一個不經意的小習慣，但它卻決定著是能帶來放鬆的正面能量，還是傷人的負面能量。所以，就讓我們學習用笑和寬恕取代發怒吧！

笑的好處相當多，包括提高免疫力、消除壓力、帶來好人緣等。但你知道笑對自律神經的健康也很有幫助嗎？

在笑的過程中，副交感神經會活躍起來，使全身都進入放鬆狀態。即使是刻意裝出來的笑臉，也能舒緩臉部緊張肌肉，不信你現在馬上可以試著裝出露齒瞇眼的笑臉，並且來個深呼吸，是否覺得身體比較放鬆了呢？

所以下次生氣前，請先站在別人立場想想，多用寬恕與包容待人，這樣產生的正面能量不但利己也利人。而笑就像是帶來正面能量的副交感天使，生氣就像是帶著負面能量的交感惡魔。我們要樂觀常笑並且少生氣，這樣不但能提高自己的身心能量，還能讓大家都感到放鬆愉悅，並為為你帶來好人氣喔！

6. 不斷趕時間的窮忙族！交感指數：☆☆☆

一早起來，因為太疲倦而多賴床十分鐘，結果要趕著買早餐，趕車上班，到公司後還要趕企劃案的進度，下班趕著回家吃飯……

每天陷在匆忙和焦急的循環中，總是抱怨時間不夠用，賺得薪水不夠花。停下腳步想一想，你也是每天不斷趕時間的窮忙族嗎？

當一個人在趕時間時，交感神經為了讓你成功達陣，會讓全身進入緊繃耗能的戰備狀態。這種戰鬥模式偶爾動用來應付緊急狀況還可以，但要是每天的生活都持續啟動這種備戰狀態，不但會帶來急躁和焦慮使工作效率下降，長時間還會造成自律神經失調，產生各種失眠和消化不良等不適症狀。

破解之道：用慢活取代匆忙的生活步調！

要解決這種經常面臨「火燒屁股」的緊張人生，不但需要找出更多時間，還得學會慢活，這樣才能從容不迫地處理好每件事。但時間並非憑空而來，你必須先跑在時間前頭，才有慢活人生的本錢。那要怎麼做呢？

建議讀者可以先靜下來檢視一天的行程，積極刪除沒有生命意義或價值的行程。此外，最好還能善用零碎時間。相信只要每天能多騰出個三十分鐘跑在時間前頭，就足以大幅減輕你的時間壓力，讓你用從容的態度面對所有事情，而不會動到交感神經緊繃焦慮的能量。

相信這對你的健康和工作效率都會有相當助益喔！

7.容易感到緊張！交感指數：☆☆☆☆

「你是否有過站在講台上對長官做簡報，因為緊張而表現不佳的經驗呢？想像要是同個場景能換到家中對家人簡報，是否感到放鬆順利些呢？」

「你是否有過大考時，身體因為緊張出現莫名症狀而失常的經驗？想像這張考卷是在你熟悉的書桌前作答，是否還會感到不適呢？」

我們在比賽或是考試時可以見到，求好心切的人經常失常而飲恨，反而是輕鬆面對的人，卻能發揮正常甚至高標水準，而這一切都是因為過度緊張，造成交感神經異常亢奮所導致的。

所以，只有在適度緊張和放鬆的狀態下，才能達到最好的做事效率。但對大部分容易緊張的自律神經患者以及現代人來說，要學會放鬆並不是件容易的事，畢竟自律神經，本來就非我們可以自由支配的，更何況已經習慣濫用交感神經的人們呢？

破解之道：放下得失心，緊張何處生！

不過，透過心念和行為，來改變自律神經的運作型態，卻是辦得到的。

比方說下次緊張時，你可以嘗試深呼吸和放慢動作，如此可以協助自律神經的放鬆。更深一層，請試著放下「得失心」，當上述比賽、考試和演講時，要是你能不在乎勝負和旁人眼光，試問緊張又從何而生呢？如此一來，便能告別因交感神經暴走而失常的窘境，並且能發揮出自己最佳的努力成果！

8.生活中總是充滿煩惱和擔憂！交感指數：☆☆☆☆

「孩子在放學路上是否平安呢？」、「今天做完簡報，不知老闆對我印象如何？」、「明天要面交網購、和朋友聚餐、幫狗狗買飼料、回到家後還得處理工作，好多的事情掛在心上好煩喔！」書前的你，當下是否也有許多事情掛在心上呢？

每天生活於忙碌步調的人們，總有掛心和擔心不完的事情，這種情形女生多於男生，而同時得兼顧家庭和工作甚至是小孩的女性更是明顯，常讓人不自主陷入龐大的精神壓力下，引發種種自律神經失調症狀。

「事情多到讓人喘不過氣」，其實這並不只是種比喻，因為煩憂確實會使人胸悶氣短。當人在擔憂時，會促使交感神經興奮，致使全身持續緊繃，呼吸短促，並且使身心能量處於負面狀態。也因此有這種「憂國憂民」、「好操心」特質的人們，通常也是自律神經失調，和許多文明病的高危險群。

破解之道：學會刪除不必要的擔憂。

我們要如何刪除生活中不必要的擔憂呢？針對不同情境，喵老大在此提供不同方法供參考。

首先，關於每天行程的大小事，建議可以利用手機，或隨身攜帶的小冊子做備忘，當建立這個好習慣後，你不但不用再怕忘東忘西，還能把心中牽掛都移轉到備忘上。

至於對「得失」而言，在職場表現或考試的擔憂，學會告訴自己只要盡力就應該肯定自己的付出。至於結果就順其自然即可，因為再多的擔憂不但無助於結局，還會持續耗損你的身心能量。

關於身旁的親友，因為在乎和關心，總是擔心他們怎麼辦？我想你應該多給他們信賴，更何況有時候過度的擔憂反而會傷害彼此的情感呢！當這些都能做到時，心便能淨空下來，並且能為你保養良好的自律神經機能！

9. 太過依賴空調！交感指數：☆☆

現在民眾一到夏天，晚上睡覺時吹冷氣，白天上班也都處在空調環境下。要是少了冷氣，不但難以入睡，恐怕連工作效率也都要大打折扣，這突顯了我們對空調的依賴相當大，似乎沒有冷氣的夏天才不正常呢！但在我們享受空調之餘卻沒有發現，各種過敏症狀、冷氣病甚至是自律神經失調正悄悄逼近身體。

自律神經有一項重大功能，便是透過控制血管，以及排汗來調節體溫以適應環境。比方說天熱時副交感神經會作用來加速排汗，天冷則由交感神經主導來使血管收縮，防止熱量過度逸失。

長時間待在空調下的我們，雖然能讓身體處在舒爽的溫度下，但在另一方面卻犧牲了自律神經本身具備的調節能力，並降低神經活性。長期下來，夏天不但怕熱且容易中暑，冬天手腳還會冷吱吱！我相信這點自律神經失調的朋友多少都能夠體會。

破解之道：利用通風和自然的環境取代空調。

人體本身就具備對各種環境的適應和調節能力，我們不該為一時的舒暢而寵壞自己，使身體成為「溫室的花朵」。

喵老大建議空調族們，晚上可以利用通風環境和電扇來取代空調，而白天工作時也不宜長時間待在空調環境下，可以利用休息片刻走出冷氣房，來個深呼吸放鬆或是遠眺街景。

最後，假日時多出門曬太陽，或是藉由運動來流汗，讓身體接收來自大自然氣息。少開空調，不只能保持自律神經良好的調節機能，還能節能減碳又省電費，可以說是好處多多！

10.房事不節制！交感指數：☆☆☆☆

你知道嗎？自律神經系統不只支配著呼吸、心跳、全身臟腑和血液循環機能，就連人類的性功能也受其調節。

在中醫裡頭，歷代大醫家也都提及房事必須節制的概念。特別是對於病人，過度縱慾將使性慾越燒越旺，不但會持續拉低氣血水平，最後還可能導致燈油枯竭而早衰短命。所以生病了，房事就必須做節制。

另外要提到的是，我們從小念的健康教育，多提倡「手淫無害論」。但無論是就西醫還是中醫觀點，似乎都不太符合實際狀況，因為長久下來都會破壞自律神經的協調機能。

站在生理學角度來看，手淫一開始多需要情色刺激來助長性衝動，而這個過程會使交感神經變得十分亢奮，臉紅、心跳加快、呼吸短促就是最佳證據。而從勃起到射精一連串的動作，都需要動到自律神經的協調機能。

為滿足這種不斷產生的「假性慾」，讓自律神經不斷受刺激而暴衝的結果，長久下來，自律神經的機能便容易衰弱。再考量手淫對心理和社會層面的種種影響，得到身心相關疾病的機會也會提升很多。

破解之道：減少環境刺激並節制房事。

無論是對於自律神經還是身心的回饋，夫妻間的房事當然比手淫好，但畢竟房事對身體而言須付出相當大的能量，所以不管是病人還是常人，應該都要在有節制、規律、良好氛圍和心情下完成，這樣才能有助於健康。

中醫提到「精滿不思淫」，我們可以發現性慾氾濫，多出現在焦慮煩躁，或是身心狀態較低落的時候。所以筆者會建議年輕朋友，遠離聲色環境的刺激，多到外頭曬太陽或運動，最好還能透過做有意義的事情，來維持健康的身心！如此便可遠離手淫，以及它對自律神經機能的負面影響。

第五章 喵老大的實戰經驗分享

花了整整十天，在提筆寫完這些良好生活習慣後，回想起高中以及大學時代的生活，真是既感嘆又慚愧，也許這就是不經一事，不長一智吧！不過也是因為這樣，讓我得到許多寶貴的康復經驗，而現在的我所能做的，便是把這些自律神經的健康秘訣分享下去！

想起喵老大的大學新鮮人時光，總是每天忙到兩點才睡，常賴床到九點多，早餐都當午餐吃，宵夜則當晚餐吃，每逢大考，更是挑燈夜戰的念書只睡三小時。雖然這樣的生活對國內大學生來說仍是「正常作息型態」，但我相信這些不良的生活因子或多或少埋下了自律神經大暴走的導火線。

在我生病後，就像被趕鴨子上架般，我被完全崩潰的自律神經，逼得一定得回歸正常作息。包括呼吸、心跳、體溫和消化，身體幾乎喪失所有調節機能，只要日常生活中的行為稍有偏差，自律神經馬上會提出抗議並對我全身進行「嚴重報復」。我想那段時間大概是我最不信任身體的時候吧！

在經過一段時間的調養，我慢慢能夠入睡和吃點東西，也很重視每一天的作息。其中最難克服的大概是，籠罩在全身的嚴重疲勞感，是一種完全無法透過休息和睡眠，來減輕的深層疲勞。不過我也開始養成午睡習慣，雖然只能閉眼而無法入睡，但這卻對極度匱乏的精神和體力不無小補。

就這樣過了五年，直到後來遇見良醫，並匯聚所有經驗多管齊下後，我才從白天嚴重疲勞，晚上卻又無法入眠的深淵中跳脫，回到白天有精神的狀態！這也才體悟原來擁有健康的身體，是這麼幸福的一件事啊！

生病後，我的腸胃也變得極度敏感和虛弱。比方說，只要稍微碰些冰飲或茶飲，便會觸發心悸、氣短和身麻等神經紊亂症狀。就連吃飯時間都不能錯過，太早吃不下，太晚肚子又不斷脹氣。

好在康復的過程中，能夠接受的食品越來越多，到現在不但能像正常人飲食，也在生病過程中培養出良好的飲食習慣（比方說戒除零食和飲料），這倒是個意外的收穫。

至於生活中的交感習慣，生病前的我幾乎可以說是「十項全能」。不但常一心二用，愛打網咖，喜歡和人爭辯是非，還容易緊張急躁。也是因為如此，在我改變這些習慣後，發現對自律神經的復健有相當幫助！

最後，學習莊子的逍遙，讓生活中不必要的煩惱一一清空放下，再也不像以前那個滿腦子物慾，滿腹憂愁的年輕人，身心更容易放鬆。

謹以這些親身經歷的體驗與各位讀者分享，相信要是上述的生活習慣你都能一一做到，生病的人，康復的腳步一定會加快許多；而原本就健康的人，更能確保一輩子健康又樂活的人生喔！

我的良好生活習慣修練量表

項目	尚未開始	偶爾做到	完全達成
我三餐都能規律並且少吃宵夜	0分	2.5分	5分
我能夠均衡飲食而且不挑食	0分	2.5分	5分
我吃飯能專心不做其他事情	0分	2.5分	5分
我能盡量不外食	0分	2.5分	5分
我能少碰咖啡和濃茶	0分	2.5分	5分
我能遠離菸癮和酒癮	0分	2.5分	5分
我在睡前不做太過刺激的活動	0分	2.5分	5分
我不熬夜，能在十一點前就寢	0分	2.5分	5分
我的睡眠時間充足	0分	2.5分	5分
我每天都能午睡片刻	0分	2.5分	5分
我工作就專心工作，玩就盡情去玩	0分	2.5分	5分
我不會動不動就想上網和玩手機	0分	2.5分	5分
休閒時，我能多陪伴家人和親近大自然	0分	2.5分	5分

我不會因為政治議題和人爭論	0分	2.5分	5分
與人相處時，我能多笑容少生氣	0分	2.5分	5分
我能讓自己過著從容不迫的生活	0分	2.5分	5分
凡事只要盡力就好，不會太執著於得失	0分	2.5分	5分
我能放下多餘的煩惱和擔憂	0分	2.5分	5分
夏天時，我能多用自然風取代空調	0分	2.5分	5分
我能避免接觸色情資訊，房事不過度	0分	2.5分	5分

第一次評量　日期＿＿＿＿記錄＿＿＿＿分

第二次評量　日期＿＿＿＿記錄＿＿＿＿分

第三次評量　日期＿＿＿＿記錄＿＿＿＿分

80分以上　達人級，恭喜你成功達成修練!!

60～80分　專家級，你的努力已經為健康加了不少分!!

30～50分　新手級，好的開始是成功的一半，加油!!

30分以下　嫩咖級，小心這樣下去很容易生病喔!!

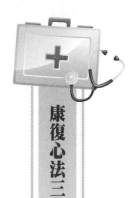

修練個性與心理素質心法的好處

單項修練直接效果：

1.心理素質強健的患者，能夠保持堅強而不釀成身心惡性循環，樂觀的態度也能加快康復腳步。

2.正面的個性和思維能使自律神經維持高水平運作機能。

3.正面的個性和思維能帶來快樂和健康。

康復技能加成：

1.對運動，能夠堅持到底和挑戰自我，以達到更完整良好的運動效果。

2.對社會能力，正向思維都能使你更容易在競爭的社會中處之泰然。

3. 對醫藥，讓醫師放心去盡全力治療，不會因為患者疑神疑鬼而綁手綁腳。

從其他心法得到的支援：

1. 運動帶來的愉悅感和堅強，能有效提高患者的心理素質。
2. 在充實生活意義的同時，能為你帶來自信並讓心情樂觀開朗。
3. 良好的醫師，能適時幫患者充電打氣，讓患者保持積極樂觀。

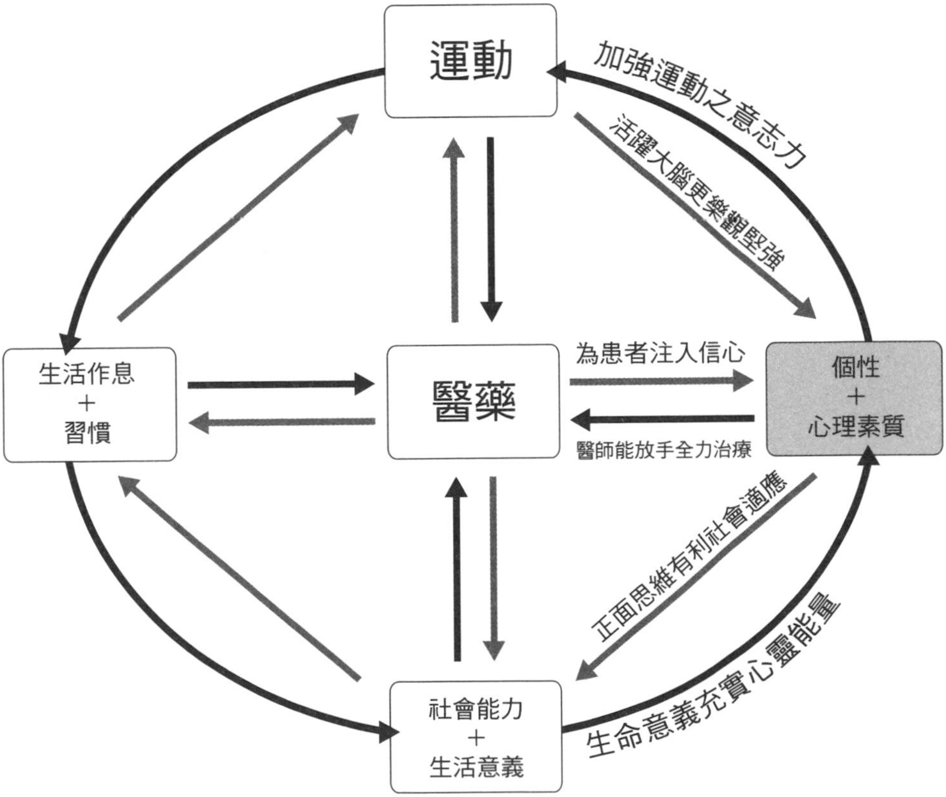

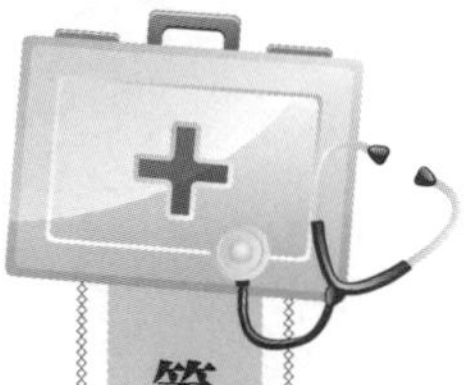

第一章 戰勝十大自律神經失調人格

自律神經的患者常被人認為是「心病」，但是事實卻未必是如此。比較準確的說法是，患者所具備的某些人格特質，比方說遇事容易生氣、沮喪、緊張甚至恐懼等，這些負面思維所帶來的能量，容易對身心產生負面回饋，並且導致自律神經，這個「連接身心並協調身體重要功能」的大管家跟著生病。

以下，喵老大便列出幾種患者常見的人格特質，讓大家能夠自我檢視，也與大家分享經驗與破解之道。相信透過改變這些帶有「負面能量」的個性和思維，不但能賺到健康，還能讓你得到好人緣喔！

註：負面能量指數，表示對思維或言語對身心所產生的負面影響。

1. 完美主義者，負面能量指數：☆☆☆

「專注完美，近乎苛求」，這是大家印象深刻的汽車廣告。而賈伯斯在他的事業和人生中，也不斷地在追求完美，所以能成為劃時代的科技巨人。但追求完美難道是件不好的事嗎？

其實追求完美本身並無對錯，只是對完美主義者來說，完美的設定，幾乎都是難以達到的目標。在過程中，會因無法達成這個不太可能的目標，進而產生焦慮、緊張、失落、自責等各種負面情緒，且越是執著，中毒便越深。這種「打高空式」的執著，不但會使交感神經持續緊繃，也會過度消耗身心能量。

破解之道：用腳踏實地取代完美主義。

這世上的事情很少存在完美，真正的完美其實取決於人心。建議完美主義的你，可以多給自己認同感和鼓勵，告訴自己，你已經很棒了！此外，在努力追求精進的過程中，沒必要再設定一個不太可能的完美，一步一腳印的努力向前，才是做好任何事情的王道。

2.喜歡要求對方照自己想法做，負面能量指數：☆☆☆☆

生活中常見到一種人，大小事只要看不順眼，就想對他人進行說教、辯論，甚至直接用高姿態壓倒別人，直到對方服從自己的想法為止。在華人社會中，這種影子可以說在我們的父母、老師或老闆身上屢見不鮮。但要是你連這些角色都不是，卻老愛對他人說教，那可就容易惹人厭了！

也許你無辜地認為自己是出自於一片好心，但你知道嗎？在你擺著架子想對他人說教時，會對旁人產生壓迫感，甚至會讓周遭的人，認為你這麼做是在炫耀自己，進而樹立許多敵意。至於你自己呢？也會因為強烈的自我中心，一味認為自己都是對的，漸漸地聽不進旁人的意見，而無法使自己更進步，而這些念頭說穿了，其實就是支配慾望。

支配慾望會使旁人有壓迫感，對自己更是種負面壓力。因為一旦對方不聽取你的想法，你便會卯起勁來想要說服對方，甚至吵個面紅耳赤，要是對方完全不甩你，支配慾望無法滿足便會讓你悶悶不樂，而無論是哪種結果，都會耗損身心能量。久而久之，便形成中醫所謂的肝鬱體質。而過程中持續產生的負面壓力與情緒，也會讓自律神經功能耗弱！

破解之道：學會包容以及傾聽的功夫。

「你喜歡的，別人未必也喜歡！」我想我們應該學習如何包容不同意見。當你願意尊重他人想法時，相信別人也會願意尊重甚至聽取你的意見。

而下次當你想要「出自一片好心」對他人說教時，請你先停下來看到自己的起心動念，究竟是設身處地為對方著想，還是純粹只是想彰顯自己滿足虛榮心呢？我想能夠真正幫到對方所需，雙方得到的將是正面回饋，而你也會從惹人厭變成好人緣喔！

3.強烈的自我意識和成見，負面能量指數：☆☆☆☆☆

「我覺得我是對的！」「我認為應該這麼做！」

自我意識強烈的人，成見深，喜歡積極表達意見，而且通常認為自己說的都對，絕計容不下其他觀點！喵老大認為這種意識所產生的負面能量，是許多衝突的根源，所以給它最高的負面能量指數。

比方說，自我意識強烈的人犯錯，通常不是抱怨就是批評，總認為錯的是他人而非自己。此外，他們成見深，聽不進別人的話，卻只想要別人聽他講話。而為了證明別人是錯的，便會使勁辯論，甚至不惜一戰（吵架）！

要知道，最後就算你吵贏了，別人口服卻不會心服。但過程中付出的成本卻相當巨大，包括生氣、怨恨、刻意等各種負面情緒和能量，不但會傷了彼此，還會使身心緊張，更讓你處處惹人厭！佛家講「我執」，其實也是在說這件事。

破解之道：放下成見，讓生命更隨和。

為何虛懷若谷的人，反而讓人尊敬和喜愛呢？因為他們總是願意傾聽，而不隨便批評和辯論。當你開始多聽多做，少發表個人主觀意見，反而能贏得更多尊敬和友誼，因為我執的那道高牆已經倒下，你會自然地和大家站在同一邊。如此便能大幅降低人際衝突，創造出良好的人際氛圍。

4.相當在意旁人言語和看法，負面能量指數：☆☆☆☆

走在路上，不小心聽到同事在講你的壞話，你是否感到火冒三丈呢？換個場景，當聽到上司在誇獎你，你是否就高興得如癡如醉呢？

假如以上皆是，代表你的心很容易被外在環境給支配！而當你越在乎他人看法，甚至無時無刻地在思考「別人究竟怎麼看我？」不但會無端生出許多壓力，心情也越容易波動，或憂或愁，或喜或怒，漸漸地，焦慮和不安佔滿整顆心，再也不得安寧。

除此之外，過度在意他人想法，就像是種強迫症，越去想會讓人越焦躁！

這種導致心情不斷起伏的負面能量，會連帶拉低整個身心水平，幾乎每個自律神經患者都帶有這種特質。在這裡也要提醒正在抗戰的患者，當你生病後，旁人的眼光和面臨的壓力只會更大，假如你仍執迷不悟地鑽在這個死胡同上，會因為身心惡性循環，而大大影響康復進度喔！所以必須學會轉變心念才行。

破解之道：找回屬於你的生命意義和自信！

會這麼執著於他人觀感，往往來自於自信不夠而產生的自卑，這種自卑，會使你很在意他人的評價。

正所謂天生我才必有用！其實你只要活出屬於自己的生命意義，發掘出自己與眾不同的優點，就會逐漸充滿自信，這種自信能夠讓你意志堅定，並且熱愛自己的生命。下次再遇到閒言閒語時，不但心情能不受影響，還能冷靜的擷取他人良好建議，更加精進喔！

5.容易鑽牛角尖和想太多，負面能量指數：☆☆☆

許多自律神經患者都有被人說「不要想太多」，或是「你很容易鑽牛角尖」的經驗。我相信書前的你也不知道多少次喊冤：「我並沒有想太多！這些病痛本來就真實存在，只是檢查不出來啊！」然後便卡在「沒人懂我」的負面情緒中不斷打轉。

客觀來說，「想太多」確實是不少自律神經患者的人格特質，而這種杞人憂天所帶來的焦慮，也會對自律神經的運作產生負面影響，所以旁人說的話，也並非子虛烏有。

當然在生病後，身體的病痛是真實而難以為外人所體會的，並不是「想太多」！只是因為現代醫學無法檢測出這種非器質性病變的痛苦，總讓他人誤解，使我們更加跳到黃河洗不清了。

破解之道：盡力了，順其自然就好！

同樣身為患者，我知道你不是在無病呻吟，而是真的很渴求找回健康！但無時無刻都執著於病痛上，這樣是無濟於康復的喔！你應該學會轉移目標，試著關注病痛外的其他事情。此外，在做事心態上，只要盡力，一切就順其自然，這樣便能放下許多憑空想出來的煩惱喔！

6.總喜歡抱怨和批評，負面能量指數：☆☆☆☆

我想無論是誰發出抱怨和批評，總會使周遭氣氛瞬間緊張和不愉快吧！

原因是抱怨和批評是種會刺激交感神經緊張的負面能量。這種負面能量一旦散發出去，會形成壓力圈，使周遭的人因感染到你的負面情緒或緊繃或不悅，甚至跟著生起氣來！這對於自己和他人的身心能量皆會有不良影響，可以說是損人不利己。

你也是個愛抱怨和批評的人嗎？小心變成人人眼中的討厭鬼喔！

破解之道：凡事往好處看！

要知道世間的萬事萬物都有一體多面的特質，就看人的心如何去看待。常抱怨和批評的人，看到的總是缺陷和負面那一面。只要你學著往好處想，並看到對方的優點，讚美將取代抱怨和批評，讓整個氣氛因你而愉快起來喔！

7.大小事都愛爭輸贏，負面能量指數：☆☆☆☆

想像你有個同事，雖然能力和待人都不差，但從職場、家庭、感情甚至外表，凡事總想和你做輸贏比較，這樣的同事，是否讓你備感壓力呢？

常言道，「人比人，氣死人」。這句話其實並不誇張，因為具競爭和侵略型特質的人們，不但會使旁人緊張戒備，還會經常地演變成明爭暗鬥、爾虞我詐，這些都是會對身心產生負面影響的壓力根源。不諱言，因壓力引起自律神經失調的朋友幾乎都是愛比較的競爭型人格。

破解之道：透過超越自我來提升生命意義！

證嚴法師曾說過：快樂不是擁有的多，而是計較的少。不比較，生活簡單又幸福。不計較，心中快樂無煩惱。

當你不去和他人比較，不但能大幅降低對自己的壓力，也同時在減輕對周遭所造成的負面壓力，這不是功德一件嗎？當然不是要你就此過著消極無目的的人生，反而要更積極的超越自己，如此一來生命意義將不斷聚焦在自我提升！再也不需要透過「幹掉他人」來滿足自我了。

8. 工作狂與大忙人，負面能量指數：☆☆

滿滿的行程表、不斷奔波各種交際應酬、把大小事情都一肩扛，彷彿越忙碌人生才越有意義，卻不知道有多少人忙到後來不但一片茫然，還賠上了健康。你也是這種工作狂或大忙人嗎？

小心了！忙碌所帶來的壓力短期間，也許不會讓你感到有什麼問題，那是因為身體還有本錢來調適你緊湊的生活步調。但就像溫水煮青蛙般，一旦壓力達到沸點，不但自律神經機能有可能瞬間崩壞，癌症、心臟病、憂鬱症、過勞死的中獎機率也會大幅提升！就像許多工商鉅子、明星和政客，直到忙過頭燒壞身心，想贖回健康，卻總是千金不換了。

破解之道：學習放鬆並找到自己真正想做的事！

忙碌確實可以讓生活充實，但卻有不少人忙到最後仍是一場空，這是為什麼呢？是因為你根本就沒忙對事情！

不斷讓自己忙碌，只是突顯出自己無法實現生命價值的焦慮感。所以，去找出自己真正想要實現的人生價值吧！一個就很夠了！如此不但能忙得有意義，也能因為過程中的愉快和成就感兼顧身心健康。

就像李國修老師所說：「人，一輩子做好一件事情就功德圓滿了！」最後，再忙碌之餘請記得適時安排休閒放鬆身心喔！

9.莫當急驚風！負面能量指數：☆☆☆

凡事容易急躁的個性，在交感神經虛性亢奮的患者中最常見。若你每每遇事容易急躁和緊張，那就像隨時都在面對「火災或緊急事件」一樣，必須不斷催動交感神經全力逃跑或戰鬥的功能。相信不用多久，自律神經不但會被你玩壞，連身體能量也會被你不斷空耗，真的有可能急出一身病來。

破解之道：凡事冷靜、專心、慢慢來！

下次在面對一件事時，先讓自己冷靜下來，便容易找出最佳處理方法。接著讓自己專心無二，便能達到最佳的做事效率。有了這兩個基礎之後，你便可以從容不迫地完成事情。如此不但能夠放鬆，還能減少身心的能量消耗。

10. 多愁善感的特質，負面能量指數：☆☆☆☆

上面所提，大多屬於壓力製造型的人格，而壓力是自律神經失調的根源之一。至於多愁善感，則是種會不斷製造負面情緒、情感脆弱的人格。一旦身體堆積過多的情緒垃圾，不但容易導致各種身心疾病，旁人也會漸漸離你而去。

多愁善感的人們，常因一些小事或是挫折感到沮喪、難過，搞得自己整天愁容滿面，被烏雲佔據整個心情。長久下來，人會因為持續性的低潮悲觀甚至憂鬱，自律神經的活躍度也會下降。而當自律神經機能低下時，整個身心能量也會衰減，最後不只是自律神經失調，也很容易導致憂鬱症。

破解之道：樂觀的面對每一件事！

多愁善感的解藥是樂觀面對每件事。如何做到呢？「告訴自己比上不足，比下有餘，所以要樂觀」或是「努力把事情看輕看淡」，不過喵老大認為這些都是比較消極的轉念，成效不會很好。

喵老大推薦的積極做法是，去找出某項有意義的工作或興趣並熱血投入！你會發現一旦投入其中，想做好這件事都猶恐不及了，哪來多愁善感的機會呀！

就像喵老大一旦熱血在念中醫時，任何不愉快的事情，就像過眼雲煙般眨眼即逝。因為我滿腦子沉浸在「完成一件事」的快樂中，會自動忽視不愉快的情緒，自然達到對生命的樂觀。所以親愛的朋友，快找到能讓你熱血的興趣吧！

第二章 心理素質完全強化！

讓我們想像有兩個病情類似的自律神經患者，在治療過程中的某天，突然面臨症狀波動，比方說失眠和腹瀉加重。

其中一個患者告訴自己：「這只是治療過程的過渡症狀，我的心情可不能隨身體 down 下去！要樂觀才行。有了！我倒不如利用這一兩天空檔好好整理一下心情，等症狀過了之後再重新出發。」

而另一個患者卻把自己關在房間裡不斷胡思亂想：「唉唷！我想我一定是退步了怎麼辦？該換醫師了嗎？還是我又吃壞肚子了？沒有啊！我明明很注意飲食的。我好怕我一輩子就這樣，永遠好不了……」然後就陷入惡性思維中無法跳脫。

自律神經疾病不管有沒有接受治療，都具備有症狀波動的特性。每當遇到症狀起伏時，前者總是樂觀堅強，相信這只是康復中必經的過渡症狀，其實自己一直在進步！後者卻一再地悲觀沮喪，認為病情退步，深怕自己永遠無法康復。相信大家都看得出來，誰會比較快康復！

而在這之中扮演康復關鍵的便是心理素質。

生病就像打仗，能遇見良醫施予正確治療，就像得到最精銳的勇士，以及最精良的裝備幫助。心理素質則像是主帥的角色，心理素質強健的患者，就像有個英明善戰的主帥，能把現有資源發揮最大效能，奪關斬將，加快康復的腳步。而心理素質差的患者，即使擁有良醫和良藥的協助，也會因為主帥的昏庸怯懦，造成整體士氣下降而累垮三軍，最終無功而返。

所以說，心理素質的強弱對任何疾病的康復皆會有所影響，而對於自律神經的患者更是如此。因為，自律神經疾病本身就是涵蓋身心範疇的疾病，所以心理因素在康復過程中所佔的權重又更大。

最後要告訴各位讀者朋友：良醫和良藥，可遇不可求，而施予專業有效的治療也是醫師的份內事，我們只要選好醫師，好好信賴並配合醫囑就對了。但心理素質卻是屬於我們患者的功課，得靠我們自己的努力。

想趕快康復嗎？以下提供六大絕招幫助你強化抗病所需的心理素質，練成後你也可以讓康復變得勢如破竹喔！

第一招　正確認識疾病，症狀有起伏未必是退步！

在前面喵老大已經提到，自律神經失調的特性就是不管你好轉、惡化或是放著不管，過程中幾乎都逃不了症狀的波動。

假如你的心情就這樣被症狀牽著鼻子走，跟著一起做亂，那別說想好好靜下來工作或者戰勝疾病了，只怕病情還會更加惡化！所以，我們必須先認識到一件事，那就是自律神經的病情變化，並不等於病情惡化，心情不要輕易被影響。

治療過程中，病情起伏的原因可以有很多，比方說感冒、好轉反應、適應環境變化、適應壓力和情緒以及真正的退步。先講感冒，生過病的朋友會發現到，在自律神經失調後，連身體抵抗力和體力也會跟著下降。

此時因為身體已湊不出兵力來有效抵抗外感，這時候感冒症狀不但不明顯，病毒也容易入侵到失調的自律神經區塊，導致全身症狀更加劇烈。除此之外，已經衰弱的神經系統，因為仍然要扛起調節身體對付外感的重責大任，在自顧不暇的情況下，更顯得手忙腳亂，也因此會產生許多症狀。

喵老大在這一年康復的過程中，感冒起碼超過二十次。包括呼吸不順、心悸心慌、全身發冷、胃絞痛、眼睛乾澀都曾出現過，而並非正常人感冒所出現的頭痛、發燒、流鼻水，這都是因為身體抵抗力不足。

我也曾沮喪的以為自己又退步了，但在良醫細心察覺脈象並治癒感冒後，這些看似「自律神經退步的症狀」也一併消失。這有點像是想要摧毀你心理素質的「幻惑」，很多患者都會落入這個陷阱爬不起來，所以在懷疑自己退步前，請先排除感冒因素再說！

狀況二，是脈象（身體實際狀況）好轉，但整個人卻感覺更多不舒服，特別對於自律神經這種內傷疾病，治療對了，過程中幾乎都會遇到排病反應或是身體自癒的調整過程。

遇到這種狀況請信任你的醫師，要是明明好轉卻在那裡垂頭喪氣，進步成果也會大打折扣的！而身體的波動大概在幾天內就會消失。當然不可否認的也有症狀減緩，但整體脈象變差的可能，所以不要把身體對症狀的自覺看得太重，放心給醫師治療就對了。

狀況三，天氣轉換、面臨新的環境或者是面對壓力和情緒變化，這些原本都是自律神經，負責調整身體適應環境的主要功能。如今自律神經功能或紊亂或低下，運作起來當然很「費力勉強」！而且會造成更多不適。

就像一台老舊的冷氣啟動當然還能吹，不但冷卻效能差，而且還會產生噪音和耗電般。因為這些因子造成的症狀波動，待自律神經奮力處理完後，也會漸漸平息下來。

所以親愛的朋友，下次在遇到狀況更差時，請別急著沮喪和放棄。想大哭還是大鬧，請先排除完筆者上面所提的三項再說。個人經驗是，在遇見良醫並從瀕死狀態治療到現在快康復，我沒有遇過真正的病情退步！都是短暫的過渡症狀，可能是感冒、好轉或季節變化，兩三天就消失了。

好吧！就算病情真的不進而退，也是在通知你可能需要換醫師或是改變生活型態，未嘗也不是件好事。總之，自律神經的患者，千萬不要因為症狀的波動，而讓心靈跟著被打倒喔！

第二招　學會自我感覺良好！

喵老大常常打趣的告訴病友：「台上那些政府官員們，應該向我們這群患者看齊，學會自我感覺不好！這樣才能不斷檢討和改進。而我們應該向政府官員們致敬，因為他們自我感覺良好的精神，可是自律神經患者的一大康復絕招，一旦學會了，能讓你消除過程中病痛對生活的干擾，還能好更快哩！」

「頭痛了」、「怎麼又是脹氣」、「我總感覺更不舒服哩」。

自律神經患者的症狀千奇百怪且層出不窮，所以總是東唉西唉，時時處在「自我感覺不好」的情緒中。當然不可否定的是，自律神經患者確實存在，這種旁人難以理解的病痛，但滿腦子都被這些病痛佔據對於病情，是沒有任何幫助的！

因此，喵老大的建議是，確認自己是自律神經的問題後，就不要在沉溺於這些病痛和呻吟，整天只活在這些不適症狀中。一定要學會「自我感覺良好」，樂觀面對病情。至於剩下的部分，就放心交給醫師治療，並且積極搭配康復的四環功課：運動、作息調整、改變個性思維和找回生活意義，這樣才好得快喔！

第三招　利用最壞情境法找到信心和樂觀！

喵老大是寫到昏頭轉向了嗎？樂觀和最壞情境，這兩種互相矛盾的東西，怎麼會放在一起呢？不！這一招是我建構心理素質的私房絕招！特別是對於自律神經失調越嚴重的患者越好用。因為嚴重型的患者，對環境變化的適應力相當弱，外界稍稍一刺激，就容易導致全身大發作。所以不做好心理建設，要打倒恐懼，要談樂觀是很難的。

對於這些患者朋友們，請不要怕！你要勇敢地去瞭解身體目前狀況，然後設想最壞情境並先做好準備，如此才能無後顧之憂。要是什麼都沒做，不但容易踢到危險狀況，而且一旦爆發起來，束手無策的恐懼將導致身心更加受創。

就拿喵老大為例，我一開始體力極差，連搭車或密閉空間都會發作，實際瀕死感就發作過好幾次。所以總是會做好臨時下站和保持基本體力的準備，如此我便能放心去做該做的事，並且把真正遇到危險的傷害降到最低。

也像是走高空纜繩，當事先在下面佈置好安全網，能讓你更放心去挑戰。而當你做好最壞情境打算時，便能趨避發作風險，放下恐懼，展現出完整的抗病信心！畢竟連最壞情境都準備好了，還有啥好怕的！

最後在這種心理建設下，便容易用積極樂觀的態度來面對這場大戰，讓心理素質再一次得到強化。而喵老大也拜這招所賜，成功避免掉好幾次送救護車或急診的緊急狀況，並且能夠一直積極樂觀的抗病而不倒下。

第四招　善用回饋法則

以上都是直接去強化心理素質。而除了直接提升心理素質外，當然還有一招叫「旁敲側擊」！怎麼做呢？我們可以善用康復心法循環圖，透過醫藥、運動、生活意義，來回饋和灌溉心理素質，間接達成強化心理素質的目的喔！

就先拿運動來說好了，在有恆和強度足夠的前提下，你會發現運動後，身心不但會感到樂觀愉快，而且還能得到成就感，這種樂觀和信心，便能持續回饋和強化我們的心理素質。

醫藥對心理素質的回饋作用，在於醫者最好能在患者陷入低潮時，給予適度的鼓勵！讓患者雖然愁眉苦臉的進診所，卻能滿懷信心的離開，堅強地度過每個難關！當然，這部分是醫者的功課，而如何挑到德術兼備的良醫，請看後頭「十分鐘教你看對中醫」一文。

至於重建社會能力和生活意義的概念，我們在下一篇才會提，內容是如何重建社會能力，並找到屬於自己的生命意義。

比方說，原本無法搭飛機的，現在能夠搭乘。原本無法聊天聚餐的，現在卻能夠做到。重新完成一件因生病而做不到的事，甚至活出比生病前更強的生命意義感，這些都可以提高自信，也強化心理素質！

此外，病人間的互相鼓勵和並肩作戰，也就是即將提到的社團療法，也能讓你不再孤軍奮戰。以上，只要你願意去做，都能間接強化心理素質！

第五招　轉移目標法

心理素質就像一道守護身心的城牆，你可以選擇強化守備工事（最壞情境下的積極樂觀），可以請求援軍支援（回饋法則），還可以用調虎離山之計來虛晃病魔，而這就是所謂的轉移目標法。這招在病魔（症狀）突然發動侵襲（惡化）時，常能發揮效果，並穩定信心和情緒。

比方說，你可以把症狀波動的低潮狀態，當成一種「難得的放假」，就像正常人感冒需要休息一樣，利用這段時間做些以前想做卻又一直沒做的事、看些一直想看的書或電視劇、寫點日記抒發心情或者靜下來調整自己的身心，方法可以五花八門，總之就是轉移面臨低潮的注意力，試圖讓心情不受影響。

積極一點，你還可以把症狀波動，當成是一種抗壓性測試，只要撐過這段低潮，便鼓勵自己的勇氣，這也是不錯的回饋。總之請記住，你的身心是並肩作戰的，身體病了，心理更要勇敢堅持，這樣才能分散身體抗病的壓力！

第六招　對病情態度過於積極或消極都不好

「我每天做了這麼多復健，怎麼還好的這麼慢呢？看來我要更拼命才是！」

「這場病，已搞得我身心俱疲，我對康復感到無限絕望……」

上面兩種偏差心態，你也曾經有過嗎？我想對病情態度過於積極或消極都不好，而這是喵老大在這篇結束前要提醒大家的事情。

對病情過度積極的患者，會因為求好心切而給自己帶來「康復的壓力」。適度壓力當然是正面的，但過度的康復壓力不但無助於病情，還會因為「期望越大，失望也越大」，反過來傷到身心，因為生這種病即使得到良好治療，康復也並非一蹴可幾的。

有趣的是，通常積極進取人格會罹患自律神經失調就是因為壓力太大而造成的，所以，既然生病了，就請不要再給自己過度的壓力，好好放慢腳步，「難得糊塗一下」也不錯喔！

對病情過度消極的患者，會在各種病痛折磨中逐漸放棄對康復的動力。這種悲觀和絕望的心理狀態，不但會使心理素質的城牆垮下，也會因為對運動、藥物、社會、心理的消極進行，而陷入惡性循環的迴圈中，最後甚至放棄治療，逐漸放棄康復意志。這種患者就算遇到再高明的醫師，也是束手無策。有道是「相由心生」，就連你自己都不想康復，又怎麼可能會有康復的一天呢？

我想這兩種類型的人格，需要的心態解藥正是對方過度之處。比方說過度積極的朋友應該試著轉移目標，不要把思緒都鎖在抗病身上，也不要急於求好，有時候消極一點，放鬆一點，或許會好得更快哩！而過度消極的朋友需要的則是要培養「我一定要康復」的鬥志！

既然這是生命的考驗，就不要逃避，讓我們勇敢戰勝它吧！

我的個性與心理素質修練量表

項目	尚未開始	偶爾做到	完全達成
我不會過分苛求自己，做事能腳踏實地	0分	3分	6分

別人想法和我不同，我能夠尊重包容	0分	3分	6分
我能不被旁人言語影響心情	0分	3分	6分
我能夠隨遇而安，不會老是抱怨	0分	3分	6分
不會動不動就想說服或與他人辯論	0分	3分	6分
凡事都能看到美好的一面	0分	3分	6分
我不刻意與他人比較競爭	0分	3分	6分
小事情能不和人計較	0分	3分	6分
我懂得為自己安排休閒放鬆時間	0分	3分	6分
我能夠冷靜的面對及處理事情	0分	3分	6分
面對病痛時我懂得如何轉移目標	0分	4分	8分
我能夠信任醫師並積極配合醫囑	0分	4分	8分
在面對病情波動時我能保持樂觀	0分	4分	8分
面對親友的不諒解我能平心以對	0分	4分	8分
我願意相信身體，我一定能康復	0分	4分	8分

第一次評量　日期＿＿＿＿　記錄＿＿＿＿分

第二次評量　日期＿＿＿＿記錄＿＿＿分

第三次評量　日期＿＿＿＿記錄＿＿＿分

80分以上 達人級，恭喜你成功達成修練!!

60～80分 專家級，你的努力已經為健康加了不少分!!

30～50分 新手級，好的開始是成功的一半，加油!!

30分以下 嫩咖級，小心這樣下去很容易生病喔!!

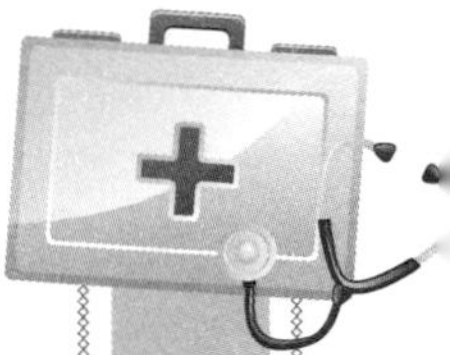

康復心法四

重建社會能力與生活意義篇

修練社會能力與生活意義心法的好處

單項修練直接效果：

1. 透過抗壓性的修練，能讓你在面對社會各種壓力時能處之泰然。
2. 生活意義感的提升能帶來信心以及對事物的積極樂觀。
3. 實行社會能力以及充實生活意義皆有助於自律神經機能的訓練。

康復技能加成：

1. 藉由實行社會能力，能實際幫助自己修正過去不良的生活習慣。
2. 在充實生活意義的同時，能夠同時強化心理素質和正向思維能力。

3. 透過重回社會與生活實踐，能評估並驗收醫藥的療效。

從其他心法得到的支援：

1. 改變會帶來壓力和緊張的交感習慣，將為你帶來好人緣，提升社會人格。
2. 學會正向思維和加強心理素質都能使你更容易立足於社會。
3. 當醫藥解除不適症狀，你的社交與環境適應力會得到修復和強化。

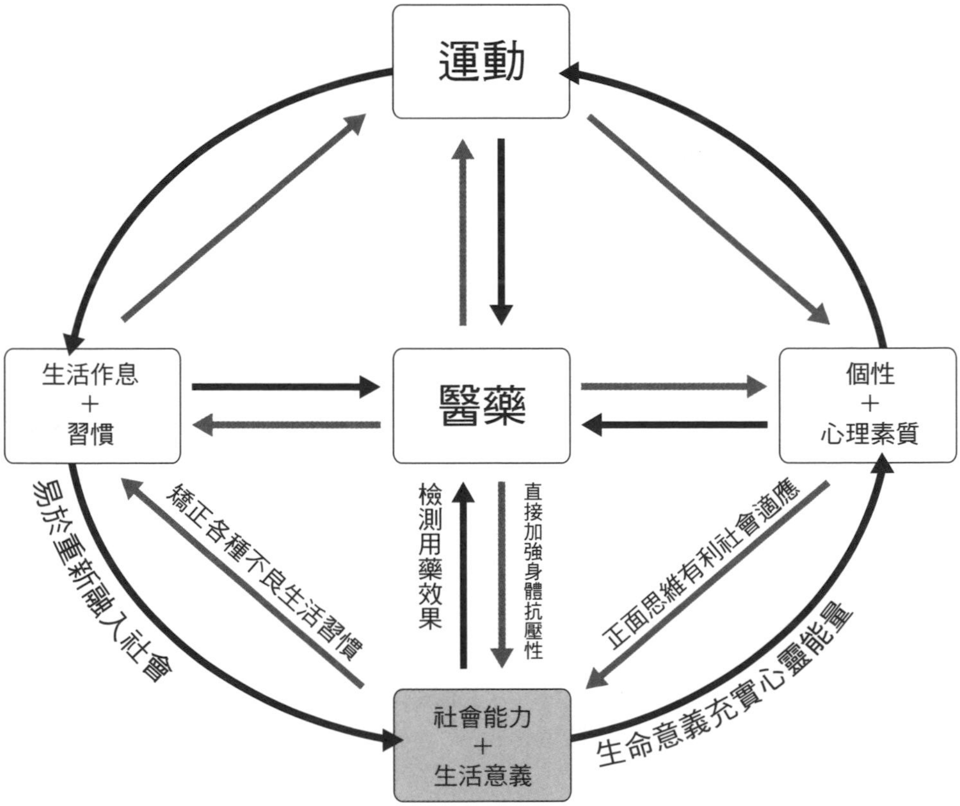

生病就像是生命中的休息站，讓我們能夠停下腳步，調整自己的身心狀況，並且重新出發。但對不少自律神經患者而言，這個休息站卻是個充滿迷霧和漆黑的深淵，孤獨和恐懼，造成許多患者迷失在此，再也無法回到人生跑道上。

如何從深淵爬起並重回人生跑道，便是喵老大在這個康復心法所要著墨的「重建社會能力」，此外還要透過「實現生命意義」來找回身心健康，活得更精彩！

關於重建社會能力的題材，坊間健康書籍較少關注，但以喵老大七年抗病心得總結，卻認為這是極為重要的關卡。就好比絕世神功的最後突破關鍵，唯有過了這關，你所做的努力包括運動、生活習慣、心理素質和用藥等才能匯聚而成，並收全功。

下面將分別介紹四大抗病絕招：包括如何逆轉生病後的惡性循環，讓你進入正向的身心回饋。如何控管壓力和降低慾望，讓你學會樂活人生。如何透過實現生命意義來重新踏入社會，並回饋身心素質。最後是介紹團體療法，讓你得到眾人的支持與力量，不用再孤單抗病！

相信良好的醫師與用藥，再搭配患者的四項康復心法：運動、生活習慣調整、轉變個性和思維以及本篇所要談的社會能力與生命意義。你不但能重回人生軌道上，還會因為這段「特別的旅程」，活得比一般人更精彩！

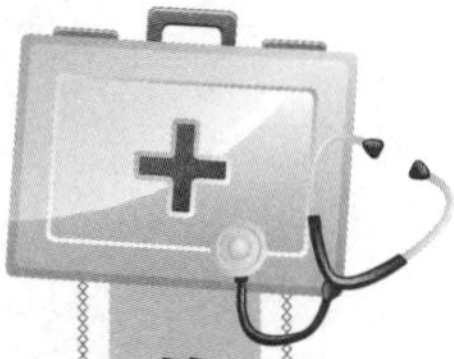

第一章 逆轉生病後的惡性循環！

骨牌式的連鎖崩壞！

相信自律神經患者在原本的生活環境中，就已經面對不少壓力。

如今生病了，不但無法喘口氣，還得多扛下來自各個層面的「生病」壓力。而最夢魘的地方便在於，當你的病情愈嚴重，身體抗壓性將只會更差，但每天所要面臨的壓力卻是不減反升！導致惡性循環更加殘酷，對身心靈以及各個社會層面都產生負面影響！

最後，從職場、家庭、生理、心理、經濟……就像接連倒下的骨牌般，再也無法遏止，這也是自律神經失調的可怕之處。

那麼，何謂骨牌式的連鎖崩壞？

打個比方，一開始你可能只是出現失眠和心悸的症狀，總使你上班沒精神甚至是遲到早退，然後被上司罵到臭頭，並且面臨同事的眼光與深沉的自責感，於是，職場的骨牌倒下。

在身體與職場不如意的雙重打擊下，你的情緒也跟著終日不安與沮喪，而負面的情緒又再次影響到身體，加重原本的失眠和心悸問題，甚至叢生出更多惱人症狀。以上便是社會層面反過來影響到身心層面，惡性循環已然現形。

到此為止？沒這麼簡單！只要你還沒能遇到良醫，或是下定決心改變自己，危機的態勢就只會持續升高。

在身心骨牌接連倒下後，也因為周遭親友無法諒解「你所生的病」，人際關係開始浮現衝突或是冷淡，特別是在這個最需要關懷的時刻，無疑是雪上加霜。若持續無法跳脫這個惡性循環，到最後可能連工作也丟了，不但陷入經濟困境，同時也會加重親友的不諒解與社會異樣眼光。在社會與人際骨牌的倒下後，更加侵蝕你那已經殘破不堪的身心狀況。

最可怕的是，假如你還沒做出改變，這個骨牌將會無止盡地破壞下去……到最後真有可能，身體病了，心理也跟著生病，最後甚至喪失所有社會能力和生活能力。

以上故事，我深信自律神經失調越嚴重的患者越能夠感同身受。

「那麼，掉入這個可怕的惡性循環中，難道就一輩子無法翻身嗎？」

這點就請讀者放心了，因為在接下來的文章喵老大將要分享，除了遇見良醫讓自己快點康復，還有什麼方法可以遏止這個骨牌崩潰，甚至轉換惡性為正向循環，最後「逆、轉、勝」！

破解惡性循環的必勝絕招

究竟要如何破解這個惡性循環呢？首先，我們拆成三個步驟來看，分別是冷靜分析，逐一突破，以及轉化惡性為正向循環。

第一步，請先讓焦躁不安的你冷靜下來，給自己半小時也好，暫時拋開病痛和種種負面情緒，就像兵棋推演或商戰，把它當成即將面臨的一場人生重大戰役，冷靜客觀的分析自己目前的狀態和處境。

在這一步中，你要省視並試圖找出可能造成的生病原因，比方說壓力、混亂的作息，還是心理因素，當然原因很可能不只一項。接著，你要找出手上可能的「抗病資源」以及「保護傘」，比方說有人經濟充裕，有人擁有的則是能體諒你的家庭，用心找一定會有的！然後，冷靜的考慮各種「最壞情境」，比方開車時曾經發作呼吸困難，有可能因為生病而面臨失業危機等。

我相信進行兵推將有利於狀況發生時，能迅速有效地把傷害降至最低。畢竟，「最壞狀況都想好了還怕什麼？」如此便能建構信心來樂觀抗病。

最後，拿出勇氣和決心，告訴自己，我已經準備好要抗病了！

第二步就是逐一突破惡性循環。必須先提到的是，對於喪失生活和工作能力的重症患者，一定要先找到能讓你病情起色的良醫，因為嚴重混亂的自律神經，已不太可能自動復原，所以有效的醫藥是必須的！（關於這點可以參考本書十分鐘教你看對中醫一文），至於病情輕微的患者，可以單靠自己的意志和努力來打贏這場仗。

而良好的醫藥，便是終止惡性循環的首要關鍵。因為自律神經患者側重於生理病因，只要身體漸漸康復，病情也必定好轉。

然後是「以強攻弱」！就像諾曼地大登陸般，找出你現有的優勢資源（比方說充裕的經濟、家庭支持、樂觀的個性），切入並且止住惡性循環，接下來運用這些優勢爭取更多時間或資源反攻。

好比說為自己安排更多休息時間，積極接受治療，以及騰出時間做好患者四大功課：運動、作息調整、轉變個性以及生活意義。只要善用手上資源再加上自己的決心，將為你帶來更多優勢，逐一收復健康！

那反攻的首要目標在何處呢？那便是造成你自律神經失調的根源！

平時充滿壓力，總是戰戰兢兢的朋友，要改變自己的壓力生活。作息紊亂的朋友，請優先調整作息。情緒創傷的朋友，請找到問題根源，以一顆寬容慈悲的心把它解決並放下。若能順利解決根源問題，雖不能保證就此康復，但有助於停止惡性循環，並協助正向循環的建立。

第三步，我們要開始逆轉惡性循環為正向循環。

比方說，原本的你因為罹病而喪失工作能力，但在獲得治療並逐漸恢復後，你就要乘勝追擊，開始找工作。一開始，哪怕只是先兼個小差都很值得鼓勵。

要知道工作不只為你帶來金錢報酬，更帶來生命意義，讓你活得更有自信。而這種意義感將回饋到身心素質的提升，身心一旦更佳強壯，甚至能開始挑戰正職工作，增加自己的成就感，在良好醫藥的搭配下，也許自律神經便在不自覺中康復了。

惡性循環轉換成正向循環的關鍵，其實就只在於你的「一個念頭、一個決心」！只要你願意勇敢跨出去，這場病便開始由你主導何時康復！

最後，結合這三步，相信生病所引起的再大危機或是惡性循環，都有機會逐一化解，並走出光明人生。倘若你認為以上的說服力還不夠，沒關係，接下來便由喵老大親自展示，我如何戰勝生病過程中，惡性循環的夢魘，並找到康復之路。

喵老大的實戰記錄──「從絕望到康復的奮鬥」！

我想由我來分享實戰記錄是再恰當也不過，從數度面臨生死關頭到康復，喵老大絕對是最有立場分享抗病經驗的患者。我也相信每位自律神經患者們，或多或少都也曾面臨過這種「骨牌式的連鎖破壞」，希望藉此告訴同樣正在奮戰的病友，絕對不要輕言放棄，這病一定會好的！

生病長達七年，我在人生最黃金的時光遭逢最惡劣的危機，就像在進行一場堅苦的抗戰，從一開始身體忽然被全面攻陷，全力奮戰數年卻無助於病情好轉，一次次的信心危機（遲遲遇不到良醫而不斷發作），直到轉機出現（遇見良醫），並且開始逆轉戰局（對症下藥），在重新振作後大反攻（透過醫藥和自我決心，打破惡性循環），最後終於邁向康復。

在尚未遇見良醫和轉機的前三年，我所能做的只是，盡全力去遏止生病所產生的各種骨牌效應。其中包括：無法正常念書上課而學科被當、因生病和大學生活的隔絕、同學的疏遠、家人的不諒解、藥石罔效的徬徨和無助、花光所有積蓄在尋醫上，當然還得隨時承受全身上下數十種病痛。

只是，我始終守住一道關卡，這面屹立不搖的骨牌便是心理素質。

「我只要還有一口氣在，就絕不向病魔認輸投降！」

所以在狀況最差的頭三年，即使每天過著要死不活的生活，我卻未曾放棄過自己，所以上面種種壓力始終沒釀成惡性循環。

就這樣把戰線拉長到大四結束，我不斷的爭取時間和資源積極治療，病情卻像無底洞般看不見一絲曙光。壓力，卻隨著時間流逝更加沉重。和家人的衝突，兵單的報到，畢業的壓力，重點是遙遙無期的康復之日。最後再加上，那個夏天的嚴重大發作，讓一切都付諸流水，幾乎都快把我的求生意志給摧毀殆盡。

好在，還是咬牙撐住了，因為深信天底下一定存在著能治癒我的良醫，我必須熬過目前的絕望深淵，等待戰局轉捩點。

幾個月後，台東之行開啟了大轉機，（詳細部分請看拙著《當台大人遇見通靈人》）。雖然處境仍然極度惡劣，但在重新振作後，我決定「賭上全部生命和時間來成就一件事」，那就是「出書」！十個月後，我終於完成這本書，雖然對於病情仍無幫助，但我卻遇見更多人們，並換取家人的體諒。

又過了一年，我終於遇見了良醫，但手上資源也幾乎用盡。在身體漸漸好轉的過程，我決定好好把握機會，逆轉整個戰局！

經濟上，由於家裡只給最基本的生活費。但隨著我的體力逐漸恢復，馬上接下家教，終於打破了經濟的惡性循環。畢竟有了錢，才能長期支持抗病所需。

接下來，喵老大開設病友專屬的社團和部落格，號召更多同樣生病的朋友一同抗病，不僅交流經驗，也建立了一個能互相關心和體諒的「家庭」，甚至定期舉辦板聚和板遊，協助大家重建因病失去的社會人際以及生活意義。

最後，就是積極進行四大康復心法：運動、生活習慣、轉變個性思維，以及找回生活意義來加快康復的腳步。原本的惡性循環和絕望，現在看來已被我逆轉成良性循環，而且我還活得比還沒生病時更快樂，更有意義呢！

我相信連喵老大這種病情複雜嚴重、病程漫長的患者都能成功打破惡性循環，找到康復之路。只要你願意下決心改變自己，給予自己康復的信念，一定也會有好結局的，在此祝福各位病友囉！

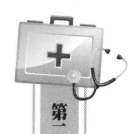

第二章　轉化壓力為助力的幾大妙招！

常聽到農業時代的長輩在說：「現代的年輕人不耐操、抗壓性差、身體也大不如從前！想起我們那個年代物質和工作環境都更惡劣，還不是打拚過來！才沒聽過什麼自律神經失調、失眠、憂鬱症哩！唉呀！真是一代不如一代。」

長輩們說的是實話，三、四十年前的台灣，確實是鮮少聽聞這些文明病的，特別是自律神經疾病。然而，我們卻不是因為身體或心理素質變差，而是因整個為社會的快速進步，造就這個讓人不得喘息的「壓力地帶」。

久而久之，便超出身體所能承受的壓力極限，導致自律神經被操壞，由此便衍生出各種難治怪病，統稱為「文明病」。

現代台灣人的體質，自律神經可以說自小就被操到一個極致。

從家庭教育中的打、罵、唸，身體都還沒發育，就得背起沉重書包開始投入升學戰爭，好不容易從大學畢業。卻是22k、不斷加班、升遷、結婚生子等壓力無時無刻的環伺著，恐怕直到老死，都沒有喘息的機會。

所以，學會處理壓力，絕對是現代人類所必須上的一門課。特別是對於自律神經患者，因為，壓力與自律神經有著密不可分的關係。

那麼，我們究竟如何妥善處理每天的高張壓力，卻又能兼顧人生的價值實現呢？接下來喵老大便以三大招式：學會控管壓力進出、提高身心抗壓性，以及轉化壓力為正面能量，來與各位分享。

第一招 控管壓力的秘訣

壓力控管就像水匝口般，我們必須一面讓適度的壓力流入（否則什麼事都不用幹了），另一面又得充分釋放這些壓力，不然累積過多的壓力，在體內勢必造成身心負擔，甚至導致生病。

古時候的人們生活單純，每天日出而做，日落而息，所以壓力少，自然也不需特別在意紓壓或是減少壓力來源。現代的都市社會則不然，幾乎無處不存在著壓力，假使我們不懂得控管壓力，「吃藥也難解」的身心病便容易找上門，所以學會控管壓力進出是第一步！

關於壓力的流入，你要先改變容易「自找壓力」的人格。比方說前面所提到的完美主義、拼命三郎或者太過在乎旁人言語的性格。當你細細檢視這些自找的壓力，你會發現有許多壓力根本就是不必要的。至於破解之道，請參考康復心法三，個性與心理素質篇。

至於外在人、事、物施加在你身上的壓力，你可以嘗試用「馭繁為簡」的精神去面對並拆解，除了把事情簡單化，還要看到事情的正面意義，這樣壓力便會大幅減少。此外，請特別注意你的「得失心」！這幾乎是造成所有壓力倍數上升的根源！試問假如對事物的得失能夠看淡，壓力又從哪來呢？

接下來提到的便是壓力的釋出，要如何紓解身上的壓力呢？最簡單見效的事就是「換個環境」。當環境改變，整個身心狀態也會改變。

就想像你處在一個壓力緊繃的會議室中，已經盯著眼前的業績折線不知多久，不時還得被老闆盯上，小心翼翼的發表意見。我想這時你一定肖想著要是能開任意門到墾丁，看湛藍的海天與曬著熱情的陽光，是多爽的一件事啊！

可見環境改變對壓力會有很大的影響。這件事其實並不難做，只怕你忙到忘記。總之，忙碌之餘多到戶外走走，不但能消除壓力，還能為你帶來工作的靈感喔！

這樣還不夠？那來試看看更積極的壓力排解法，培養良好的興趣！

當你培養出良好興趣時，便可以在過程中，不知不覺地舒發壓力，甚至得到正面意義的回饋，讓身心能量更加提升穩定。比方說彈奏樂器、下棋、寫書法、畫圖、打球都是相當好的嗜好。但要特別注意的是，不要讓興趣變成另一種求好心切的壓力喔！

當然，還有一種世人常見的壓力排解法，那便是「透過滿足慾望來解放壓力」！當然這種做法喵老大是不推薦的，在待會兒的文章，將會解釋為什麼。

最後有個重點必須補充，那就是在釋放壓力時，盡量不要造成他人的壓力！家人或好朋友也許願意當你的垃圾桶，但假如對方此刻心情或脾氣也不太好，這時候還得承受你的壓力。不但有可能傷害對方，甚至是遭到對方反彈壓力，讓你的壓力更大喔！

我相信，只要減少不必要的壓力流入體內，並且懂得適時釋放壓力，讓身心保持在一種壓力高度流動，卻又收支平衡的狀態下。你便能同時兼顧身心健康與工作的自我實現！

第二招　強化你的整體抗壓性

「有些人好像天生就不會緊張，第一次站上台，面對數百人，能直接暢所欲言，談笑風生。有些人卻連做個簡報就能讓他發抖冒汗。兩人走在路上時，突然遇到廟會放鞭炮，一個人嚇到心臟皮皮挫，趕緊摀住耳朵；另一位卻神態自若地看著熱鬧的神轎行進。」

我想你一定也曾遇過這種事，同一群人看似面臨相同壓力，卻產生大不同的身心反應，在這之中扮演關鍵角色的便是「抗壓性」。

在懂得如何減少不必要壓力的進入，以及適時排解壓力之後，接下來，我們要開始學會強化抗壓性，以提高自己的抗壓極限。因為身體內建的這份抗壓性，是和自律神經機能息息相關的。

我們首先要釐清一個觀念，那就是抗壓性不只涉及心理與社會層面，還涵蓋了生理層面。一些企業前輩常常談到現代年輕人的抗壓性不夠，其實不全然是心理層面，有一部分是身體層面的抗壓性也不比從前。

又比方說膽小，有些人是天生性格懦弱，而有些人卻是因為身體虛弱而膽小，前者需要的是心理建設，後者需要的卻是強化身體素質。

因此，我們在講抗壓性時，要同時考慮身心面向，不能只單純地要一個人學會「堅強」，懂得「吃苦」就沒事了。整個身心素質的同步提升才是強化抗壓性的關鍵。

那如何藉由提升身體素質來強化抗壓性呢？

喵老大首推運動，運動能促進自大腦、自律神經到全身細胞的活躍，在提高體力的同時，也強化了抗壓性。所以不難想見一個每天運動的陽光男孩，抗壓性必然大過每天坐在電腦前的宅男。關鍵便在於多走出戶外活動！

除此之外，正常的作息對於抗壓性的建立也相當重要。每天熬夜，三餐又不固定的人們要注意，持續這種不正常的作息，會漸漸消磨身體的抗壓性。

關於心理層面抗壓性的提升，首先要學會戰勝恐懼，要有「就算天塌下來，先被壓的也不是我，誰怕誰！」的精神。

至於喵老大最推薦的還是「強化你的心志」來提升抗壓性！這部分，可以透過技能的培養，或者社會意義的實踐來達成。因為當生命高度得到昇華，你便不容易因為一些小事而引起壓力，面對生活能夠從容自如。

比方說醫術超卓的醫師、名廚或名匠，就算他們毫無經驗，卻被要求來個即席演講，也不太會緊張。因為對生命的高度自信，能使他們免於恐懼，所以這些人的抗壓性總是很強。

最後要提到的是，自律神經失調者的身體抗壓性必然大幅下降，輕微的可能只是上台報告會心悸；嚴重的，可能連外出或搭乘交通工具都會有困難。許多人常把這種狀況，當成自己心理的抗壓性很弱，其實不然，大部分反而都是身體因素，也就是自律神經失調所引起的。

這些人只要身體一好轉，抗壓性提升，原本搭車會呼吸困難的，又自然能恢復搭車了！不太需要刻意做心理輔導，因為你本來就行的！只是因為生病而暫時失去抗壓性才會這樣。

所以，自律神經失調而導致身體抗壓性變差的朋友，要搭配良好的醫藥和復健，先搞定你的自律神經，才能有效提振自己的抗壓能力。

第三招 轉換壓力為正面能量

壓力就像兩面刃，過度的壓力確實會壓垮身心，但適度的壓力卻有助於提升做事效率。

除此之外，相同壓力還會因為每個人面對的態度不同而對身心產生不同的影響。比方說同樣一個任務，有些人樂觀接受挑戰，有些人卻是用埋怨和痛苦的態度來面對。可以想見，在相同壓力級數下，不同的「心念和態度」，將對身心產生截然不同的回饋。

我們在上面已經學會了控管壓力以及提高抗壓性，最後便是高級技巧，學會「轉換壓力為助力」，讓壓力為我所用，並且對身心產生正向回饋！

比較消極簡單的方法是，想到還有人比我更差，處境更艱難，他們都能熬過來了，我這點壓力算什麼呀！這叫「比上不足，比下有餘」。當你這麼想，比較能夠跳脫「不幸與悲觀」的思維，同時也能去除部分恐懼帶來的負面身心能量。

但喵老大推薦的則是積極樂觀的壓力轉換法，「遊戲人生」！就是把人生各種情境當成玩遊戲，而你身為主人翁，正在享受練功打怪的樂趣！

相信每位讀者應該都打過電動或是遊戲吧！想想你全神貫注玩的情境，遇怪解關卡，你會抱怨和難過嗎？不會吧！甚至終於能打魔王，你會感到全身興奮，躍躍欲試吧！那為何現實人生不能如此呢？

人生所面對的各種考驗，和打電動其實很像。

從小怪到大魔王，以及各式各樣傷腦筋的關卡，就像現實生活中面臨的種種壓力。當你打倒怪物得到經驗和寶物，對應到人生，就等同你戰勝壓力，能從過程中，得到生命歷練和對應的報酬。能用這種「電玩人生」的樂觀態度，去面對生活中的每種壓力、每個關卡，你會漸漸發現，壓力不但能讓人得到成長，一次次破解壓力還會有成就感哩！

而到最後，你將體會人生的福報，不過像是遊戲中的獎賞，至於挫折和禍端靜下心想，其實正是提升自我的好機會。

總之，比起一般人遇到困難就怨天尤人，遊戲人生的人們，總能夠把生命困境，轉化成讓自己成長的正面能量，甚至越難而越有鬥志。這種精神也和莊子逍遙人生的理念不謀而合，如此一來，人間將無處不快樂！

第四招　不該踏入的領域——「慾望」

「每當工作壓力大時，總想要去血拚或和朋友夜唱狂歡來紓壓。雖然，在血拼和狂歡的當下是快樂的，但不知為何，一晚過後不但整個人會感到空虛，壓力好像又重新回到身上……」

親愛的讀者們，你是否也曾有過藉由大吃一頓、瘋狂買新衣服或者是連打幾個小時的電動來「解放壓力」的經驗呢？以上這種透過滿足慾望來解放壓力的模式，可以說是現代人常見的紓壓方式。但無論是就健康、心靈還是荷包的考量，似乎都是不該踏入的危險領域。

慾望和壓力就像雙胞胎一樣，慾望會使人執著於所求而產生壓力。壓力則會加重一個人對慾望的渴求，渴求透過滿足慾望來紓解壓力。

沒錯，滿足慾望確實能帶來短暫的快樂，但這種效果就像安眠藥與鎮定劑，即使當下能夠得到舒緩，卻是治標不治本。壓力根源不但沒有解決，還會帶來各種副作用，像是浪費金錢與健康，並且使心靈漸漸貧乏。

最可怕的是，慾望會像黑洞不斷延伸而永無止盡。

你會發現在不斷追求更大慾望滿足的過程中，得到的快樂總是越少，但付出的代價卻是越高。而透過滿足慾望來紓壓的人們，就像毒癮人士般，會不斷上癮而欲罷不能，陷入無止盡的慾望黑洞中，在滿足慾望的同時卻又會產生更多慾望和壓力，形成惡性循環。最後的結果是，就算你擁有了全天下，卻也快樂不起來！

那麼，我們究竟該如何跳脫慾望的誘惑呢？

誠如上面所提，多接近大自然或者培養良好的興趣來充實自己的心靈，會是個好方法。除此之外，你要學會克制慾望，學會「知足」與「惜福」，當你這麼做，不但容易得到快樂，同時也能減少因為物慾而衍生出的壓力。

還記得你小時候第一次吃麥當勞或喝珍珠奶茶的時候嗎？是多麼快樂的一件事啊！也就是說，只要我們能學會減少慾望，你會發現在你的生活中，不但更容易獲得滿足，快樂和幸福的距離也會不斷拉近。

農業時代的人們生活單純，沒有什麼花招百出的高科技產品，物質慾望少，但心靈卻是相當充實，也因此容易得到快樂與滿足。歷史與現實生活都不斷在提醒我們，人類並沒有因為物質生活提高而變得更幸福，卻總是在慾望和壓力的不斷擴張中丟失了原有的健康和快樂。

你想要刺激還是放鬆？想要物質慾望還是心靈充實？想要短暫的興奮還是長久的快樂？那就開始學會節制慾望，學會樂天知足的精神吧！

重建社會能力與生活意義！

當別人睡了個好覺，你卻失眠一整晚，白天還得被嫌工作沒精神！當別人在大啖美食，你卻只能像個老太爺推東推西的，不但美食沒吃到，還得被人挖苦難伺候！又或者當別人揪你出去玩，你只能以身體不適的理由推掉，於是你又多背了一個沒義氣的罪名！

一次又一次，周遭的親友逐漸遠離你也就罷了。更糟的是，「怪咖」之名就此被人貼上，成為某些小人茶餘飯後的八卦笑點。這種感覺，說真的不好受吧！

你是否也曾有過類似經驗呢？那麼，我到底怎麼了？不但是有苦難言，甚至連你自己也都感到莫名其妙。放心吧！你當然不是怪咖，而是生病了，它的大名就叫做「自律神經失調」，它會使你的身體功能紊亂以及環境適應力衰減，導致再也無法適應正常人的生活步調。

因此我們可以想見，自律神經失調，不但對身體與心理層面都會產生影響，就連患者的社會與人際都會受到負面衝擊。

當患者的社會適應能力下降以後，便容易因為身體不適，無法再像過去正常生活及工作。從這裡便開始失去生活意義與存在價值，甚至和人群逐漸脫節。接著生活目標一旦喪失，將使心靈空洞委靡，負面的情緒與思維，又將使身體狀況更加惡化，形成「身體、心理與社會」的惡性循環。最後壓垮患者的，已不單單是自律神經本身，而是身心全方位的崩壞！

讓我們喘口氣，換個心情吧！其實惡性循環的另一面，就是讓人看見希望的良性循環。只要你能抓住其中關鍵，便能找出康復的鑰匙。

接下來要講的，就是如何透過社會能力的重建與實踐生活意義，讓病情轉為良性循環，並進一步回饋到身心區塊，重新找回健康。我深信能一路撐過來的你，將活得比其他人更精彩，讓我們繼續加油吧！

重建社會能力的三部曲

身為自律神經的患者，首先要知道，要讓生活適應力回到和一般人相同，並不是光靠「意志力」就能成功的。有時勇敢還會變成莽撞，反過來傷害到自己。因為，問題的本質在於自律神經，在於你的身體機能和對環境適應力大幅衰退，也因此我們還是得以身體素質作為出發點，來看待這件事。

這篇「重建社會能力的三部曲」，可以說是本章的心法總訣。

主要是因為喵老大本身從重病走到病輕甚至康復，深深體悟到不同階段的患者，需要的攻略也大不同。所以在此分別就不同病情的自律神經患者，提供最妥善的應對方向。

在一開始，對於症狀嚴重且極度不穩定，以致於失去工作，甚至是生活能力的複雜嚴重患者，首要掌握的心法是「循序漸進」。也就是請不要做出還不會走路就想跑步這種蠢事！

對於重症患者，最重要的事是找到良好的醫藥治療。因為只有在身體狀況漸漸恢復的前提下，你才有重建社會能力的本錢。

否則再大的勇氣，面臨的是呼吸、心跳、消化或睡眠等，維持生命所必須的基本功能紊亂，只怕也是英雄無用武之地。甚至還有冒險過頭，而使自己陷入危機的潛在風險！

關於這點，喵老大在抗病故事篇中的「兩次信心危機」，可以做為殷鑑。

這種不顧身體狀況嚴重低下的冒險，簡直就像把自己往懸崖邊推，相當不智。一旦紊亂衰弱的自律神經受到超出極限的刺激，就會像承受不住壓力而瞬間迸裂的彈簧，維持生命的重要機能也將跟著失控，後果不堪設想。所以嚴重型的患者必須步步為營，最好跟著醫師的指示或身體的進步往前走。

接下來，你已經能夠自理日常生活，雖然症狀仍反覆而多元，但還算穩定，甚至在正確醫藥的調理下逐漸進步（在此定義為中度患者）。在這個階段的你，要掌握的心法是「勇於挑戰，並找回對自我的信心」！

比方說工作與運動，只要狀況還算穩定，就要回到工作崗位上，哪怕體力還沒完全恢復，先兼個差也行。運動也是一樣，在體力範圍內，要不斷向上提升運動強度，這樣才能透過使自律神經活躍而重建其適應力。

切記，不要因為身體的不舒服感就輕易放棄，要相信自己，當然，盡力而為的同時也要量力而為。總之，在這個階段的任務就是要勇敢挑戰自我，每天一點一滴的突破！如此一來，對身心、社會與生活意義的提升都有相當助益，並加快康復腳步。

最後這一部，適用於尚且能夠維持正常生活與工作的輕度患者（或稱亞健康狀態），通常這些朋友狀況還算穩定，頂多偶發一些自律神經失調的症狀，比方說失眠和腸胃失調等。這個階段的你，要掌握的心法很簡單，就是「把自己當作正常人」來看待！

你要把自己當成正常人看待，而不是「這個不行，那個也不行」或是「這裡痛，那裡也不舒服」的患者。即使還在生病，也要盡量保持原本的生活模式和步調，這樣才能守住社會與心理的兩大骨牌不倒下！

更重要的是，你要在這個基礎上，進一步修正自己過去不健康的生活模式！比方說過去一放假就宅在家裡，連續幾個月都不曾運動。或是天天應酬，三餐不定時。又或者是暴躁易怒又愛計較的個性（這部分請參考康復心法篇）。

當你能維持正常生活步調，還能更進一步，改進自己不健康的生活習慣，不但有可能不藥而癒，甚至還會活得比過去更健康樂活呢！

假如說在病重階段的人怕體力還很低落，就莽撞行事，傷害到自己。我想病輕階段的人們最要小心的是，身體已經好的差不多，但心理與社會層面卻還在「生病」，始終把自己當成病人看待。

喵老大在與病友接觸的過程中，曾遇過幾個這樣的案例，明明身體已經幾近康復，卻仍持續著過去生病的生活態度，持續與現實社會脫節，這樣的康復，只是好一半，相當可惜。

總之，我相信在依照不同階段，掌握不同心法總訣去實踐後，除了能夠保護自己，不因生病而侵蝕社會能力與生命意義，甚至，還能活得比過去更有意義呢！我想接下來便實際提供幾招社會能力重建方法，給讀者做個參考。

第一招　前後比較法

首先要介紹的第一招是「前後比較法」，顧名思義，指的是在不同時間進行同一件事，觀察比較整個身心狀態的改變。

比方說，兩個月前剛生病的我，和朋友出外聚餐，總是感到呼吸不順和陣陣心悸，但在接受治療後，現在只要不玩太嗨，身體都能很自然平常的運作。這種方法就是前後比較法，舉凡生活上或工作上的大小事情都可以用。而當你去留意自己同樣做一件事的改變，會有兩種結果。

首先是發現自己狀況比以前好，不但能做更多事，而且症狀負擔也少很多。這樣利用同一件事比較前後，發現自己的「進步」所產生的成就感能夠回饋心理，增強你的抗病信心，這樣會好得比較快！而我們也可以透過這個基礎進一步鼓勵自己繼續向正常人邁進。

另一種結果則是沒有比較好，甚至是更加退步。

遇到這種狀況，也不要急著沮喪。請先交給專業醫師，確認自己是否是因為感冒，而導致整體狀況暫時下降。而這是一個很好的測試機會！請把握這個機會，回頭驗收目前就診醫師的治療是否有效，以及檢視自己是否確實做好康復的四大心法（運動、生活習慣、改變個性以及生活意義）。

都看了幾個月，狀況沒進步可以考慮換醫師。若是功課沒有做好的朋友，自己得要加把勁！相信良好醫師的治療，再加上患者能夠確實做好功課，絕對沒有退步的道理，一定會康復的！

這個方法也可以應用在對某些交通工具有莫名恐懼，或是害怕和人群接近的患者身上。以自律神經失調為主的患者，通常只要體力恢復，莫名恐懼會自然消失。至於心理疾病的患者，則要找出問題根源並勇敢去面對。只要你多嘗試，適應力提升的喜悅，比方說從火車到能搭飛機，一定能加強你對康復的信心！

喵老大之所以提倡這個「前後比較法」，也是想要告訴患者，不要總是拿生病的自己硬要和正常人或是過去健康的自己相比！因為這樣的比法是毫無意義的，只會讓自己更加洩氣罷了，要知道，你就是因為生病了才會這樣啊！當你康復了，也就會像正常人一樣了。

總之，善用這種「前後比較法」，不但可以讓你增強信心，同時也是測試自己是否真正好轉的契機喔！

第二招　生活意義實踐法

「你是否有過熱衷專注於某件事情上，不自覺地忘了時間流逝，忘了世俗煩憂，只是覺得生命相當充實美滿，享受著活在當下的感動經驗呢？」

其實這種事情並不難找，從興趣、喜歡的工作甚至只是整理房間、做家事等小事情，都存在著。而這就是生活意義實踐法，透過日常工作與生活的實行，來保持生命意義感。

整個招式的精神是：以自己目前的體力為原則，能工作就不要放棄工作，沒有的就盡量找些有意義的事情去做！

絕不要讓自己的生活空白下來！因為只要生活一停擺，你的身心將被病痛逐漸霸佔侵吞，最後成為每天與呻吟和抱怨為伍的討厭鬼，這樣絕對無助於康復！所以我們更要把握僅有的體力，努力改變自己並讓生活充實起來。

至於事情的內容可以有很多，比方說能帶給你歡樂的興趣、專業的工作、能賺錢的事甚至是一個夢想（比方說喵老大當初病重時，就曾以寫書這件事做為夢想來實踐）。就是人家常講的「當你生活有得忙，還有時間去在意病痛嗎？」

此外，生活中的許多大小事，從打掃、做菜等家務事，到社會互動比方說買賣、辦事情甚至是學習才藝都行，這些也都是在實現生活意義。

無論你病輕、病重，總之就是在體力範圍內，積極找事情去做！透過興趣與技能的培養，不但能夠轉移你的注意力，讓你暫時忘卻病痛的存在。此外還能充實生活意義，回饋心靈，保持和人際社會的接軌。甚至某些工作與興趣，還是你穩固抗病的經濟來源，簡直就是「摸蛤仔兼洗褲」！這麼一來，我想這場病就不只是病痛，更是你調整腳步，學習新事物，甚至是看輕人生目標的好機會！

這種透過生命意義，回饋給身心能量可以是相當強大的！比方說，古代司馬遷不但遭受宮刑，還得忍受牢房惡劣的環境，但，他一心只想完成史記，這本千古不朽的巨著，所產生強大的精神能量，讓他達到許多正常人一輩子也做不到的不可能！

知名印象派畫家雷諾瓦，也曾因嚴重關節炎手指無法自由活動，依然完成許多動人的巨作。也許這些例子太過強大，沒關係，你可以先試著從整理房間和做家事開始，保證比成天呻吟的日子更讓你心情好些！

最後得提醒一下讀者，你所選擇的事情盡量不要太「燒腦筋」，別忘了自律神經失調的別名又叫「腦神經衰弱」，可見長期用腦過度，也是導致神經紊亂的因子之一。動手而不動心思，有興趣又能賺錢的工作，才是復健的上選。

第三招 旅行意義法

我想，旅行不只是出發與改變。無論你是用徜徉、新鮮還是冒險的心態，旅途中的人事與景物，能讓生命得到充實，心靈得到沉澱，並且找回最真實的自我。而對於自律神經患者，還能夠額外得到放鬆，實踐生命意義，並且藉由面對全新環境而不斷提高身體的適應力，這就是旅行意義法。

我想我們沒有必要把旅行想得太過複雜理想，就算只是騎著腳踏車，前往鮮少去過的臨近鄉鎮探索。只要你願意放開心胸，留心並感受穿梭於眼睛的景物，都可以算是一次成功的旅行。

在旅行的過程中，不但能夠轉移病痛感，同時能獲得充實的生命意義。喵老大嚮往的也是「輕旅行」，是隨心而往的放鬆而非行程排滿的緊湊，是簡便的背包而非塞滿裝備的厚重行囊，我相信旅行的意義取決於心的境界，而非外在行程的華麗。總之希望病友們也能多出門走走！

那一個人旅行還是揪團旅行好呢？

喵老大會先建議，連出門在外都有困難的重度患者不要害怕。你需要的只是有人陪，而且必須是能夠信賴和諒解你的人陪！我想能做到這點的不是家人與好友，就是同病的戰友們，這也是喵老大開創社團的目標之一。

而對於穩定但症狀仍多的患者，喵老大建議還是揪團旅行好，畢竟有人帶，你不但能獲得旅行的種種康復經驗值，還能省去很多負擔。至於病情輕微的患者，則沒有限制，就任君喜好了！

以喵老大自身經驗而言，我真的覺得旅行對體力與康復的加成，是件不可思議的事情。無論是一年二度的家族旅行，或者是背著背包去找外縣市的朋友玩，還是參加社團的聚會與出遊。不但能留下美好回憶，體力竟在一次又一次的旅行中更加茁壯（這點連醫師把脈後都很訝異）！

當然旅行無可避免的可能是感冒或中暑，不過比起它所帶來的好處，還是超值得的一件事喔！

第四章

社團互助法——其實你並不孤單！

身為資深患者，有時候真的會覺得我們這群人還真英勇，總是習慣一個人咬牙苦撐！雖然說在現代社會中，自律神經失調族群可以說是相當龐大。而且某些症狀嚴重的患者，不但身心俱衰，還失去生活以及社會能力。

但荒唐的是，廣大的無助患者，卻幾乎找不到病友會，做為抗病後援。也因為難以體會，導致整個社會幾乎都以冷漠對待，更使患者們難以開口求助。最後，這群可憐患者無論輕重，幾乎都是各自孤獨地在戰鬥！

套一句國父的名言「自律神經患者就像一盤散沙啊！」

喵老大認為，透過患者間的互助與分享，不管你的病情或輕或重，都能額外從旁人身上得到「一個人無法做到的」抗病資源，並成為你康復的一大支柱。最終，希望能把每一個孤獨抗病的病友團結起來，實現大於一，甚至遠超過一的康復力量！

而這就是接下來要介紹的「社團互助法」，一個與眾不同的團體療法，也是我們大家在臉書上同舟共濟的大家庭。

一個與眾不同的團體療法！

與其說這個「社團互助法」是一種團體治療，喵老大倒是覺得這個「社團互助法」比較像是一個有「家的感覺」的病友會。

但是，這又不同於以往的病友會，主要功能侷限在衛教資源、抗病心得的分享或是心靈的慰藉。它不但包含上述功能，而這個屬於自律神經患者的社團互助法，在參與的過程中，還能夠直接對病情產生回饋和幫助！

我們現在就來想像，你已經不再是一人獨自抗病。身邊擁有的是一群和你共同奮戰的夥伴！

他們在你遭遇症狀反覆時，樂觀堅強的朋友能出來為你打氣，讓你能夠在黑暗中堅持下去，不輕易被短期症狀波動給擊垮信心！在你需要情緒宣洩時，這群夥伴也能做為你的家人或知己，傾聽你的感受。在你因為各種症狀纏身卻被旁人揶揄是在「無病呻吟」時，這群夥伴卻會用疼惜的心情來告訴你：「我懂你的感受，因為我也是過來人呢！要加油啊！」

這些夥伴，還能與你分享抗病的心路歷程，趕跑你心中對未知的恐懼。能分享各式各樣的就醫資訊，讓你少走許多冤枉路和少花冤枉錢。能夠分享健康的私房心得，讓你多學幾招養生心法。最重要的是，當你處在他們之中，不再是無病呻吟或很難相處的「怪咖」，就像是一個再平凡不過的「正常人」！

於是，你再也不用害怕走在路上突然頭暈目眩或體力不支，會被同事瞪白眼。或是夏天手腳冰冷會被朋友嘲笑一番。在這樣的基礎下，你會找到活下去的意義及勇氣，不但能夠協助社會技能的重建，更能保持甚至是拓展出全新的人際關係！以上，就是社團互助法的魅力。

回到正題，其實單純的自律神經患者，需要的只是一個能互相諒解、互相鼓勵以及互相交流的空間，而不是精神科式的心理治療。

職是之故，本書所提倡的社團互助法，有別於傳統身心科的團體治療，並非輔導教育也不是行為思想的修正。我們就只是要找回開心、自然、能夠互相關懷的人際互動，並重建社會能力，而這也是自律神經患者最需要的。如此便能夠真正滿足自律神經患者在抗病時各個層面的支援，成為幫助康復的一大動力。

那麼，這個「社團互助法」，要如何實際開始第一步呢？

尋找共同抗病的知己夥伴！

假如這世界上的所有人都和你一樣生著同樣的病，你還會很在意病痛所帶來的不適感嗎？我想少很多吧！甚至你根本就不覺得自己在生病哩！「社團互助法」的首要目的就是要讓你不再孤單，並且找到同病抗戰的「知己」。如此一來，不但大家都能體會你的感受，也知道你需要什麼樣的協助。

這在心理層面能大幅減輕壓力以及對病痛的在意，「反正全世界又不是只有我一人這樣！」當你有了這樣的信心，便能夠降低身心病惡性循環的風險。而你再也不用一個人孤獨地抱怨：「怎麼身旁的每個人都無法體諒我的感受呢？」甚至從這裡找回以往的人際與社會能力。

這就像打網路遊戲一樣，有時候自己打不動怪物，透過多人組隊不但可以完成任務，還能額外得到經驗值和寶物。

對於自律神經患者，團體抗病的好處又更多。不但來自各個領域的夥伴們，能用各自的專長或性格上的優點協助你不足的那塊，還能和你分享抗病心得，加強信心，並適時地給你精神鬥志的支援。

關於實際參與的部分，其實社團互助法另一個目標就是希望患者多出門走走，重建社交能力，並從中找回自己的社會價值與生活目標！

在這個地方，你可以毫無顧忌地把自己當成正常人，共同聊天、聚餐或出遊。不需要害怕身體可能無法適應環境而產生不適，因為大家都和你一樣，所以不但能體諒你，還能給你幫助。當你自然而然的完成生活中的實際參與，對你的社會人際、心理素質以致於身體機能的重建皆有相當幫助。

我想接下來，就以喵老大從社團互助法得到的正向回饋，來與各位讀者做個分享好了，並且以康復的四大心法做個小結。

社團互助法總結

雖然生病的日子如此漫長，但我很感謝老天爺，讓我有這個機緣建立起專屬於自律神經病友的社團，更因此認識了許多不同領域、不同年齡的朋友，而大家都正為了找回健康而共同奮戰！

也許像我這樣，症狀嚴重複雜到一度完全失去工作能力和生活能力，甚至幾次面臨生死大關的自律神經患者，只是少數。但是，我相信我的故事能讓同樣正在與自律神經失調奮戰的你做個參考。

七年前，因為這場莫名其妙的暴病，不只葬送了我青春美好的大學，昔日保持聯絡的上百位朋友，一個個形同陌路，只剩下寥寥數人還願意相信和體諒我，也讓我看到什麼叫做患難見真情。

更慘的是，我也失去了家人的支持和諒解，甚至，原本在鄰居和陌生人眼中的優秀青年，一舉轉變成嘲諷的最佳目標。就這樣，因為身體狀況難以和正常人的步調配合，我的人際與社會幾乎快要封閉。

五年後，喵老大在突發其想下成立社團，原本沒想過會成功的，但是隨著加入病友的不斷上升，才發現到原來這社會上隱藏的自律神經患者竟是如此之多！而我也因此認識了來自各個領域，卻同樣生著這「怪病」的朋友。

和以往不同，在我因為身體波動而心情鬱悶時，多了好多懂自己的朋友可以聊聊解悶，為心情電池重新充滿電。而當狀況不錯時，喵老大也會透過一些文章，鼓勵正在陰天的朋友，為大家帶來信心！

此外，因為患者朋友熱心分享的就診經驗，讓我們都能順利找到好醫師，再也不用像以前那樣砸了大錢，吃了好幾罐藥，卻總是依然徒勞無功。

而定期的板聚交流，不但協助大家重建因病而封閉的人際關係和社會能力，更得到許多友誼和歡樂。甚至，當大家需要健康以外的諮詢，比方說修理電腦或是金融實務，總有專業的團友熱情相挺。

寫到這裡，忽然覺得，即使生這麼漫長嚴重的病，但，能夠認識這些朋友們，好像一切都很值得。就像七龍珠裡面的悟空使用元氣彈打敗魔王：「地球上的各位，請把你們的力量借給我吧！」關鍵就在於「團結的力量」。團結，對自律神經患者也是很強大的凝聚力量，並且能夠成為抗病的精神支柱。

也許十個人，能夠互相鼓勵和支持。一百個人，能共同完成與分享必勝的康復攻略。一千個人，甚至是一萬個人共同發聲，就能喚起整個社會對這個病以及身心健康的重視！

總之，透過社團互助法，能夠強化心理素質，重建社會技能和人際關係，充實生命意義，對於整個自律神經都有直接的回饋！這是喵老大未來想推行的一個理想，希望能夠成長茁壯，幫助更多患者朋友。

註：關於社團互助法所提到的社團，請參考喵老大部落格精選文章中的中醫同好交流團簡介一文。

文章到這裡，我想我們的四大康復心法已經大致講解完畢。

書本前面的你是否正感到躍躍欲試，或者已經在修練，正準備和喵老大一起搭上康復列車呢？

敝喵在此深深祝福大家在「大功告成」後都能找回健康，而且比一般人更健康！

我的社會能力與生活意義修練量表

項目	尚未開始	偶爾做到	完全達成
我能勇敢面對生病後的惡性循環	0分	4分	8分
我擁有良好的紓壓方法	0分	4分	8分
壓力對我來說總是正面多於負面	0分	4分	8分
我能夠節制自己的物質慾望	0分	4分	8分

只要體力許可，我絕不輕易放棄工作	0分	4分	8分
我能多走出門感受世界的美好	0分	4分	8分
我擁有能夠互相鼓勵的抗病夥伴	0分	4分	8分
身旁親友能夠理解並支持我	0分	4分	8分
我能找到自己喜歡的工作	0分	4分	8分
我能保持和人群接觸	0分	4分	8分
我願意多關懷或幫助周遭的人	0分	5分	10分
我有明確的生活目標，每天過得充實有意義	0分	5分	10分

第一次評量　日期＿＿＿＿記錄＿＿＿＿分

第二次評量　日期＿＿＿＿記錄＿＿＿＿分

第三次評量　日期＿＿＿＿記錄＿＿＿＿分

80分以上　達人級，恭喜你成功達成修練!!

60～80分　專家級，你的努力已經為健康加了不少分!!

30～50分　新手級，好的開始是成功的一半，加油!!

30分以下　嫩咖級，小心這樣下去很容易生病喔!!

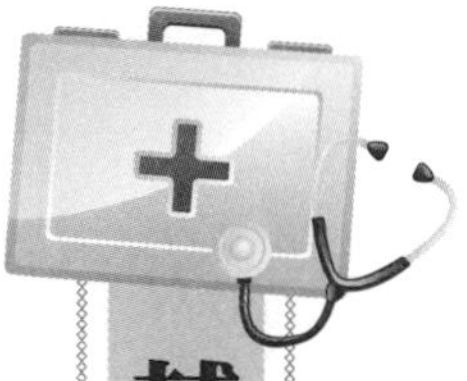

輔助療法篇

從腹式呼吸法、芳香療法、保健生機食品、音樂療法、大笑療法、氣功療法、整脊、拔罐、靈療、水療、電療、光療、穴道按摩DIY、拉筋拍打、飯水分離，甚至連宗教法術治療都派上用場。

我相信曾經久病過的患者們，一定也莫名地跟著我如數家珍起來。

那麼，這些輔助治療到底有用嗎？我該照單全做嗎？

以喵老大的經驗來看，縱然這些輔助治療對病情有幫助，效果也相當有限，甚至有許多朋友因為迷信輔助治療而誤了病情。這是為什麼呢？

首先，你會發現上述的輔助治療，幾乎都無足夠的科學證據，和臨床實驗證明去適用於每一位患者，這樣的結果將使得有些人有效，有些人做了老半天卻沒效，有些人甚至搞出更多病來。

接下來我們要看到的是風險層面，這些輔助療法雖然看起來人人皆宜，但就像藥物一樣，既然可能有效，那副作用也是有可能的。比方說，氣功練到走火入魔、芳療導致過敏，或是拍打導致全身瘀青等。因此，在我們採取輔助治療之前，最好先經過專業醫師的判斷，同時也必須找到專業的指導。

最後不得不提的是，輔助療法因為處在治療的灰色地帶，不少商人便抓住這個機會，以誇大的療效和廣告去包裝，使得輔助療法常淪為商人賺錢的工具，有沒有效，卻沒人知道！這導致不少患者花了大錢卻沒換回健康，簡直是賠了夫人又折兵！

那麼，我們該如何正確定位輔助治療的角色呢？

根據我們康復的四環一核心理論，專業的醫療一定要擺在第一位，因為沒有專業醫療做為前提，一切康復將變得窒礙難行。接著就是患者的康復四大心法，包括加強運動、調整生活習慣、改變個性思維以及保持生活意義。我相信只要能貫徹這康復的「四環一核心」心法，對於自律神經的康復已經綽綽有餘！

而輔助治療的效果雖然不及前述來得重要，但是選擇得當時，對於康復也會產生正面的療癒效果。不過前提是，你得先確實做好這四環一核心康復心法，這樣輔助治療才會有意義。可千萬不要連專業醫師都尚未尋求過，就一味迷信輔助療法！

所以，喵老大還是得叮嚀各位：生病了，就必須先找專業的醫師治療，千萬不要自作聰明地，一直在輔助治療上頭打轉，要是因此誤治或是錯過治療的黃金時期，可就得不償失了喔！

以下便與諸位讀者分享，最受喵老大青睞的三種輔助療法。這些療法在復健效果上都具備：不用花大錢，能放輕鬆，增強身心素質等優點，能夠加速你康復的正向循環！它們分別是大自然、寵物以及推拿療法，讀者們可以依照自己的喜好來嘗試喔！

第一章 大自然療法

大家可能會覺得很奇妙，住在鄉下地區的朋友，雖然醫療資源相對匱乏，但和自律神經失調沾上邊的人可以說是少之又少。反倒是在醫療資源豐富的大都會裡，不但患者比例明顯高出許多，要是再加上失眠、腸胃問題或心理上無法調適等亞健康狀態，會形成一個極為強烈的對比與諷刺！

為何醫療資源越豐富的都市，為身心病所苦的患者比例反而越高呢？

其中一大原因，是現代醫學對身心病的治癒效果尚欠佳。而另外一個主因，就是生活在都市裡的人們，長期背離大自然的作息規律以及生活環境，取而代之的卻是無形的壓力，以及有形的環境污染雙雙籠罩。

這兩大因素相加，導致醫院能夠治癒的患者，遠小於迅速增加的患者，不但造就身心病成為現代文明病，更隨著科技進步，把自律神經疾病推向明日之星。

原來，自律神經失調的問題根源，十之八九都出在背離自然生活！

自律神經就像人體內建的自然調節器般，若只是短暫的偏離自然狀態，自律神經很快地就會自行平衡回來。但要是長期與生物節律以致於整個大自然相違背，自律神經便容易出現紊亂的狀況。

既然問題出在人體運作與大自然背道而馳，大自然的力量，當然也能成為康復過程中的一項助力。接下來，就由喵老大分享對大自然力量的體悟以及實際經驗。

擁抱大自然對健康的幫助

也許你沒聽說過大自然使自律神經患者康復的案例。沒關係，那麼放棄化療或是「被化療放棄」，轉而投奔大自然懷抱，最後奇蹟康復的癌症患者總該聽過一些吧！

可以見到，大自然的力量，對於長期生活紊亂而導致各種疾病的患者，確實有不小的助癒力。也因此，學習擁抱大自然，不只對於自律神經患者，相信對於所有現代人的身心靈皆有相當的助益！

那麼，藉助大自然的力量，對於自律神經的修復有何幫助呢？我想就由我們的康復總心法「對證的醫藥、運動、良好作息、個性思維、生活意義」，這四環一核心來開始說起。

首先對於運動，有過體驗的朋友一定會發現，走到戶外運動的效果，會比待在室內甚至是冷氣房內運動的效果來得好，並且更容易放鬆。

這是因為在大自然的環境下，有清新流通的氣場（比方說芬多精）、有陽光曬助長體內氣血循環、而開闊的空間能夠讓你的身心更加放鬆，進而達成更好的運動效果，所以說大自然的環境是對運動有加分效果的。

第二，大自然的力量對於生活作息調整，也有相當大的幫助。這點從老祖宗順應四時節氣的養生觀念，依循「日出而作，日落而息」的步調生活可以看出。而當你常常接近大自然，原本紊亂的生活作息會漸漸調回和天地自然相同的步調，也就是人體初始的自然健康狀態。這對於維持身體機能平衡的關鍵角色「自律神經」，有相當大的調和效果。

此外，有許多因為壓力而產生的不良習慣，也會在融入大自然的擁抱後，漸漸泯除。比方說每天成癮於上網、喜歡爭執意識形態、常生氣、生活總是匆忙、時常得擔憂生活上的事物等使自律神經紊亂的壞習慣。我想根本就不需要刻意去戒除，因為當你融入大自然後，身體自然而然地能夠幫助你轉化這些壞習慣為良好的生活模式。

第三，當你常處在大自然的環境中，身心靈會自動感應周遭花草樹木，以致於萬物所散發的生命能量，甚至進行交流。而看著生生不息的萬物，對於強壯心靈素質也會有直接幫助。

打個比方，為什麼「陽光」總和開朗樂觀的男孩畫上等號，而「陰暗」總是和宅男有所聯想呢？也許這就是因為自然與陽光能賦予人生命能量。當一個人的抗壓性十足，並且更開朗樂觀，人們當然更喜歡接近你！

第四，有別於科技與網路的虛擬空間，大自然是再實際不過的生活環境。活在自然中，你會漸漸找回生命充實的感覺。這對於每天沉溺於網路世界，滿腦子幻想與雜念的現代人，其身心平和有相當大的幫助。此外，大自然也能幫助許多不斷逃避現實生活的心理疾患，找回自己的生命價值。

第五，就無形能量場來看，大自然可以幫助排除身上不乾淨的磁場，並且轉換補充正面的生命能量。喵老大曾請教過能夠感知無形界的師長們，他們都認為透過大自然的力量來洗淨身上不乾淨的磁場相當有效。當然，這個經驗已超出現今科學，所以僅供讀者參考。

最後，大自然也能提高你對環境察覺的敏銳度，強化環境適應力，以上這些都能幫助自律神經機能的重建。

總之，大自然擁有很奇妙卻又樸實的能量，不同於現代環境中，各種聲色環境的誘惑，在刺激著你的感官，卻無法使你得到真正的幸福與快樂感。只有當你真正走大自然，才能夠親身感受到它的美好！

實踐大自然助療法

那麼，要如何實踐大自然療法呢？這個問題，可以說是針對生活在都市叢林的朋友所寫的。

在繁忙擁擠的都市裡頭，公園會是個方便接近自然的好地點。但像台北這種人口密集的都市，喵老大會建議清晨、傍晚或是晚餐後，會是與自然相處的最佳時光。而假日時，請都市的朋友為自己的健康抽出時間多到野外走走，暫時遠離繁忙塵囂，為自己的身心靈充個電。但要盡量避開觀光景點，因為人多熱鬧反而會破壞大自然的氛圍。

那我們該做些什麼好呢？

曬曬太陽（能促進血液循環、提高新陳代謝機能，並能讓人的心情更開朗）、登山健行、泡溫泉、觀海吹風、森林浴（芬多精能減輕疲勞、提高自律神經機能，並且安定情緒）或是沿著河岸散步、騎自行車都是不錯的活動。

關鍵是與大自然相處時，請先放下繁忙的工作與生活雜務，倘若心思仍被雜念團團綁住，即使身體處在大自然也很難放鬆！

此外，多觀察留心於身旁的一花一草以及小動物，甚至與它們親近（比方說擁抱大樹）。如此一來便能逐漸融入大自然，達到身心放鬆，進而接收大自然正面能量的回饋！

喵老大的心得體驗

雖然在我從小成長的家園，前面有農田後面有山坡，童年幾乎都在太陽下奔跑嬉戲度過。但上了高中後，在繁忙課業下，喵老大慢慢「墮落」成宅男。並不是說不喜歡大自然，而是「懶」得走到戶外，也不覺得大自然對於健康能有什麼回饋，反正我又沒生病！

但在生病以及康復的過程中，喵老大開始學習親近大自然。

數年下來，我不只從大自然那裡得到身心放鬆及療癒，更從大自然老師那體悟到不少人生觀與靈感，讓我能夠更開朗且有意義的面對人生。而關於喵老大藉助大自然的力量來幫助療癒的過程，可以分為兩個期間來看。

頭五年，也是尚未尋得能「醫得動」我的良醫，那段掙扎於重病折磨的時期。除了全身反覆持續的強烈不適感，每當我極度疲勞或是身心緊繃時，都會放下手邊一切事情，逃往大自然去避難。

大自然雖然無法發揮太多助癒效果，卻一次次地讓我緊繃痛苦的身心暫時得到放鬆。比方說面赤四肢涼這種神經失控的狀況，或是惱人的胃脹也會得到些舒緩。像是信義四獸山、萬華青年公園、天母古道以及景美仙跡岩都是我最佳的避難聖地。最重要的是，每當我投入大自然的擁抱，疲憊的身心就像獲得充電般，讓我重新拾起信心，繼續奮戰下去！

而在抗病第六年，喵老大終於遇見良醫，並開始取得正確有效的治療做為主力！這時候大自然的力量，不但能夠舒緩過程中症狀的波動，還能產生助癒的效果，加速我進步的腳步。甚至，有時候文章寫到悶了，走進大自然，還能得到意想不到的靈感呢！

最後，會建議自律神經病情複雜嚴重者，還是得先找正規醫藥治療，光靠大自然的力量想康復可能很困難。至於病輕者甚至是想樂活養生的一般大眾，在與大自然共處中，能夠得到各種助癒效果並且降低罹患各種文明病的風險。而大自然對於身心靈的整體正向回饋，對於心理疾患也會有相當助益。

第二章 寵物療法

我想大家一定都對最近當紅的動物明星不陌生，那就是我們的小熊貓「圓仔」！無論是牠可愛的叫聲還是逗趣的動作，總讓電視機前的觀眾，看得心裡直喊「卡哇伊」而捨不得轉台。究竟圓仔散發的是什麼樣的魔力呢？

其實就是一種能夠讓人身心放鬆、撫平心情的「療癒系」能量。而且不只是圓仔，有許多常見的動物都具備這種天生的特質！

做為輔助療法的一種，動物療法自古就已經存在。動物所具備安撫情緒、做為心靈依靠以及舒緩病人病痛之特質，可以適用於各種癌症、重症、自閉症、憂鬱症以及病院老人陪伴，常常會帶來意想不到的歡笑以及輔助療效。

而對於本書的主角自律神經患者們，動物療法最關鍵的便是讓你全身放鬆的效果！因為動物不像人類，幾乎是沒有心機的。在和它牠們相處的過程你會感到輕鬆無壓力，甚至完全卸下心防。這種效果有時候還不輸給專業醫師的心理諮商哩！

身為自律神經患者，無論你曾是壓力密集人、心機客，還是常處在多愁善感的朋友。寵物皆可以幫助你宣洩壓力，並成為心靈上的依靠。你對牠抱怨，牠不但不會吐槽你，還會親近你。和牠們相處，不再需要人際間相處的心機和心防。而無論你多孤單，牠們永遠睜著可愛和理解的雙眼，默默陪伴著你。

正所謂「雖無刎頸交，卻有忘機友。」其實你只要多留意關懷周遭小動物，並以一顆交朋友的心情與動物相處，我相信到處都能找到忘機友，到處都能夠放鬆。

接下來喵老大便就動物輔助療法以及相關注意事項，以及自己實際「被療癒」的經驗來與各位讀者分享。

透過與動物相處來達到輔助治療效果

狗是人類最忠實的朋友，也是相當穩定並具有療癒功夫的代表動物！接下來我們就以狗狗做為例子，來模擬一下如何透過動物來達到輔助治療的效果。

大家都知道對自律神經患者而言，透過運動來提高自律神經的活性，及平衡力是件相當重要的功課，但是常常想到要一個人運動總是覺得無趣。假如，這時候你有一隻狗狗的陪伴，比方說跟著你一起散步、慢跑或接球，運動將不再無聊，因為狗狗隨時都很樂意和你一起開懷運動的！

而在你陷入情緒低潮時，狗狗也能成為你的傾訴對象，不但能幫助減輕你對病痛的注意，並且使你開朗振作起來。這也是最近漸漸風行的「狗醫師」魅力。

一個人在抗病過程中意志和情緒也會脆弱許多，而可愛動物能療癒患者的心靈素質，讓抗病過程能更堅強。只要保持樂觀及好心情，便能夠促進免疫功能和氣血循環，無論什麼病都會好得比較快！

最後狗狗或其他寵物，也可以像是家人或夥伴。在照顧牠們的過程中，其實也是在學習關懷與體諒，更重要的是，增加對生活的正面動機以及自我價值感，這是對於一個患者的社會與人際層面有助益的。（根據國內「狗醫師」的相關研究成果，發現動物輔助治療，在增進患者生活自理以及社會互動能力，有顯著效果）

總結上述，透過動物的輔助治療，可以協助實現人們紓壓、樂觀抗病、運動、人際互動、生活價值等多重意義，這對自律神經患者的四環康復心法有多重回饋，並且幫助建立正向循環。

接下來，喵老大再介紹幾個養寵物的通常要點。

首先在養寵物前，你得先評估飼養環境。

比方說家住公寓的，養狗就要注意噪音問題，但養魚、養倉鼠、養兔子則沒有這方面的困擾。接著是經濟能力，喵老大極力主張貓、狗用認養代替購買，除了省錢外，也幫助了許多無家可歸甚至可能安樂死的貓、狗找到歸宿。然後得要評估飼料以及醫療費用，這點因各項寵物而異，比方說黃金獵犬和馬爾濟斯的支出就大不相同。想當初金融風暴時就曾引發棄養潮，所以決定要養動物後，就要好好照顧牠，絕對不能任意棄養！

接下來要挑選適合自己個性的寵物，因為不同寵物所帶來的療癒效果不太相同，而依照心靈需求也會有不同選擇。比方說需要活潑樂觀特質的養狗不錯，喜歡人家撒嬌的養貓不錯，喜歡寧靜感的建議可以養魚。

除此之外，新手也得先具備養寵物的基本相關知識，比方說養魚要先對水，養貓、狗要注意牠們的肢體行為語言等。

最後，也是最重要的一件事。寵物也是生命，會經歷生老病死，絕對不要因為寵物的離開，而造成對心靈更大的創傷！應該要感謝牠們用一輩子的時間陪伴你，讓牠無牽掛地安心離開才對。

喵老大的寵物療法經驗談

喵老大天生就是一個熱愛小動物的人，就算看到路上的流浪貓、狗我也會主動「搭訕」。而除了從小到大家裡都有養狗以外，喵老大也曾有過養貓、熱帶魚、倉鼠等動物的經驗。其中最讓我難忘懷的回憶，是過去曾有一對名為「七彩神仙」的熱帶魚，陪我走過上千個孤獨病苦的日子。

還記得從大二開始，因為生病而必須學習孤獨。在寂寞或病痛時，我開始愛上一個人騎車到水街，去觀賞各式各樣的魚自在悠游。雖然經常讓我流連忘返，但當時的我相當虛弱，常常待不到一小時，就會因為體力不支而必須回宿舍休息，只是每當我見到這些魚兒，彷彿跳脫充滿壓力的現實進到一個輕鬆的世界，身上的病痛消去一大半。

某天晚上，又是脹氣疲勞到連讀書都讀不成，反正待在宿舍只會更無聊發悶，於是我又晃到了水街。逛著逛著，我遇見一對因為生病顏色褪去，而被棄在「出清缸」便宜賣的熱帶魚種——七彩神仙。

說起七彩神仙不但顏色絢麗，聰明有個性，而且有獨特的生育方式，所以身價並不便宜。我忘神地看著這對熱帶魚，心中突然升起同病相憐之感慨。就當作是緣分吧！於是我掏出口袋僅存的大鈔買下這對魚，決定好好照顧牠們。

時間就這樣晃過了大二、大三以及大四，我和這對魚兒建立起好感情，每當我回到宿舍，牠們總是游向我並對著我撒嬌，紓解不少壓力。而不管是吃飯、念書還是失眠，當我面臨病痛折磨，望著書桌旁的牠們總是能撫平我的心靈，並且讓痛苦的時光加速流過。此外在我沮喪難過或者一次次地面臨生病的孤獨感，牠們也會陪伴著我，好像透過玻璃不斷為我打氣，「絕不要放棄」！

大四這一年，因為必須搬離學校宿舍，我只好忍痛把這對魚兒同時也是我的好麻吉，託付給有心人士。房間內，夕陽無情地照耀已然空無一物的水缸，回憶浮現在眼前，就像失去唯一懂自己感受的人，我哭了。

生病到現在，再殘酷的病痛也從來沒讓我掉過眼淚，這次真的哭了很久。說真的，幾乎失去所有家人和朋友支持與陪伴的我，假如再沒有這善解人意的寵物陪伴，很難想像我是否依舊能夠咬牙撐過每個抗病的關卡。我只能說相當感謝牠們，而這些過去的情境，至今已化為最美好的回憶，點滴在心頭。

回到現在，喵老大每天在家寫書工作，家中的拉不拉多犬也是我最好的夥伴。平常只要是中間休息時段，或是壓力一大，缺乏靈感的時候，我都會和貓、狗玩耍，一起散散步，舒發壓力的同時，也常常讓我找到靈感！

以上，在我的抗病歷程中，寵物的陪伴絕對算得上是心靈一大支柱。對我而言，牠們也不只是輔助治療，更可以是我一輩子熱愛的好朋友！

最後，無論你和我一樣喜歡小動物，或是對動物冷感甚至感到害怕。動物天真而自然的本性，確實可以是找回身心健康的好幫手喔！

看著這隻可愛的鬆獅犬，您是否也感受到全身放鬆呢？

（感謝熱心板友阿法葛格提供照片）

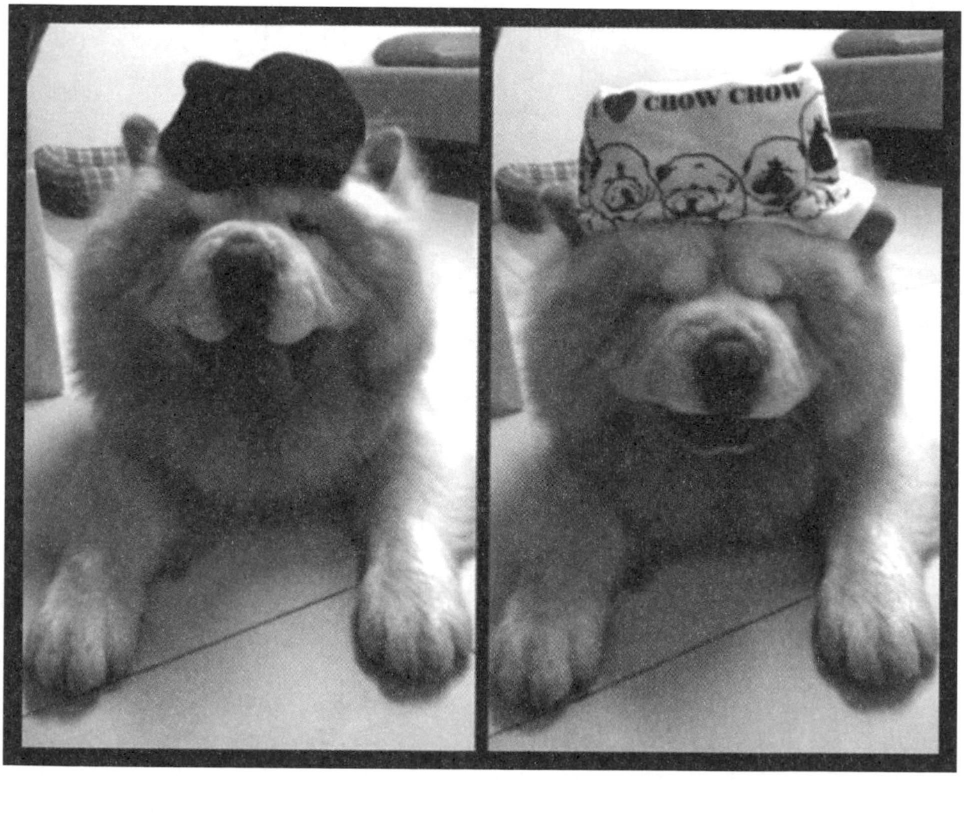

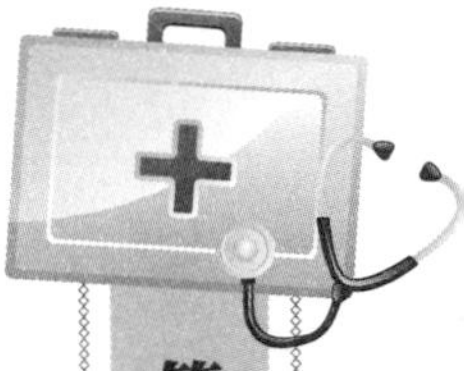

第三章 推拿與按摩術

推拿，是我國歷史悠久的一項療法，它在中醫的醫療體系中，具有完整理論並獨自成為一項醫學專業領域。

推拿的功效主要在於：透過推拿，能幫助整體氣血循環、促進新陳代謝、活絡以及矯正筋骨、對於身體局部或補或瀉來達成陰陽平衡以及跌打外傷處理。

而關於推拿術在治療的定位，其實並不完全屈居於藥物療法之下，在某些症狀和病位，透過準確的推拿處理，效果甚至來得比藥物治療佳。

推拿治療，可以說是喵老大的私房輔助療法。在面臨病情波動導致情緒低落時，我第一個想到的便是透過推拿來進行放鬆治療。常常在做完推拿後，是帶著好心情和好精神回家的。這也是在眾多輔助療法中，我少數推薦給自律神經戰友的原因，當然，和看醫師一樣，前提都是要遇對推拿師！

四年來，喵老大的推拿治療經驗已經達到百次，過程中曾經因為療效平庸而換了數名中醫師，但始終不變的卻是推拿治療。

推拿雖然沒有帶給我病情上直接的躍進，但我很肯定的是，在一次次的推拿中，總能帶給我全身放鬆、紓解病痛、增強體力的效果。說白一點，假如推拿沒效，是不可能讓我這個鐵公雞，願意一次次地花五百元來做推拿的！而我也從推拿老師，那得到許多寶貴的知識和人生經驗。

總之，就像好醫師一樣，只要選對專業的推拿師（中醫師或有認證的民俗調理師傅），推拿不只是有放鬆效果，它還有「超乎你想像」的治療效果。

在下面便邀請到一位相當資深的推拿老師，來接受喵老大的訪談。老師畢業於中國醫藥學院，具備相當的醫藥專業知識，有深厚的氣功和武術底子，當然還有他精湛專業的推拿術，曾經救過許多醫院診所無可奈何的患者。

最重要的是，老師在推拿治療的過程，還能透過聊天與分享來紓解病人精神上的壓力，所以每當我被病情波動搞得很沮喪時，除了醫師以外，直接想到的就是推拿老師。

以下便就一些推拿的基本概念，來與各位讀者做個簡單分享。

關於推拿——與推拿老師的訪談

喵老大：「首先想請教老師，推拿能夠幫助治病的原理。特別是像我們這樣的內傷疾患，推拿真的行嗎？」

推拿老師：「以下就我數十年臨床推拿經驗做分享，至於不夠嚴謹的部分還請諸位海涵。」

「像是跌打外傷等問題，推拿可以透過活絡氣血，矯正錯位筋骨，來達成治療目的，這是大家都知道的。除此之外，正確的推拿對於內科疾病也會有治療效果。比方說，受外在六淫（風、寒、暑、燥、熱、濕）入侵的人體，在筋絡淺表的，我們可以透過推拿幫助推動體內氣血循環，來驅逐外邪。深一點的，有些會入侵到骨頭間的小隙縫中，這是一般體虛之人較難去自行排除的，我們藉由推拿的推動可以幫助排除這些卡在隙縫中的外邪。所以一般的外感或是中暑，在正確的辨證下，推拿也能夠做為方便的治療手法來處理，而不一定只靠藥物。」

喵老大：「那想請問老師，要是病邪深入到臟腑呢？除了用藥內治外，透過推拿能發揮什麼積極治療作用呢？」

推拿老師：「關於這點，就是推拿功夫高下的鑑別了。坊間常有人說，推拿只作用於肌表到筋骨間，其實不然。透過正確的手法，推拿可以按摩臟腑，甚至達到虛者補氣，實者瀉火的效果，不過坊間推拿師真正明白虛實差異的並不多。此外，推拿也可以促進臟腑的局部循環，幫助新陳代謝。」

喵老大：「那請教老師，像我們這類主要以藥物治療的患者，推拿要如何輔助醫師用藥治病，進而產生加乘效果呢？又推拿對於我們自律神經患者的康復四環心法（運動、生活習慣、個性思維、社會意義）有何幫助呢？」

推拿老師：「推拿的過程中，一方面可以透過推動氣血循環，來幫助藥物吸收和運行。而另一方面可以幫助排毒。而這些毒未必都是外來的毒，有時候是因為情志因素產生的內毒，甚至是亂用補藥的火毒。」

「有趣的是，像病情比較複雜的患者，辨證能力不足的醫師開的補藥常常補不進去而產生毒火，我在幫忙推拿的過程，常常會跑出有點臭的中藥氣味，許多患者都聞過，這就是補藥補不進去產生的毒，必須排除！否則一直瘀積在體內可就不妙了。」

推拿老師想了想，繼續針對我第二個問題做回答：「我想一個正確的推拿過程，對於身心素質都會有相當幫助。比方說推拿能夠提升心肺功能，增強新陳代謝和氣血循環，這就像透過運動來提升身體素質，相當於躺著不動的人，體內卻有運動效果。所以我觀察到許多客人做完後，不是感覺疲勞想好好睡個覺，就是覺得精神振奮，就像運動所帶來的效果。至於它對睡眠的幫助則很兩極，就像我剛剛提到的，一部分的患者會明顯疲勞思睡，甚至在推拿過程中就進入夢鄉了。一部分患者精神卻顯得亢奮，特別有精神。不過關於這點，請恕我目前還沒對應出體質的分類方法。」

喵老大：「像我很肯定自己是後者沒錯，每次來都想說透過推拿放鬆能更好眠。結果睡眠還好，倒是當天的精神會特別暢旺呢！」

推拿老師：「至於你提到的心理層面，針對心理疾病的患者，我在臨床時會特別加強頸部以及頭部的氣血循環，並且透過心理諮商來幫助患者找到問題根源加以排解和解決。以我的人生經驗做分享，幫助患者敞開心胸，鼓勵他們重新找回生活意義，並且回到社會正軌中。」

喵老大：「哈！這也是我特別喜愛找老師幫忙的原因。」不過，上面這些額外服務要是對一般推拿師也這樣要求，可就太嚴苛了，我想大家參考看看就好囉！

喵老大：「那麼我再請教老師，推拿與按摩的差異在哪呢？」

推拿老師：「其實在古代，推拿與按摩是不太分家的。而到了現代，按摩主要是放鬆效果，施行手法較為輕柔，主要作用在表層肌膚，能夠帶給被按摩者全身舒暢的感覺，進而釋放累積的身心壓力。推拿則不同，說能放鬆其實也沒多放鬆，過程中患者有時甚至會痠痛到叫出來，相信你自己就有經驗了。推拿需要較大的力道和巧勁，主要目的除了舒緩局部緊繃，更能夠推動體內氣血循環。而且因為能有治病效果，所以也得具備相當的醫藥知識。推拿作用相對於按摩較深層，達到經絡穴道以及筋骨和臟腑表層。總之，相較於按摩的全身放鬆效果，推拿著重在治病、矯正、排毒以及強化身體素質的效果。」

喵老大：「我明白了，那可否請老師告訴讀者，一個好的推拿師究竟該具備什麼樣的特質？而面對坊間推拿師參差不齊的狀況，一般人該如何去分辨呢？」

推拿老師：「關於這點，我就不回答了，免得擋人財路。更重要的，我相信你站在患者的立場，已經有足夠經驗自行回答這個問題了。」

喵老大：「這麼說也是，我心中好像已經有個底。那請教老師，推拿做為一種治療手法，過程中需要注意什麼嗎？」

推拿老師：「嗯，老實說這個問題我也不好回答，因為對我來說幾乎是百無禁忌的，我會順著患者當下的體質和狀況，在手法上做出最適當的調整。而就一般狀況來說，正中午因為氣血正旺，容易上衝，比較需要小心，特別是對於高血壓和心血管疾病的患者。另外在隔餐間推拿，患者的體質可能比較能夠適應，也避免因為推拿師手法錯誤，影響到腸胃運作和氣血運行。」

喵老大：「好的，接下來我們要談到推拿對於自律神經失調的部分。想先請問老師，我聽過坊間有一派主張像自律神經失調這樣的身心病，都出自於脊椎的問題（因為自律神經主要分布在脊髓中），所以透過整脊把脊椎矯回來，自律神經失調也會改善。身為推拿師傅，您的看法為何呢？」

推拿老師：「我不能認同這種觀點。因為外傷或姿勢不正而影響脊椎，確實有可能進一步導致自律神經失調，但實際個案比例並不高。就個人臨床心得而言，反倒是自律神經失調，導致臟腑陰陽不平衡或是氣血不足，使脊椎產生偏差的案例較多。比方說全身氣血虛弱的患者，整個身體因為比較無力支撐，會使脊椎較為塌陷。」

「所以因果必須先弄清楚，真的是因為脊椎不正而導致自律神經失調的患者，做推拿整骨矯正脊椎，才會有比較明顯的治療效果。否則走在路上的人你每個都摸一摸，哪個脊椎完全正位的？這樣可能有誇大療效之嫌。」

喵老大一陣沉思：「嗯……這讓我想起數年前，我也曾在網路上看到透過「整脊」能夠治癒失眠，以及相關自律神經疾病的廣告。結果不但沒效，在整脊老師家中還發生腹痛和呼吸困難，差點把整脊老師給嚇傻了（笑）。好的，最後能請您就推拿，對於自律神經失調等身心病的效果，和案例做個補充嗎？」

推拿老師：「我想一個好的推拿師，是能夠做到舒緩患者病痛，推動體內氣血循環和新陳代謝，放鬆緊繃的筋骨，甚至就體內偏失的經絡臟腑，或補或瀉，來輔助醫師用藥物治療的。而對於憂鬱症等心理疾病患者，我會加強肩頸到頭部的循環，並且搭配閒話家常，來幫助患者紓壓以及解除心病。其實只要氣血循環能得到改善，對許多身心病患者的病情都會有些幫助。」

喵老大：「呵！老師免費的閒話家常，可不輸一小時動輒上千的心理諮商效果，因為跟老師聊天不但沒壓力，還能夠吐出心中的不痛快呢！今天相當感謝老師的分享，讓我們能學到推拿的相關知識。」

喵老大的推拿經驗談

關於喵老大與推拿的邂逅，是在生病兩年多以後，這也是一段很特別的機緣。我想在大家對推拿和按摩有了基本認識後，接下來，喵老大便以自身的推拿經驗和大家做個分享。

想起那個時候正值大三，也是我對中西醫藥物治療都感到失望的時候。經由家人的介紹，想說反正無論怎麼吃藥都沒什麼效，不如就跟家人一起去推拿老師那試一次，就算沒效，長個知識也不錯。反正有人載又有人出錢嘛！

就這樣坐在機車後座一路跟著家人來到台中市區。讓我驚訝的是，推拿老師隱身於巷弄中，不只是廣告招牌，就連張名片都沒有。但她就是因為有療效，光靠大家吃好道相報，不須招牌，也能讓老師每天預約滿檔（當然這位推拿老師有通過政府和理事會的專業核可）。

老師是一位中年阿姨，不但親切健談，而且活力十足。幾次見過她曾一整天連做十三個人共十多個鐘頭的推拿，簡直讓我感到不可思議。

阿姨知曉醫藥、推拿、刮痧（別人刮不起來的，她卻能輕鬆刮出痧粒）、武術（少林外家功夫）、氣功、料理、食療、穴位艾灸、宗教及靈療（阿姨是我目前見過，唯一走過天命，在凡間過著幸福平順日子的通靈人），最重要是她有著豐富的人生經驗，並有著相當樂觀正面的人格特質。

時節正值入冬。在我來這之前，推拿阿姨就已聽家人說過喵老大的「特別事蹟」，知道我的體質虛寒，所以在推拿前先幫我在身上的幾個重要穴道上艾柱，讓氣血能稍微流動循環。

過了一段時間後，身體感到稍微暖和和放鬆。我還記得那時候體質很惡劣，不但身體內外寒冷得像中了玄冥神掌的張無忌一樣，還得承受自律神經紊亂所產生的百般痛苦，也因為身體極虛，只要出了家門，隨時伴隨著恐慌感，常常會呼吸不順和全身發麻。

過了不久，我便帶著有點忐忑和新鮮的心情躺上推拿椅。當阿姨一上手，我很驚訝她的手掌相當溫熱，而且還穿短袖光著腳丫，外頭氣溫可是十三度耶！反觀筆者雖然年輕卻全身包得緊緊的還頻打哆嗦，當下實在是有點感嘆，這輩子是否還有機會能夠重回溫暖的手。

阿姨先摸了我脊椎的狀況，並運用通氣、詢問和目測觀察的方式來檢視我的整體狀況。阿姨告訴我關於脊椎的部分，雖然維持中正，卻有很大一段都呈現場陷狀態。確實，長久的體虛失養，就連四肢都沒啥力氣了，何況要完全有力的支撐整個身體呢？

接著阿姨便幫我推拿，她第一次主要先幫我鬆弛緊繃的筋絡，並且疏通淋巴點，加強整體循環。過程中阿姨又補了幾柱艾草，幫助氣血活絡，而她也很意外艾草在我身上居然很久才燒進去，代表我體內相當寒濕。就這樣阿姨大費周章地幫我處理了兩個多小時，有許多痠痛跑出來，甚至好幾次讓我叫了出來！

但奇妙的是，每當痠痛一出來，身體總是放鬆舒暢不少，而原本的恐慌感和強大不適感，也得到舒緩。這一天回到家，也比往常還有精神些，睡眠和食慾都明顯變好點，也就是這樣，開啟了我和推拿的不解之緣。

之後我便定期回來阿姨這做推拿，有好幾次阿姨成功用推拿和刮痧，幫我處理掉中暑甚至是感冒，這是我遇過的許多中醫用藥也做不到的。雖然阿姨的推拿，對於我複雜深入的病情，沒有直接有效的幫助，但卻減緩不少病痛和不適，並且輔助醫師的用藥治療，甚至成為我心靈上的支持之一。

在這四年中，也感謝每一個生命轉捩點，都有推拿阿姨的陪伴和指點，像是在我窮途末路而踏上求助於無形界時，阿姨始終站在我身後做為最正派的後盾。而在遇見良醫治療的這一年，也很有趣，阿姨說以前我的身體能吸收的藥物不到百分之十，有很高的比例進不去而反衝為虛火。現在這個醫師接手後，已經很少有這種狀況了，而且對於藥物的吸收力也不斷在提升，體力持續進步中。

就這樣搭配醫師的治療，並且減緩病痛所帶來的不適，使我能一路順利度過許多治療過程中無可避免的症狀反覆，不至於產生身心惡性循環，也因此成了我最喜歡的輔助療法。

最後就筆者經驗來補充一下，選擇一個好的推拿師傅的幾個要點，以下純粹為個人心得總結，僅供讀者參考。

一、就像用藥、針灸和刮痧一樣，推拿也有補瀉法之分。一個好的推拿師必須要能夠掌握補瀉手法的差異。比方說體內要是有瘀，直接用補就糟糕了，必須先用瀉法在視情況用補法。

二、一個好的推拿師必須具備基本醫學知識，像是中醫經絡理論、基礎的藥理以及醫理。而且不單是中醫，西醫的解剖學以及復健科學也要涉獵，如此才能夠掌握患者體質，知道要放鬆哪塊肌肉或筋骨，使用出正確推拿手法。

三、推拿老師最好能有氣功底子。在進行推拿的過程中，由於力量必須能穿透皮膚筋骨甚至到達按摩臟腑的效果，相當耗損施行者的體力，這也是沒練過功夫的師傅做不到五個就會累，文中推拿老師能連續做十幾個依然有力的原因。此外，推拿老師要是有氣功底蘊，便能視患者所需，直接給予補氣或排除廢氣。

四、能夠即使掌握患者狀況，明白治療的先後，並且清楚知道患者的各種反應，究竟是好轉反應還是推過頭而產生的副作用。有許多推拿或整脊產生的醫療糾紛，就是因為師傅做過頭或不明白患者體質而產生悲劇的。

五、涉及橋骨以及整脊的推拿治療必須注意，最好由專業醫師進行。中醫骨傷科仍必須和民俗調理劃分界線（本文係屬民俗調理）。

六、要能夠親切的對待患者。畢竟好心情也有助於患者全身放鬆和推拿的施行。

以上，輔助療法篇在此告一個段落。你是否也有私房輔助療法呢？歡迎你上來我們的社團和病友們分享交流喔。

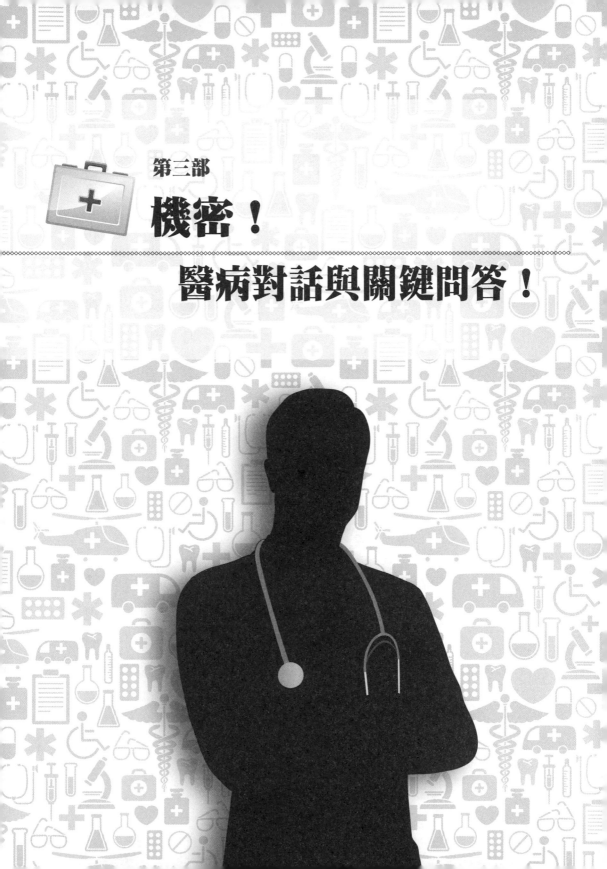

第三部

機密！

醫病對話與關鍵問答！

身為一個患者，特別是自律神經失調的患者，我相信你也和我一樣，總是對這個變幻莫測的現代文明病充滿著疑惑。即使你想下定決心對抗病魔，卻總是感到茫茫然地不知從何下手。

在下面，喵老大將為讀者邀請到一位同時擁有中西醫背景的專業醫師，他不只對於臨床治療有相當豐富的心得，自己更是曾經親身經歷抗病的患者，更成功幫助許多陷入絕境的患者重新看見人生的希望！

我們很榮幸邀請到劉醇鑒醫師來為我們這些患者解惑。

接下來，就讓我們透過對話的方式，用一個問題傳達一個重要觀念，讓讀者也能輕鬆掌握成功抗病的關鍵！

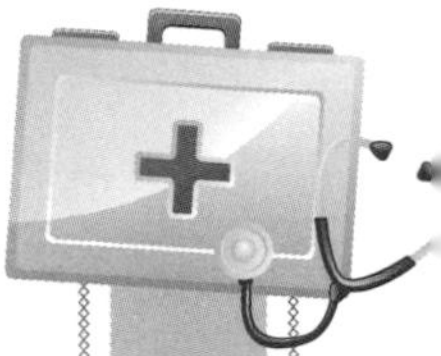

第一章　教你成功抗病的關鍵問答錄！

受訪者：劉醇鑒醫師　編輯整理：喵老大

一、西醫與西藥治療區塊

1. 請問為何與自律神經相關的身心疾病，在現代醫學中療效並不怎麼好呢？

醫師回答：

針對身心疾病而言，西藥也是有其療效的，但關鍵在於對應不同體質的患者，所產生的回饋也不同，以致於療效不夠穩定或是讓人滿意（有些患者有效，有些卻無效）。關於這個難題，其實只要把中醫學的藥物歸經理論納入，西醫藥物的作用便能考量地更加精確完整。

除此之外，就中醫觀點來看，自律神經患者通常在包含大腦、周邊神經，以及內分泌系統的心肝腎三個臟腑會出問題，各有不同的病機，這是傳統西醫理論較少涉及，也比較難以全面處理的地方。

2. 我常聽人家說，精神科藥物只是在壓症狀，有些患者甚至面臨到副作用以及成癮的風險。那麼像是安眠藥和鎮定劑等精神科藥物，對於自律神經失調是否有真正的治癒療效呢？

醫師回答：

一部分的患者會有其療效，根本原因是在於發病臟腑的定位、藥物歸經治療，以及患者體質的差異。

我們拿「藥物」和「病機」比喻成鑰匙與相對應的孔，自律神經患者通常牽涉病機較複雜，也就是「鑰匙孔」比較多，故非單一藥物就能成功打開所有患者的病機，這點對中西醫都是一樣的。所以臨床必須掌握患者病機，靈活組合出相對應的藥物，才能一一破解。

比方說臨床所見，服用西藥能產生療效甚至治癒的患者，幾乎都屬於「實火體質」，身體氣血尚有餘，所以這類患者幾乎都在西醫穩定就診。

而真正中醫臨床常見的的自律神經患者多屬於「虛證體質」，通常這些患者服用西藥的療效總是欠佳（所以才會找上中醫），主要問題便出在一種西藥，並無法對應到所有病機或體質，而且西藥通常不具備「補益」元氣的效果，所以對虛證患者的療效並不滿意。也因此，牽涉病機較為複雜的疾病，透過辨證論治，中醫確實能取得不錯的療效！

3. 有許多醫師會建議自律神經患者多補充維生素，請問維生素B群對自律神經的修復真的有幫助嗎？

醫師回答：

以西醫觀點而言，對部分患者會有幫助。

若從中醫角度出發，則要去觀察缺乏維生素B的患者，究竟是屬於何種證型體質，以及掌握治療階段，才能有效應用。

比如說對於一個陰陽氣血皆虛的患者，維生素基本上不會有明顯效果，畢竟身體連正常三餐營養都難以吸收運用了，更別說維生素這種非必需品。而對於一個體力有到一定水平的患者，維生素也許會有些幫助。

4. 自律神經患者通常都在西醫做過不少檢查，患者在看中醫時，有需要把所有檢查數據都拿給醫師做參考嗎？

醫師回答：

可以做為參考，但是中醫有其獨立診斷的系統，所以需要性並不大。

5.時下有許多身心病患者深受精神科藥物「成癮及戒斷」之苦，請問透過中醫如何幫助患者戒斷這些藥物，並逐漸回歸生活正軌呢？

醫師回答：

其實就是根據「脈證雙鎖」掌握病機與治療時間點來下藥。

比方說，今天有患者正服用A、B、C三種西藥，這時我們在幫助患者時，仍然先以當下的脈證來下藥，絕不可讓患者貿然停藥，否則藥物分子在體內的濃度驟然改變，會有危險。而在患者狀況穩定時，可以開始安排減藥。

在減藥過程中，我們仍必須持續緊盯患者「減藥後」的脈象變化以及體力水平，步步為營，循序漸進地轉換用藥，以免因身體無法適應而產生反彈！

除此之外，醫師也必須同時加強患者的心理治療，適時給予患者堅持下去的勇氣，綜合以上，才能讓患者在較穩定的態勢中逐漸擺脫藥物成癮的問題，重新回到真正的健康狀態。

二、中醫在治療的優勢及運用

1.請問為何中醫並無自律神經的概念，卻能察覺「症狀不外顯」的自律神經失調，並且透過藥物和針灸使其恢復健康呢？

醫師回答：

就像西醫有儀器能夠檢測出相關數據，中醫在診察過程中，也會收集患者身體內外各種資訊，比方說：症狀、舌診、脈診等資料來追蹤和診斷。

而在實際治療層面，中醫的核心精神在於「辨證論治」，也就是針對不同患者體質，以及病機去做最適化治療，這就像是打造不同鑰匙去對應不同孔，而並非以廣泛的疾病名稱去做「標準式」的治療。

也因此對於自律神經失調這種症狀多元複雜的疾病，中醫在治療上其實並不輸給西醫。

2.以中醫的觀點來看，自律神經患者究竟是哪個臟腑出問題居多呢？

醫師回答：

根據我臨床對患者的觀察，五臟中肝出問題的比例最高（約90％以上），像是肝陽虛、肝陰虛或是肝風內動等患者。其次是心臟，臨床中「心虛」的患者也高達70～80%，這些患者幾乎都有過心悸的困擾。再其次是腎臟，特別是對於久病的患者，中醫理論提到「久病傷腎」，這類患者容易出現腎虛的狀況。所以在治療上，必須處理心、肝的問題，另一方面則要考慮為患者補益虧虛的陰陽氣血。如此才能標本兼治，回復正常體力。

特別值得注意的是，有許多自律神經患者的腸胃消化機能也出了問題，其實是因為肝的區塊（西醫指的自律神經）影響到腸胃的運作，當肝臟問題解決後，脾胃功能也會跟著恢復正常。

3.針灸對於自律神經失調的作用、適用階段以及必須注意事項？

醫師回答：

在治療過程中，若患者本身氣血水平尚足，或是先前已透過藥物使臟腑氣血回復到一定水平時，可以搭配針灸幫助治療，加強藥物所不及的療效。但當患者氣血匱乏之時，針灸治療的效果會比較差，因為身體沒有足夠的氣血可利用，所以體弱者需注意。

4.自律神經失調治療過程中為何會反覆？怎樣才算成功治癒呢？

醫師回答：

環境因素、壓力因素、病原體的感染以及生活作息等，都有可能造成患者，在治療過程中症狀反覆或是波動，所以患者在治療過程中必須要有耐心，應該以一段期間來觀察治療成效。

至於成功治癒的定義，我認為病患可以回到未發病之前的身心健康狀態即是，這方面可由脈象去觀察以及患者自我感覺做為確認。

5.服中藥治療的過程中，若身體出現感冒症狀該如何是好？

醫師回答：

請就近尋求醫師調整藥物的比例，並且適時轉換藥物先去處理外感，以免患者在感冒的過程，使自律神經失調的症狀加重。

三、中醫對自律神經失調的辨證論治

1.醫師我一直很好奇，自律神經失調會影響腸胃吸收機能，但為何一部分患者會變瘦，而另一部分的患者卻反而變胖呢？

醫師回答：

關於這點，以中醫對「體質」的概念可以明確解答。通常，虛證夾濕的患者體重易增加；而虛證夾火的患者則容易瘦下來。

2.關於恐慌症的發作，某些患者能追出心理創傷，但部分患者卻完全沒有，那究竟對環境的恐慌感是來自心理問題還是體力因素？臨床比例各佔多少呢？

醫師回答：

兩者都有可能。就我臨床觀察體力因素的患者約佔50～70%，而心理因素約佔30～50%。

值得注意的是，即使是體力因素所產生的恐慌症，也會反過來影響心理層面。而心理因素引起恐慌的患者也有可能波及情緒和生活，導致體力逐漸衰弱，所以必須盡快就醫治療。此外，對於有恐慌症狀的患者，醫師最好能加入心理層面的治療，雙管齊下。

3.在中醫理論中，肝系統包括肝以及神經系統，而您剛才也提到肝臟是自律神經患者最常出問題的地方。那請問在醫師臨床中，肝陽虛和肝陰虛的自律神經患者通常有何差異？

醫師回答：

肝陽虛的症狀特色：易驚、怕冷、手足冷、神疲。

肝陰虛的症狀特色：煩躁易怒、怕熱、手足微熱、易亢奮。

4. 想請教醫師在臨床中，脈象與患者身體實際機能的好轉（比方說睡眠或體力），究竟存在著什麼樣的關聯性？

醫師回答：

就我的臨床經驗，自律神經患者大概可以分成三種情況。

第一種，藥用下去，不但脈象有進步，病人也馬上回頭告訴醫生「我有好轉了耶！」通常屬於初病患者，好得也比較快。第二種，脈象上雖然明顯好轉，但身體機能卻要過幾天才會跟上來。最後一種患者，辨證用藥正確，脈象也持續進步，但要等上數週甚至數個月，身體症狀才會來個跳躍似的進步。

可以這樣比方，脈象就像是代表身體健康狀態的「領先指標」，能偵測到即時的身體內部動態，甚至在疾病與症狀真正出現前就給予處理。比方說，某些患者看診當下已明顯有感冒脈象，但在問診過程中卻沒表示任何異狀，結果一回去症狀馬上就浮現出來。遇到這種情況，醫師透過脈診，能預先為患者做好防備及處理，也會有比較好的癒後。換句話說，臨床假如只憑表面症狀就診斷並開藥，便會疏忽掉許多身體傳達的資訊。

所以有很多大病在「火山爆發」前，其實「脈象的警報」已經響了很久，身體雖自覺暫時沒事，實際上卻是在硬撐，或者我們說是在「吃老本」。這是脈診的優勢所在，也是醫師必須仔細察明脈象的原因。

反過來說對於一個病人，當脈象在進步時，身體症狀也未必會馬上跟上去，特別是對於一些複雜或久病的患者。就像一間面臨倒閉的公司，雖然透過改革使財政轉為盈餘，並化解危機，但也需要一段時間，才能累積公司的固定資本財或總資產。身體也是一樣，當積蓄足夠能量並修補完成，症狀便會逐漸消失。

我想在這裡舉一個臨床見過的極端案例，與大家分享。

之前曾遇過一位媽媽，也是自律神經患者，主訴為心悸和暈眩。頭八個月的治療，脈象雖持續有在進步，但這位媽媽始終不覺得症狀有明顯改善，讓我對這位患者都感到不好意思，好在她還是很有耐心地持續配合治療。

直到八個月後的某次回診，她很高興的告訴我，主要症狀在短短一週內幾乎都恢復正常了，長年以來的困擾也終於能夠放下。

所以在此也要告訴自律神經失調的患者朋友，最好能給醫師大約兩個月的時間穩定治療（極少數患者可能需要更久時間），再觀察成效，我相信只要得到正確治療，即使短期內症狀並無太大改善，長期終究會康復的！此外，患者對治療也要有耐心，到處逛醫院對於病情不但不會有任何幫助，反而有可能因此錯失好轉的時機喔！

5.生這個病，常讓人跑遍各大醫院後的結果卻是「檢查無異狀」，讓患者們總是感嘆「辛酸沒人知」。想請教醫師，脈診是中醫獨特的診察方法，那麼脈診對於治療自律神經失調有何重要性呢？

醫師回答：

脈診的特色在於能夠得知身體內部的狀況。比方說，一位患者主訴胃痛併發全身發冷，透過脈診，我們可以找出病位和病機所在，進一步判斷患者究竟是真正的自律神經失調，還是其他問題如感冒或吃壞肚子等。我想臨床不靠脈診，只靠問診，會有很多病無法明確分辨出來。只有四診合參才能找出真正問題，而不會把所有莫名不適都推給自律神經失調。

特別是自律神經失調在症狀呈現上相當多元複雜，而且不容易從儀器判斷出明顯問題。這時脈診可以扮演重要的辨別角色，避免自律神經失調和其他疾病弄混，在找出真正問題後，也才能精準用藥處理。

四、四環一核心康復區塊

1.自律神經失調的患者是否應該避免飲用咖啡及茶飲?除此之外，患者在治療過程中有需要特別忌口嗎?

醫師回答：

咖啡因對神經系統的影響頗大，應該盡量避免。

而關於日常飲食，刺激性的食物也要盡量避免，比方說：甜食、烤、炸、辛辣的食物。其他則聽從醫師的指示，基本上也不須刻意去忌口。畢竟能夠保持一般人的健康常態的飲食習慣，對自律神經，回歸正常運作本身就是一個不錯的訓練過程，同時也是我們的康復目標。

2.就醫師的臨床經驗而言，在治療自律神經患者最棘手的地方在哪?

醫師回答：

我們可以從醫病的角度分別切入來看。在醫師用藥治療層面，診斷臟腑發病的比例，以及疾病複雜度是關鍵，特別對於病機較為複雜的患者。

而在病患層面，患者的配合度相當重要，特別是心理素質這一塊。不信任醫師，或是容易陷入負面思維和情緒的患者，康復進度常常會拖泥帶水。所以我常告訴患者，其實你自己也可以決定自己何時康復！

3.坊間輔助療法五花八門，請問透過深呼吸法，真的對調節自律神經有實質幫助？

醫師回答：

透過深呼吸來舒緩緊張情緒，或是調節自律神經放鬆，算是一種行為模式回饋，感覺「症狀」快爆發時可以先試看看。假如沒有用，代表你已經生病了，這時最好趕快請專業醫師來治療。

4.請問醫師有推薦的輔助療法嗎？

醫師回答：

沒有。我想只要能保持運動、調整生活作息、調整心態以及保持社會意義，再配合醫師治療，這樣就很足夠了！

5.不靠醫藥，只靠運動或是生活型態的調整，是否有可能使自律神經失調自行痊癒呢？

醫師回答：

一般來說，不積極治療不易康復。特別是患病期間較久的患者，通常也需要比較長的療程，而且必須配合心理治療，讓患者能夠堅持下去，以免演變成身心惡性循環。

6.為何醫師總是鼓勵患者「能工作就要繼續保持工作」?生活意義為何在治療過程中佔有重要地位?

醫師回答：

關於這點，我想保持社會化的好處在於，能透過觀察正常人與自己的差異以及價值觀，學習如何去面對壓力，並進一步改變自我。

當你成功處理壓力，就像賺到人生經驗值一樣，會得到一種「身心回饋」。這種正面回饋在中醫來講可以讓肝臟得到疏泄而維持在良好狀態。以西醫的角度來看，可以使紊亂的自律神經得到訓練，逐漸調節恢復常態。這也是身心科或精神病院很重視團體治療這一塊的原因。

不過還是要提醒患者朋友，在面臨同時得抗病和維持社會能力的過程中，自己要學會減輕和用正面心態去面對壓力。因為壓力一旦過大，又會反過來傷害到身體。所以壓力可以說是兩面刃，如何使用，端看自己決定！

五、發病因子、好發族群與臨床觀察

1. 可否請醫師就您的臨床經驗，歸類出常見的自律神經失調發病因子給讀者參考？

醫師回答：

過度的身心壓力、混亂的作息，以及大病初癒都有可能，通常比較難追出單一病發原因，即使找到了，對於治癒也沒有太大幫助。除此之外，經過治療，讓患者能夠回到正常的社會狀態，並且在遇到上述情況能不再發作，基本上就算是治癒了。

2. 在醫師的臨床經驗中，究竟哪一種人格最容易導致自律神經失調？

醫師回答：

易思、易緊張以及抗壓性差的朋友必須多注意。上述人格在中醫來說，都容易傷肝。而在西醫的角度來看，擁有這些人格的朋友，較容易使自律神經功能耗弱而導致紊亂。

3. 節氣或天氣變化為何總是使自律神經失調患者症狀波動？

醫師回答：

以中醫的觀點來看，季節轉換容易產生氣滯化火或是陰虛燥邪，進一步影響自律神經的運作而造成症狀波動。不過上述情況，是在自律神經患者身上，比較常見到的問題，臨床上還是要緊扣病機，去用藥幫助病人身體渡過轉換期。

4. 請問醫師，為何像飛蚊症、耳鳴、皮膚炎這種看似和自律神經毫不相干的病理，卻常常發生在自律神經患者的身上呢？

醫師回答：

就中醫觀點而言，任何疾病的發生，都是與身體正氣不足有關，可能由同一種病機衍生出多種疾病。飛蚊症和耳鳴等問題，多和自律神經患者本身「肝腎不足」的病機有所重疊，因此這些病症在自律神經患者身上易好發。

而以西醫的觀點去看，一個病患可能同時得到多種疾病，可以從自律神經，對整個身體影響的軌跡，去查間接的因果關係。比方說自律神經失調，可能影響全身免疫功能，進而造成皮膚炎等。

5. 包括我自己在內，為何根據西醫統計，自律神經患者多帶有心臟瓣膜脫垂的症狀？

醫師回答：

關於這點，在中醫臨床治療上其實並無顯著相關性。

只能說通常心臟瓣膜脫垂的患者，多有「心不足」的病機傾向，而自律神經失調的患者，臨床上約有七、八成心臟也出了問題，因此可能由類似的病機（因），延伸出這兩種疾病（果），因此才看起來有「兩病互相重疊」的現象。

六、自律神經失調與憂鬱症

1.請問醫師，憂鬱症是否能靠把脈察覺異象？

醫師回答：

可以，但是必須搭配症狀，以及臨床問診做出綜合判斷。

2.如何辨別憂鬱症和自律神經失調？臨床治療上的差異點？

醫師回答：

可以用西醫診斷準則去區分。

至於在中醫治療上並無特異，還是以「辨證論治」為主。此外，憂鬱症患者在臨床上需要特別加強心理治療。

3.心理治療對於自律神經患者是否幫助？

醫師回答：

可以幫助患者解決心理問題。

至於純粹以身體不適為主訴的自律神經患者，透過診間醫師對患者的心理治療，也可以讓患者在抗病的過程中保持樂觀，並且和藥物治療雙管齊下，加快恢復腳步。

七、患者相關提問

1.請問醫師這種病大概要多久才會好？

醫師回答：

快則三個月，慢則數年。

主要看病機的複雜程度、身體陰陽氣血的虧損程度，以及患者和醫師的配合度。不過也有少數患者在數週甚至數天內就痊癒的，大多屬於新病患者，所以即早發現並且積極治療相當重要。

2.我們說壓力與自律神經失調息息相關，那麼自律神經和壓力所造成的過勞死，是否具備關聯性？

醫師回答：

簡單來說，自律神經失調就代表一個人已經生病了！人生病不去治療，反而繼續承受高壓的工作環境，當然有可能過勞死。

在這邊值得一提的是，壓力對身心的回饋，是可以有不同面向的。舉例來說：同樣體力稟賦的年輕人，其中一個不眠不休在科技大廠值班超過一天，另一個則是沉迷於網咖，連續玩了一天的線上遊戲。雖然就行為上，兩者都會嚴重傷害身體元氣。但前者面臨的是工作壓力對心理產生的負向回饋，過程中持續產生負面情緒和思維，後者則是沉浸在玩遊戲的愉悅感中。

我們就身心的角度一併考量來看，前者相較於後者當然更加「不健康」。因為壓力對心理所產生的負面影響，會加速身體的崩壞！這也是我一直希望患者，能藉由這場病，去改變自己面對事情的態度，以及如何去處理壓力的原因。

3.同樣是學生或是上班族，為何只有我「中了」自律神經失調呢？

醫師回答：

主要還是和一個人後天的身心素質以及先天稟賦有關。

舉例來說，同樣是感冒，有些人只是出現一些表證，多喝水休息就沒事了。有些人卻因為正氣較虛弱，只要一感冒，病毒就節節深入到中樞神經區塊，進而成為誘發自律神經失調的因子。所以平時就要注意保養自己的身體。

4.需要長期服中藥治療的複雜重症患者，需要注意什麼問題（比方說重金屬以及農藥殘留問題）？

醫師回答：

關於這一點，醫師最好能為患者把關。

一般來說科學中藥在製造流程，都會經過嚴格檢測，患者長期服用，只要對症下藥，基本上都不會有問題。

至於水藥部分，對於某些栽種過程，需要「特別照顧」的草藥，比方說人參、川七和當歸，醫師心中最好要有個底，挑選來源並且謹慎使用，最後再透過脈象，來監控患者服藥後的變化（若患者真的吃出問題，脈象必定出現異常）。我相信能做到這樣，基本上不會有太大問題，患者可以放心服藥治療。

5. 我是科技產品愛好者，請問長期或過度使用科技產品如智慧型手機和平板電腦，是否會對自律神經機能造成影響？

醫師回答：

要注意使用科技產品，所產生的依賴性與興奮度，患者甚至是一般民眾能少用就盡量少用，多走出門接近大自然較有助於健康。

6. 患者在治療過程中是否可以搭配保健食品？

醫師回答：

不太需要，因為對於真正治病沒有太大幫助。

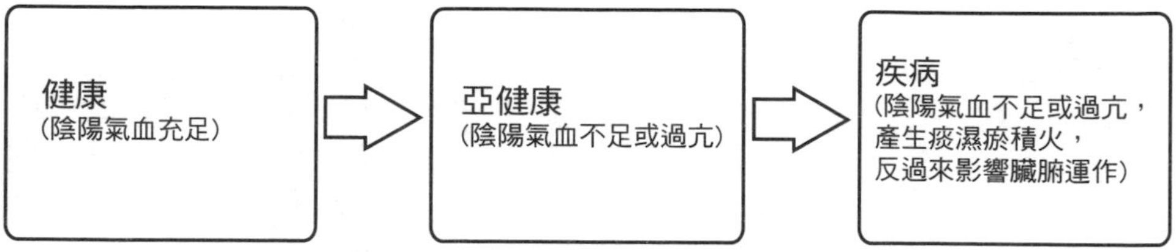

八、醫師給患者朋友的話

上面這張圖可以給自律神經失調的讀者們做個參考。

在「健康」階段，表示一個人的陰陽氣血充足，並不容易生病，包括自律神經失調。

到了「亞健康」階段，體內臟腑氣血已出現了不平衡，但在這時若能即早發現並治療，無論是找中醫或是西醫，都比較容易康復，因為此時問題還算單純，病根也還沒深入。

若繼續忽視身體所發出的警報，最後就會來到「疾病」階段，這時候不只是臟腑氣血虧損。所產生的病理產物，比方說痰、濕、瘀、積、火，還會反過來再影響臟腑運作。

此時若單純使用西藥比較難去治癒，因為病情機轉複雜而無法單刀直入，必須靈活運用藥物配伍，一關關的解除病機，才有機會康復，這也可以解釋，為何有許多患者吃鎮定劑或安眠藥物反應不佳的原因。

最後，關於自律神經失調，其實你可以決定自己要多久康復，醫師只不過是陪伴你康復的過客。

要記住，治療過程中症狀加重時要有信心撐過去！有進步也不須太快樂，因為你只是要恢復到正常人罷了，繼續做好日常生活該做的事就對了。這場病只要能好好面對並勇敢戰勝它，相信你的生命會得到蛻變，就像本書書名所提，疾病正是帶領我們生命成長的導師！加油！

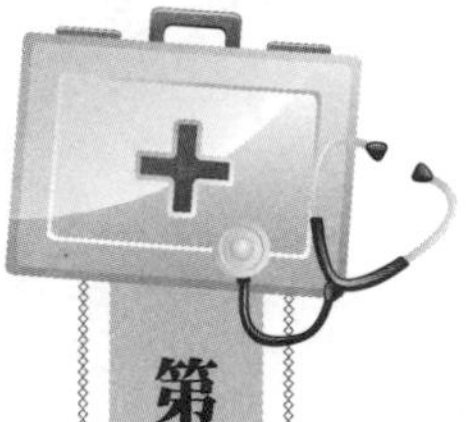

第二章 當醫師變成病人

當醫師變成病人

作者 劉醇鑒醫師

噗通！噗通！噗通！

又發作了，又是在睡眠時心臟跳動地相當厲害。同一時間我也發現我自己開始在晚上睡不著覺，半夜中，常常驚醒過來……

「這似乎不是以前的我。」

但是，好像也沒有哪裡不對勁？頂多只是最近容易緊張、易怒、煩躁以及有點疲倦。

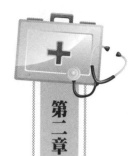

不過此時此刻，最困擾我的還是心悸。想起以前還在念醫學院時，心血管模組的課程總會提到的字眼，今天自己終於體驗到了。

說起心悸的感覺，應該是從醫學院大五就開始。當時的我，一方面要準備學校課程，另一方面又要準備銜接大六的西醫實習與臨床技能。說實在的，壓力有點大，但是對於平時自認身體還不錯的我，即使如此，依舊會熬夜看電視或是玩樂。

「在忙碌的醫學生涯中，總是要排解一下在學校的苦悶。」

直到五年級下學期，我才真正注意到自己有心悸的症狀。起初也不以為意，我依舊進行著自己每天該忙的事物。偶爾心悸明顯時，當天就會讓自己早點睡不熬夜，隔天心悸就會消失，但是只要熬夜久了，心悸又會冒出。因為本身是中醫系的學生，所以我會利用自己身上的症狀或是疾病，在看診時跟師長們討論一下我的情況，所以當時心悸的情況也獲得良好控制。

在進入西醫實習的兩年時光，一方面要回頭溫故之前西醫的臨床知識，另一方面則要從照顧病人的過程中，學習如何去接觸患者，甚至，身為實習醫師的我們，當天可能得值班完全沒有睡眠時間。就在這樣多重壓力的籠罩之下，大七最後實習的時光，心悸又悄悄發作了……

與以往不同的是，這次的心悸同時伴隨心慌、肩緊、易怒、疲倦以及失眠的現象，因為實在相當不太舒服，而且怕是心臟血管疾病的警訊，所以有先去心臟科就診。

心臟科診斷後，醫師按常規地照X光以及心臟超音波，似乎也沒多說什麼就開立了 b-block 的藥物給我（俗稱康肯，這個應該有很多患者都服用過），叮囑我一天服用半顆即可，也沒說怎麼追蹤，我只好滿腦疑問的離開診間，既然心臟科主治醫師沒說什麼，表示我應該沒什麼大病，不過我倒是發現我的血壓偏高，大概在130～140/80～85mmHg徘徊。

因為馬上就要進入外科的實習過程，所以壓力指數更加攀升。但奇怪的是，那顆西藥對我作用不大，心悸確實是減少了，但是心慌跟疲倦感卻更加明顯，這種感覺對於需要體力的外科實習實在是一種挑戰。不過躲也躲不掉，我還是得硬著頭皮踏進手術房，撐下去！

不過心慌以及疲倦的程度實在是困擾著我，一個讓我無法專注於工作上，一個則是使我渾身無力地站在手術檯旁，幫忙住院醫師以及主治醫師的學長。而同一時間，明明晚上累得要死，竟然還得面臨失眠的窘境。除了心悸讓我睡不著之外，還有明顯的入睡障礙（就是沒有不舒服也是睡不著）。

這實在是令人抓狂。隔天早上起床，就連自己昨晚是否入睡自己也不曉得，雙肩沉重到不太想回醫院上班，就在束手無策時，我只好發揮「現學現脈」的精神，依自己的症狀下去做處理。脈象向我透露：心脈弦細有力、肝脈弦細有力、其餘部位弦緩略無力（以前的脈象都是六部弦緩居多）。

其實在一開始有想開立常用藥方來處理，後來想說用單方藥來自行組合，一個一個開試試看。同時間，因為實習的關係而荒廢許久的運動，為了健康的理由，我也再度重拾運動的習慣，並且就以醫院健身房的跑步機來鍛鍊自己（一次一到兩小時，一週三到四次）。

說也奇怪，在藥方裡完全沒加入，傳統所認知治療失眠與心悸的安神藥物，短短一週後，我的睡眠竟然得到好轉，就像從前的樣子，一倒頭就可以輕鬆入睡！至於心悸的部分起初只有稍稍改善，真的大幅改善是在治療兩個月後，之後就只有很晚睡才會發作（凌晨2～3點）。而易怒、心慌、肩緊的情況也消失了，血壓也回到原本的範圍　：110/75mmHg 上下。

其實回顧整個發病的過程，問題主要還是出在神經系統的部分，也就是所謂的精神官能症。

透過這次的親身經驗，我認為良好的生活習慣再搭配醫療的幫助，通常都可以治癒這種病，不過患者的意志力也很重要。此外，搭配良好規律的運動習慣，可以讓整個神經系統的運作回歸到正常，更是一個不可或缺的項目。

最後，我要感謝上天選在這奇妙的時間讓我遇見此疾病，為我的生命帶來驚喜與學習機會，並且使我在行醫濟世前就得到康復，好讓我把這些經歷，以及成功康復的過程傳達複製在患者身上，幫助更多需要幫助的人。

細數自己之前開過的藥單，才發現原來中醫對於精神疾病也是有不錯的療效，除此之外，也較無讓人昏沉的副作用，這點讓我在患病的過程中，能夠保持清醒的腦袋，並且發掘出日後行醫的興趣所在，甚至培養出堅強的意志力以及耐力。也是在康復之後，我才真正體悟「視病猶親」的精神，以及此病「需醫病也需醫心才能夠完全治癒」的治療要點。

以上，希望我的患病經過能給各位有所啟發，也希望大家都能找到自己的明醫，重新贏回健康！

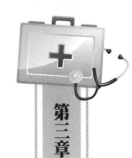

第三章 臨床上如何選擇醫師

臨床上如何選擇醫師 作者 劉醇鑒醫師

1. 望、聞、問、切同時重要：不要只問診不把脈，也不能只把脈不問診，各種能從患者身上得到的，有利於對症下藥的資訊，都應該蒐集並合參。通常我們在初診把脈時一定會特別仔細，要是連初診把脈都潦草帶過的醫師（比方說連一分鐘都不到），診察情報較難以周全，讀者可以做為一個觀察點。

2. 可以在看診的過程之中，聊聊醫師對於中醫追蹤患者的方法，除了問診之外要能有另一種方法得知來自體內的訊息，例如：舌診、脈診、腹診等。這樣才能兼顧到身體內外的資訊，做出準確的治療。

3. 一個好醫師要能掌握疾病的變化及預後，也要能掌握患者用藥後的改變。關於這點，患者須在治療二到三週時，對於自己疾病的進度有所掌握，或是病機的進展為何，可向醫師請教。如此可加強醫病雙方的互信，並且留心治療的成效。

4. 醫師要開複方或是單方是患者沒辦法決定，但是可以轉個彎問醫師。比方說：加味逍遙散中有梔子，因為我（患者）查到梔子算是苦寒藥物，用久了會不會有問題，如何去加減等等。這就像有經驗的婆婆媽媽挑菜一樣，這樣比較能夠讓醫師，去注意使用科學中藥時，藥味重疊或過雜的問題。

5. 醫師對於病情的掌握，可以透過西醫的檢查來輔助，沒有必要完全排斥，但是患者必須認識到兩者並不對等。比方說：患者是前來就診C型肝炎的肝功能異常，治療的結果可以用西醫的檢驗來輔助醫師的診斷以及治療效果為何，患者心中也能有個底。

6. 看診時可以注意醫師，是否在第二診或是第三診大幅度的改藥，這極有可能推翻初診的診斷。而對於經常大幅度換藥的醫師，很有可能是醫師無法掌握病情。特別是慢性病在治療過程中，只要不遭遇外感，脈象以及用藥通常會呈現穩定的延續性，直到主病機改變。這點可以先向醫師諮詢看看，再不行，患者心中自己要有打算。

結語與花絮：

我發誓這輩子活到現在，還沒有這麼認真學習過！

在訪問過程中，喵老大就連午餐都渾然忘了吃。因為除了錄音，過程中我全神貫注地聽講與發問，並認真做筆記，簡直是整個人都沉浸在對醫學知識的狂熱與渴求中！同時也是在過程中，讓我對中醫更加著迷。想起以前那個總是讓我打哈欠，怎麼念也念不太好的經濟學和商學，現在終於找到自己人生所愛，實在是令人興奮！

就這樣，結合了醫師寶貴的臨床經驗，以及相關醫學資訊，再加上，診間中擠出零碎時間連珠炮似地向醫師請教（哪怕是一分鐘我都不肯放過啊！），本篇終於在歷經十五個小時的精修後完成！

最後，喵老大要再一次感謝劉醫師，能在忙碌的看診生活中抽空幫忙。透過這難得的機緣，為我們講解這麼多重要的觀念以及臨床心得，特別是在結合中西醫談自律神經的部分，尤其精彩！

我充滿自信，本篇中的每一份知識，對於患者都相當寶貴！喵老大也深深希望這篇「醫病對話與關鍵問答」能一一解許多讀者心中的疑惑。

這麼一來，一切努力也都值得了。

（備註：本篇內容，部分係由喵老大根據與醫師的對談內容編輯而成。過程中歷經數次精修力求精確，且盡量以不失醫師原意為原則，若文字間仍有不周詳之處，懇請諸位大德多多包涵。）

第四部

抗病戰士們的重生樂章

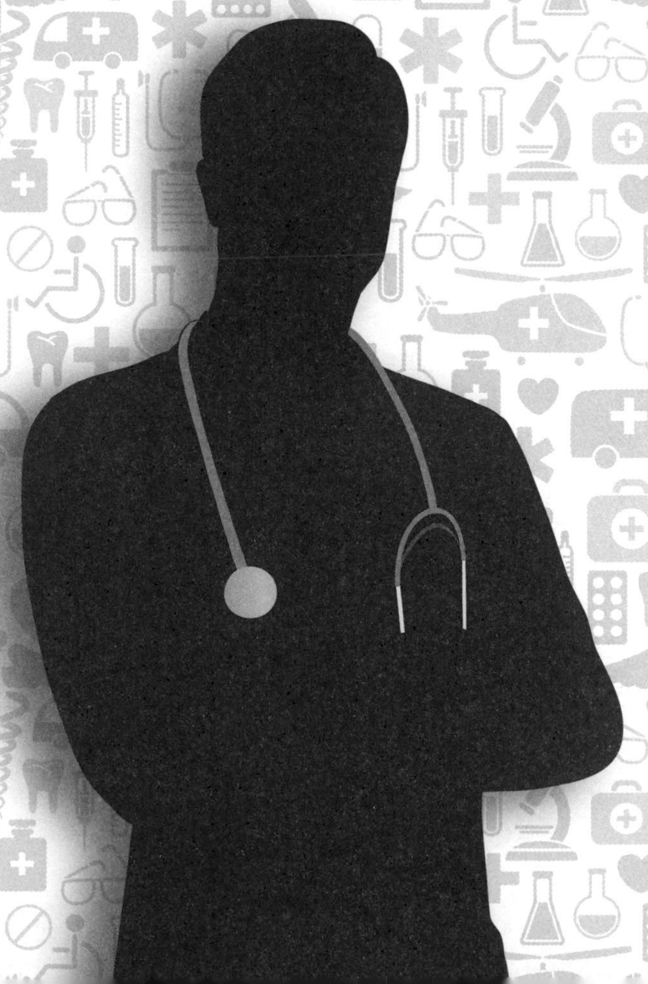

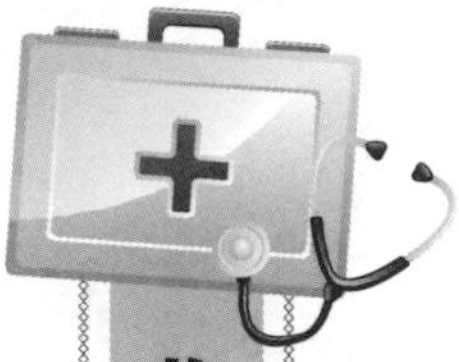

故事一 感謝中醫讓我重拾彩色人生！

大名：老實樹

星座：雙魚座

職業：商業設計師

抗戰期間：

2008年九月發病，看遍中西醫皆藥石罔效。直到2010年三月遇見好醫師，現已完全康復。

病症主訴：

重度睡眠障礙（連續數月精神亢奮難以閉眼，會越睡越累）。腸胃功能嚴重失調（包括脹氣、打嗝、容易腹痛腹瀉）。伴隨心悸、心慌、心痛、易受驚嚇。眼睛常感痠澀、畏光、飛蚊症。一年四季手腳皆冰冷，夏天要蓋厚重棉被，怕冷又怕風。嚴重恐慌和焦慮感。容易健忘。全身肌肉神經失控，不定點亂跳。全身乏力。

抗病的私房絕招分享：

不疾不徐的慢活生活、運動、與寵物玩耍以及接近大自然。

老實樹的抗病故事：

從步入社會起，即從事重度勞心的設計工作逾二十載。我的工作經常得跟時間賽跑，腦袋無時無刻都在運轉，情緒永遠處在高度緊張狀態，爆肝生活就這樣日復一日，年復一年。再加上自己又是屬於完美主義的個性，就這樣長時間讓自己的身心承受巨大又沉重的壓力。

早年自恃年輕不覺有恙，直到三年多前，出現嚴重的睡眠障礙後，健康便開始呈現如骨牌效應般的大崩壞！

生病當時自己就跟一般普羅大眾的認知一樣：「中醫比較溫和且無副作用，適合長時間的調養」，由於害怕安眠藥的副作用，又想徹底調養自己的體質，所以便積極尋求中醫的治療。

只是當時，看了許多中醫卻都不得治，病情每況愈下，直到遇見一位良醫，並且積極配合醫師交代的功課，才徹底改變了我的人生！

醫師診斷我，是屬於陰陽皆嚴重失調的重度自律神經失調患者。而在他精確的辨證論治下，我的病情日漸好轉，最讓我煩惱的失眠問題也漸漸改善許多。但是治療過程的前兩年症狀總是起起伏伏，讓人灰心又沮喪，而且會有好一段時間的停滯期，那時經常惶恐自己的痊癒遙遙無期。

醫師說：會生病就是身體有偏差，恢復時間的快慢，要由偏差的程度來決定，妳的體質太偏了，要扭轉體質拉回正常的軌道，一定要有耐心慢慢去克服，畢竟十年之病也需要三年之艾呀！

醫師這席話讓我安心許多，讓我知道這病並非是個無底洞，之後就期許自己當個好病人，完全信任醫師，努力配合醫師的治療。

當然，治療的過程當中也並非風平浪靜。

這段期間，我的皮膚在莫名的狀況下生了一場大病，全身起紅疹，嚴重程度差不多要住院治療了，西醫診斷是非常嚴重的「接觸性皮膚炎」。

最後雖然也經由中醫之手治癒，但好不容易日趨進步的我卻又元氣大傷，經常覺得腦袋缺氧昏昏沉沉，身上像是背了千斤的枷鎖般沉重，那種諸症齊發的恐怖感覺又回來了，而自己也陷入了前所未有的沮喪！

還好醫師鼓勵我說：要糾正身體長久以來的偏差，就像是一艘航空母艦要轉向般，更何況我之前又遭遇一場那麼嚴重的皮膚病，身體當然也需要花時間清理戰場！

就這樣，抗病過程雖然時而天堂時而地獄，不過身體潛在的整體趨勢卻是往上走的，許多症狀也在不知不覺中慢慢消失。到第三年，腸胃、睡眠、手腳溫度等，好幾項健康指標開始進步神速，健康從此大躍進！現在的我，那些自律神經失調所產生的包山包海症狀，幾乎完全消失，而精神與體力也恢復到與常人無異！

所以，病友們在治療期間，行動可以積極，但是心態千萬不要急，自律神經失調症狀百百種，每個人的病因也都不盡相同，病機複雜的需要像洋蔥一樣一層一層去剝解，所以要多些耐心，給醫師和自己足夠的時間，勇敢樂觀去面對，千萬別給自己太大的壓力，越是心急越是會加重恐慌與焦慮！

「不經一番寒徹骨，焉得梅花撲鼻香」

治療時若遇到卡關也不要灰心沮喪，千萬別一直陷在低潮的泥沼中，卡關時的痛苦老實樹每一項都紮實地經歷過，種種不適的症狀都是康復前的必經過程，自律神經失調絕對不是不治之症也無須過度恐慌，這是一個絕對可以被治癒的疾病，大家一定要很有信心唷！

最後，時常有人問老實樹，除了藥物治療外，康復的秘訣是什麼？

答案其實很簡單，就是「養成運動習慣＋正常規律的作息＋勞逸適度＋信任醫師＋輕鬆愉快的心情」。

特別想感謝的人：

很感謝老公長期的支持與幫忙。雖然就連他也很難理解我身體上的不適，但他卻願意為我開來回八百多公里的車程去就診，平常也常幫忙做家事，更不會碎碎唸些有的沒的。總之，感謝老公的愛心與關懷！

最後想告訴讀者的話：

健康不是一蹴可及的，想早點康復，一半靠醫師，另一半則是要靠自己一點一滴去累積！

很感恩上天給了我生病而後重生的機會，讓我可以停下腳步來檢視自己的生活，並且得到改變自我的契機。人真的是要真正痛過才能大徹大悟呀！希望大家能即時愛惜自己的健康，讓我們一起為健康努力吧！

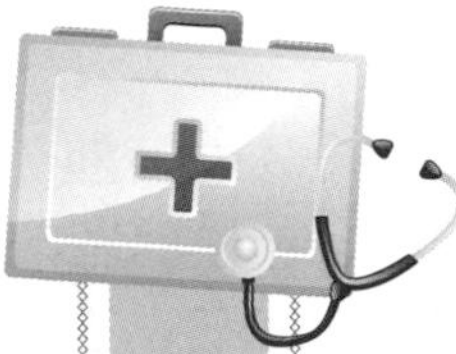

故事二 從荊棘之路到充滿喜悅的心靈花園

大名：Jarah

星座：處女座

職業：公務員

抗病期間：

2010年6月生病，直到2013年4月中遇見好醫師開始大幅進步，至今已快痊癒！

病症主訴與特色：

公主病，也就是纖維肌痛症候群，全身刺麻電麻如蟲咬針刺。

全身緊繃、疲勞無力、頭暈目眩、精神無法集中。心悸、恐慌、焦慮。

抗病的私房絕招分享：

巴哈花精、阿卡莎脈輪花精、靜心冥想、靈性療癒能量。

Jarah 的抗病故事：

「痛！痛斃了！那痛如萬箭穿心、如黑色小蟲爬滿全身、如火燒灼痛不欲生。」雖然從頭到腳的全身性緊繃和疼痛，可是就外表看起來我和正常人卻毫無差異。

經過無數次抽血、驗尿以及各種檢查，心臟科、血液腫瘤科、肝膽腸胃科、風濕免疫科、身心科到精神科……最後神經內科給了一個病名叫「纖維肌痛症候群」，俗稱「公主病」。查了資料，發現此症病因不明，但好發於職場獨立女性，只能用抗憂鬱劑止痛，勉強過著品質低下的生活。

回想起來，那是在通過國考擔任公職後的一年。

發病前三個月除了忙碌的工作外，又擔任自我成長課程的志工，極度的忙碌勞累，晚睡早起勞心勞力，燃燒徹底奉獻生命。由於本身就是不太強壯的敏感體質，加上長期熬夜又缺乏運動，在豪氣的奉獻生命力時，卻遺忘了珍惜自己、照顧自己的這份生命功課。

一天夜裡，我突然全身發麻、恐慌失眠，全身的刺痲和緊繃，連躺在床上都是天搖地晃的暈眩瀕死感。在跑遍各大醫院各科門診後，一切指數完全正常，身心科和神經內科開的抗憂鬱血清素，也是吃了幾週後就發現無效。

查了國外文獻發現，纖維肌痛症候群的病患，有些採用自然療法而獲得改善。於是我開始在中醫診所中流浪，雖然一開始遇到的醫師能幫助緩解疼痛，維持著可以入睡及工作的基本生活品質，但是並無法大幅改善甚至是根治。

但我把這病當成一個機緣，決定帶著中藥出國自助旅行。只是身體因為自律神經失調，及抵抗纖維肌痛的刺痲，導致大腦的記憶學習能力，及考試抗壓力大幅降低，不得不暫時放下進修夢想返台復職，也因此遇到好醫師及喵老大，開始了康復的新契機。

還記得喵老大對我的第一印象是樂觀開朗，認識久後更說我瘋起來像熱情的夏天。殊不知，這幾年，多少個夜裡流了多少淚。

母親走得早，身為老大的我獨居台北，沒有讓家人知道生病的事，也因朋友們無法體會處境而漸行漸遠，偶爾只有佛堂師姊關心我，常常聽著佛經梵唄入睡又哭著醒過來，我嚐盡了痛苦與寂寞。

但是我始終相信「在生命中沒有什麼事情是偶然，所有的發生都是為了你的生命課題而呈現，磨練、出錯、試驗是靈魂成長的必要過程。」而上天不會給人無解的功課，在摸索著自救的道路上，反而會引領你走進豐富的心靈花園。

經過康復之路的實際驗證，對證的醫藥再加上運動習慣、良好作息、強化心理素質以及提升生活意義，我想這「四環一核心」的康復心法，對於找回健康可以說是威力無窮！

除此之外，改變自己和情緒調適，是自律神經失調患者需要學習的重要議題，可是江山易改本性難移，理論上知道，實際上卻難以做到。在此與大家分享我的私房輔助療法。

巴哈花精創始人巴哈醫師說：「疾病是錯誤思想和錯誤行為的結果，只有思想和行為都正確了，疾病才會消失。當我們從痛苦、折磨和憂傷中學到教訓時，疾病已經沒有存在的必要，自然就會消失……。」

阿卡莎花精內蘊的深遂靈性療癒能量，協助我面對許多生命中的轉化與蛻變。在抗病的過程中，給予我很多的支持、撫慰與療癒，帶給我很多充滿恩典的愛與光。也讓以前總是女強人的我，學會接納自己的軟弱與無力，磨練著對自己和他人的耐性，對這個世界有了更多的柔軟與同理心。

最後想告訴讀者的話：

也許這是個辛苦的歷程，想哭的時候就找個空間好好哭一場吧！適度的情緒釋放比較不會傷害自己。

也請給自己一定要康復的理由！為了所愛的人以及所追求的夢想，為自己注入強大的能量，告訴自己一定要好起來！這次的試煉，是老天賜給我們超越自己的良機！願和大家一起加油！

故事三 生病，是人生最佳的心靈課程

大名：謝同學

星座：雙魚座

職業：博士生（目前休學中，準備投入中醫考試）

抗病期間：

抗病期間一年多，而真正遇見良醫開始康復約五個月，目前已相當穩定。

病症主訴與特色：

失眠、偏頭痛、消化不良、暈眩、焦慮、恐慌、精神無法集中。

抗病的私房絕招分享：

運動、規律作息、找到自己存在的價值、學習「助人為樂」、學習「放下」。

謝同學的抗病故事：

敝人就讀某國立大學電子所博士班，由於我是一個標準的完美主義者，做研究時總是想要做得又快又好，因此習慣熬夜寫程式、趕論文。常常用腦過度加上作息不規律導致身體健康不斷下滑。

而在某次連續一個月的超時工作之後，身體開始全線崩潰，失眠、偏頭痛、消化不良（脹氣與嗝氣）、暈眩、焦慮、恐慌、精神無法集中等等症狀一一報到。看了西醫，得到的結論是自律神經失調。最後我連研究都無法做下去，只好先休學回家，好好調養身體。

在生病求醫的過程中，我選擇了中醫的治療。我前前後後看了五位中醫師，平均看三個月會換一個醫師。但是病況始終起起伏伏，見不到顯著的改善，甚至失眠還益發嚴重。晚上睡不好，白天無精打采，一吃東西就嚴重脹氣和嗝氣，心情也非常非常低潮，真是體會到什麼叫做生不如死的痛苦。

後來我幸運地遇見一位醫德與醫術兼俱的好醫生，在醫生的幫助下調養了三個月後，病況好了六到七成。除了醫藥上的幫助之外，醫生也適時地給我心靈上的開導，教我要放下許多不必要的煩惱，並且在我身體的進步上給予肯定與鼓勵，這讓我抗病的過程中增加不少信心。

目前我的睡眠與腸胃功能都接近正常，運動量（醫生特別叮囑要多運動，於是我每天都快走加慢跑）也持續地增加，唯體力仍不及當年全盛期的狀態。不過我相信只要繼續調養，再加上運動與規律的作息，一定可以完全找回健康！

除了吃藥、運動、規律作息與細嚼慢嚥等等外在的調養之外，自律神經失調患者在內在的心理建設也重要。

我在家養病的時候常想：「像我現在幾乎處於一個廢人的狀態，不能回學校從事研究工作，還能夠做些什麼？有人說助人為快樂之本，以我現在的能力，又要怎麼助人？」

「那就做一些家事吧！」我下定決心。

接下來我幾乎把一半以上的家事給包了下來，每天洗衣、洗碗、洗地，並且天天給父母搥背按摩，能對父母盡一些為人子女應盡的孝道，心中踏實很多，也找回自己存在的價值。

接著要學會「放下的智慧」。放下一些不必要的煩惱，尤其要放下對身體的執著。自律神經失調的治療過程中，病情短期的起伏是正常的，不需要過度擔心，試著順其自然。過度地在意身體狀態，反而對病情有負面影響。

常有人表示：「說放下就放下，哪這麼容易？」

是啊，哪這麼容易？我自己也就常常陷入煩惱的漩渦中，在心煩意亂時，我試圖找一些快樂的事情去做，例如：看笑話、擦地板、唸心經、運動……等，轉移對煩惱的注意力。

還有一點，要學著接受並且「享受」讓自己覺得煩惱的事情。例如在生病痛苦的時候，我就告訴自己：「人生不如意事十之八九，只要行得端、坐得正，盡了自己該盡的責任，其他的事情上天會幫我做最好的安排。」這樣的念頭，讓我開始能夠慢慢地接受自己生病，所帶來的種種不便。

最後要學習的是「珍惜」與「感恩」。

藉由生病的挫折，讓我懺悔過去對身體的虐待，重新體認到健康的重要，更加珍惜身體的健康。並且，也在慢慢康復的過程中，學會感恩所有曾經幫助過我的人、事、物。

對我而言，生病，是我人生中最佳的心靈課程（不過這種課程我完全不會想再經歷一次）。雖然暫時失去了健康，但在慢慢康復的過程中，我得到了很多內在的成長，也終於學會用同理心去體貼他人的病苦。

也許這就是「塞翁失馬，焉知非福啊！」

對於宗教輔助治療的一些心得：

宗教在我抗病的過程，確實有不少正面的幫助，在此有一些個人粗淺經驗，也許能與各位讀者分享。

首先，我認為不能完全以「條件交換」的心態去面對宗教。也就是並非你做多少佈施，唸多少經典，或者幫神明做了多少事情，神就一定會幫你把病醫好！換個方式說，能佈施當然好，但是若一心執迷於「用佈施去治病」那就不太好，因為佈施的本意是「自然地發揮愛心」去幫助他人。

唸經當然也行，但是若執著於「用唸經去治病」就不太好。我也常常唸心經，我是用唱歌的方式去「唱心經」（孟庭葦版本），就只是單純地享受唱歌的自在感與樂趣，過程中幫我紓解許多壓力。很自然愉快，因為我並不執著於唸經能夠治病什麼的。

此外，我想許多人曾聽過「生病是因果與業力的現前」。基本上，敝人是相信這種說法。然而，我又是如何去面對這些所謂的「業障」呢？

俗話說「人非聖賢，孰能無過？」了凡四訓也談到「昨日死，今日生」。

我面對「業障」的第一個步驟是「懺悔」，也就是「從前種種，譬如昨日死」！

我活了二十多年，雖然說沒有犯過什麼殺人放火的滔天大罪，但是小罪確實做過不少（例如：讓父母擔心、說謊騙人、偷拿商店的飲料喝、小考做弊、挑撥離間……等）。但我選擇坦然懺悔面對，並且誓不再犯！

第二個步驟是「多行善」，也就是「以後種種，譬如今日生」！

比方說，幫父母按摩做家事，也是一種行善，俗話說「百善孝為先」嘛！還有就是扶老太太過馬路啦！順手捐發票救救植物人啦！做義工等，也許這些都不是什麼大事，但若能從日常生活中一一做起，累積的願力也很可觀！

當自己能改正過去心念以及行為上的偏差，並且從現在起，積極地去發揮自己的力量去造福人群，我想這樣起碼能稱得上是問心無愧的好人！

當一個好人，鬼神自然護佑之。

當一個好人，業障自然遠離。

最後，我以孟子的話來勉勵我自己「君子有終生之憂，無一朝之患」。我所要擔心的是有沒有時時心存善念（終生之憂），而其他的一些暫時的病痛或挫折（一朝之患），就順其自然吧！

PS：生病還是要找專業醫師治療才是正途喔！

最後想和讀者說的話：

勇敢面對病痛，積極治療，保持運動與規律作息的好習慣，並且做好自己的心理建設，每個自律神經失調的患者都可以找回健康。我相信大家在走過生病這一大考驗之後，對人生都會有更宏觀的體悟！

故事四 病緣

大名：Kuan

星座：獅子座

職業：博士生，大學講師

抗病期間：

我發病的時間是在2012年的暑假，在國外的中西醫打轉半年後確定是自律神經失調，直到2013年六月回台灣有幸遇見良醫才開始進步。

病症主訴與特色：

偏頭痛，頭重腳輕，暈眩，失眠，胃食道逆流，胃痛，右半身包括臉部發麻，思考遲緩，體重遽增，心跳過快。

抗病的私房絕招分享：

抗病的關鍵，我首先是要遇到對的醫生，先透過針藥把原本受傷的病體加以整治，接著就是靠自己的心理重建與運動。

我早在大學就取得救生員執照，能游四式。所以在我從醫師那，得知游泳與慢跑對於自律神經的修復效果不錯後，就開始每週至少游泳四到五次，保持至今已兩個月，成效不錯。

在心理建設上，我會到佛堂參加法會，多跟大眾互動，並且盡量修正自己以往，一些錯誤的觀念與陋習。

Kuan 的抗病故事：

我記得發病之前我經歷了一個非常忙碌的學期，大概有半年我的睡眠很少，也幾乎沒有運動，加上人在異地（美國）的生活壓力，以及一些其他的情緒問題，讓我的體力變得很差。

起先，我到 Amazon 買了一些以中藥成分為主的保健食品，吃這些藥讓我覺得比較有體力，但後來才知道這種陽亢的感覺，是在加速耗損我的體力。

回想起發病當天，洗完熱水澡，忽然感到全身莫名發熱。因為信仰佛教，習慣上我會做早課，並誦經持咒。不過那天我做完早課後，有別於往日的平靜，不但深感頭暈，彷佛所有的血液都往頭上衝，心跳也變得非常快。身體似乎有種快要爆炸的感覺！

在那之後我的身體變得異常虛弱，只要到了下午四、五點就會發冷，接著就是偏頭痛、失眠、心悸以及其他諸多症狀。其中偏頭痛、失眠以及頭重腳輕感困擾我最久也最深。

我在美國看遍中西醫，並且兩次送急診，得到的治療仍然有限。雖然後來偏頭痛在美國一位有名的針灸師治療下得到舒緩，但整體而言，頭重腳輕以及腦壓仍然很嚴重。

此外，我也曾在美國求診心臟科以及家醫科醫師，不過只是證明了美國的西醫，除了昂貴之外，療程往往拖得非常久，而且自律神經失調的病徵，無法透過西醫得到驗證，所以結論都是 you are fine！

我於 2013 年回到台灣進行全身身體檢查，也透過家裡的關係，接受高雄醫學院神經內科名醫的治療後，證實我的腦部沒有病變，所以醫生只開給我一些抗憂鬱症和減緩心跳的藥物。整體而言我的確比較能進入睡眠，但還是覺得全身不對勁，無法克服一種深層的疲倦感與無力感。

之所以會遇見喵老大的部落格，是我從台灣要返回美國的時候。當時在機場要上飛機時感受到很強烈的恐懼，這種帶來全身不適的莫名恐懼感，讓我感到這段期間的所有治療，幾乎都是徒勞無功。

所以在我返回美國後，開始上網查看，一些中醫治療身心疾病相關的資訊，爾後因緣際會和喵老大通上越洋電話，不但因此遇見有共同經歷的朋友，也解答了我很多疑惑，就這樣我決定在 2013 暑假回台灣再次看中醫。

經過現在這位醫師重新診斷表示，我的病情是陰虛與陽虛並存的，所以病機複雜很不好開藥。

先要解決的是身體的鬱熱以及陽亢，然後才能慢慢處理陰虛的問題。

由於醫生知道我能留在台灣治療的時間不多，所以我除了每週的科中粉藥之外，也搭配一天三包水藥加強藥力。在正式治療的第一個月，覺得身體正在劇烈地改變，一些原本沒有的症狀竟會出現然後又神奇地消失不見！不過每每經歷這樣的過程，總讓我覺得又更進步些！

再加上運動之後，我逐漸能夠放鬆自己的身體與感覺，也開始會感覺到「疲倦」，腦壓以及偏頭痛也得到舒緩，睡眠品質也逐漸提升。在此甚是感謝醫師。

因為學期開始而必須返美，我目前正把握在台時間，積極地接受中醫治療及復健。既然已經找到康復之路，相信總有一天一定會康復的！

最後想和讀者說的話：

我想在治療過程所經歷的各種階段，其實正是過去身體走下坡的過程，我相信自律神經失調沒有突然發病的理由。既然患病是滴水穿石的過程，也就需要耐心與毅力方能逐漸復原。

藉由這次的病緣，雖說讓我經歷了前所未見的痛苦與折磨。但是，患病又何嘗不是一種福氣，能讓我遇見良醫與善友，並重新審視自己的過去，繼續勇敢地朝下一個階段人生階段邁進呢？最後在此祝福大家能在病緣當中體會到善與光明，從病緣中生出萬法！

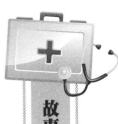

故事五 人生，是一段永遠無法預測的過程

大名：土雞

星座：金牛座

職業：研究生

抗病期間＆遇見良醫真正進步期間：

2012年二月發病，期間看過幾位醫師症狀時好時壞幾乎沒改善。

2012年十一月遇見良醫，至今持續康復中。

病症主訴與特色：

心悸恐慌，失眠難入睡多夢易醒，記憶力思考力減退，嚴重便祕無法自行排便，腹痛，體重驟減，疲倦，冒汗怕冷。

抗病的私房絕招分享：

找對醫師治療絕對是至關重要的！除此之外像是慢跑、爬山、踏青、多跟朋友出門走走，也都是我覺得不錯的康復方法。最後是學會「慢活」人生！

土雞的抗病故事：

曾經，我以為我的人生就是平順的服完兵役，進修碩士，完成理想，結婚生子，最後很平凡的結束這一生。但人生就是這麼難以預測，或許是上天要給我一個難得的經驗，要我思考自己真正想要的是什麼。

時間回到當替代役的那年，由於應屆匆忙準備研究所考試沒上榜，平常下班念書到半夜不說，工作時的空檔更是拿小抄苦讀，雖說邊服役邊準備考試相當辛苦，但是也給我撐過來了，也順利地考上理想中的研究所，正想著終於可以每天晚上好好睡覺，殊不知身體裡某種風暴正悄悄地蓄勢待發。

在考完後我常常有感到疲累、難以入睡以及消化不良的狀況，一開始其實並沒有放在心上。但在之後的某次感冒中，身體居然開始猛烈反撲！

不但心悸、身麻無法入睡，就算睡著也會因心慌而醒，再加上原因不明的腹部劇痛，或是半夜起床拉肚子，讓我幾乎一個月以上無法閉眼，上班時也常因為不定時的呼吸困難，導致長官以及同事們的異樣眼光，看遍西醫各診皆找不出原因，更是讓我難以接受，彷彿告訴我跟無藥可醫一樣，讓人精神崩潰。

因為長期的病因不明，周遭同事以及親人都無法不諒解，讓我遭受到許多心理折磨，也因症狀開始對社交畏懼，畢竟我無法好好參與他們的活動，只能躲在家裡，讓我開始沮喪，甚至想要放棄一切。最後只能靠著反正死不了這種心態來讓自己撐下去，等待著康復的機會。

在不得治療的情況下，身體狀況每況愈下。不但精神容易疲倦，記憶與思考能力變弱，吃不下飯也拉不出，在大熱天冒冷汗，怕風怕冷，反覆失眠，難道我這一輩子都得這樣過下去嗎？大半的正常人生活，看似最平常不過的事情，我卻一個都不能做，我真的好不甘心！我才幾歲而已，我也有我想過的人生啊！毫無頭緒地，茫然不知接下來我究竟該如何是好。

要說是逃避家裡也罷，為了讓家人安心也罷，自己好不容易考上的不甘心也罷，我抱著病體硬是繼續念研究所，就在因為身體的狀況讓我覺得快撐不下去的時候，恰好讓我在網路遇見中醫，讓我覺得還不能輕易放棄。

「或許，中醫會知道我發生什麼事。」

於是我開始轉由中醫看診。但起初看的中醫幾乎不太有效，脆弱的身體幾乎快支撐不住研究所繁忙的課業，就當我萬念俱灰正開始碰觸休學念頭時，在批踢踢認識了喵老大，也間接認識了好醫師，就此開始康復！

「也許人生就是不斷的學習，而生病也是學習的一部分。」

生了這個病之後，會慢慢發現自己的身體，跟以前的承受度不一樣了，身體的狀況可能會因為作息、飲食等狀況而變動，必須意識到自己是一個病人，要知道哪些能做，哪些不能做，以及要好好善待自己的身體了，並為了康復而努力！

但也要特別強調的是，整天把自己當成病人也不是好事喔！心態要健康，對生命要擁抱希望，並且天天運動強健自己的身心，這一切的一切，都是為健康「重補修」的學分。我堅信自己總有一天會康復的！

最後想對讀者說的話：

即使狀況很糟，即使症狀反覆而沮喪難過，即使周遭認為你無病呻吟也好，不過一定不要放棄自己！因為這病一定會好的！秘訣就在於生活作息、飲食和心態調整，再加上值得信賴的醫師。

生病生到現在其實很多想法得到改變，像是比較會注意自己跟家人的健康，比較能體諒周遭他人的身體病痛，比較能誠實面對自己的人生，也瞭解到許許多多的夢想，可能會因為身體健康或是外在的現實因素，而必須被迫放棄。

如果我沒生這病，我要有這些體悟還不知道要等到什麼時候呢！

最後我相信我可以，你們一定也可以。大家加油！

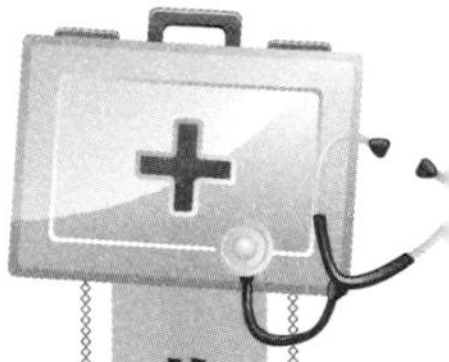

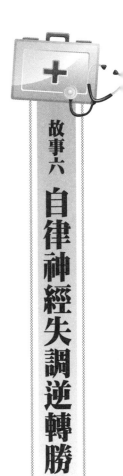

故事六 自律神經失調逆轉勝！

大名：布萊恩

星座：獅子座

職業：海運業務

抗病期間：

2013年五月發現自己生病，治療至今已逐漸停藥接近痊癒！

病症主訴：

睡眠障礙、腸胃不適、心悸、頭暈、焦慮、憂鬱、想吐。

私房輔助療法分享：

大聲唱歌、運動、做自己喜歡做的事情！

布萊恩的抗病故事：

發病的源起，可能來自今年三月一場一直無法痊癒的感冒。

以前，原本健壯如牛的我，只要兩包藥就可以完全康復，但這場看似不起眼的感冒，卻折磨我長達三週，體重也瞬間掉了七公斤。這段期間，我和一個又一個的西醫「交手」，卻始終不見起色。我每天擔心自己到底怎麼了，後來經友人介紹一個醫術精湛的西醫，才把這該死的感冒病毒給殲滅。

就這樣開心了兩三週，漸漸地，我卻開始感到不太容易入睡。

以前躺下去總是馬上睡死，現在卻是越躺越睡不著！晚上要數羊，早上還得上班，我開始擔心自己的睡眠狀況，但是越擔心卻越睡不著，就這樣接連兩三週每天斷斷續續的睡眠，情緒開始崩潰，症狀也接二連三地跑出來，包括憂鬱症、胃食道逆流、頭痛、頭暈等症狀就像幽靈般，伴隨在我每天的生活中。

因為徬徨無助，我開始上網查詢相關資訊，這才發現自己可能是「自律神經失調症」。這期間我看了許多西醫，他們總是二話不說就開安眠藥、鎮定劑或是抗憂鬱的藥物給我。其實我本身並不排斥西醫，但吃了他們的藥幾乎不太有效果，所以這些剩餘的藥物，只好被默默拿去醫院回收了。

很慶幸在尋找資訊的過程中，能遇見喵老大的部落格，二話不說，我決定找中醫幫忙。經過醫生的確診，身體內部果然出現一些問題。而為了讓自己趕快康復，我很認真的配合醫生的叮嚀，包括按時吃藥及認真做運動！

從六月看中醫到現在，也已經達到三個月。目前已經進入「減中藥」階段，有時候甚至不用服藥，日常生活依然平順度過。

我想抗病的辛酸並非旁人能夠體會。特別是在康復的過程中，常常會有症狀反覆的上映演出！這時候就是考驗意志力的時候，只要你能撐過去，接下來就是海闊天空了。所以，大家一定要對自己有信心喔！

其實在生病前，我就是個非常愛運動的人，幾乎每天都跑健身房上有氧課程，所以規律運動對我來說並不是件難事。發病後，雖然體力明顯和過去有段落差，造成持續上有氧課程的困擾，常常動個半小時就喘得像狗一樣！但我還是會告訴自己要加油，再搭配醫師治療下，漸漸地，我體力已經恢復得跟過去一樣。

最後就我個人的經驗，運動真的是調節自律神經最好的方法，這是我親身體驗後的心得，特別是能找到自己喜歡的運動！像我很喜歡健身房的 Free Style 階梯課程，每天去上，除了可以提升精神和體力，也能讓我保持心情愉悅，這對病情有很大的幫助。

最後想告訴讀者的話：

雖然我的病情可能不比前面幾位「學長姊」複雜嚴重，但也許我的抗病經驗總結，對你也會有些幫助。以下便總結我在抗病過程中，對病情進步有加分的實際經驗，來與大家分享！

其中包括：多外出走走，少悶在家裡。積極有衝勁地面對生活中的大小事。常去曬太陽（請不要曬到中暑）。大聲唱歌紓壓、游泳以及健身房運動，找瞭解自己的親友聊聊或訴說心事，多找喜歡的事情去做，並且常保心情愉悅。

相信大家也能很快地，與自己的自律神經和睦相處喔！

故事七 疾病給我的生命功課

大名：Susan

星座：處女座

職業：設計相關

抗病期間：

2013 年五月發病，七月才開始得到良好的治療。

病症主訴與特色：

偏頭痛、無法睡眠、暈眩、手腳發麻、飛蚊症、腹瀉、心悸、心慌、心麻、思考遲鈍、記憶力下降。

抗病的私房絕招分享：

轉移注意力，練習正向思考，慢跑走路以及做義工。

Susan 的抗病故事：

一直以來，我總是太過於在意別人所說的話，而且會一直反覆回想，非常神經質，也因此這些負面的心念，常常帶給自己過大的壓力跟焦慮。

除此之外，由於長期從事設計工作，一天中常常得盯著電腦十多個小時，身體偶爾會出現一些小警訊，像是食慾不振、飛蚊症、偏頭痛、頭暈、手麻……等，但都不曾引起我的關注，始終認為自己的身體狀態好得很！

直到赴日打工兼度假後，緊張和焦慮感在異鄉不斷累積，終於有天身體突然爆發失眠、手腳發麻、腹瀉和全身發熱的症狀，剛開始還天真的以為是小病過幾天就能恢復了，結果事與願違，症狀不但沒有減緩反而加劇！

由於發病時身邊完全沒有家人，虛弱得只能躺在床上看天花板，那種慌張跟無助感總讓我害怕是否就此要客死異鄉了？好在後來在友人的幫忙協助，才得以平安回到台灣。

回到台灣後，心悸、心慌以及失眠問題更趨嚴重，在心理方面，病痛再加上無法繼續追求夢想的失落感，讓我憂鬱了好一陣子。

接著，我四處尋訪中西醫治療，只是依然不見好轉，每天過得非常的不安，害怕這輩子就這樣，再也無法回到正常的生活。

一次偶然的機會，我遇見喵老大的部落格，並把版主的抗病血淚史看了好幾遍，才知道原來不是只有我一個人受這種莫名病痛！加入社團後，看到大家努力的抗病，也讓我覺得自己也要加油，要跟大家學習堅強！

找到好醫師後，正確的藥物再加上積極運動，讓我每週都有些進步，包括腸胃機能跟體力漸漸恢復，心悸跟心痛也減緩不少，只剩下最後關卡「睡眠」。另一方面，醫生也修正我許多觀念跟想法，讓我每次看完診心中都覺得非常安心踏實，讓滿滿的感激取代了沮喪。我想在此感謝我的醫師！

一直覺得自己很幸運，能遇到樂觀的戰友，還有值得信任的醫師。此外特別要感恩的是家人的支持與體諒！讓我在短短時間就能讓病情緩和以及進步。最後，相信有這麼多的支援，康復的時間也不遠了！而我將帶著嶄新的身心，重新朝著夢想邁進！

最後想和讀者說的話：

我想生這病的過程真的是非常折騰人，但既然身體是要用一輩子的，我們就得從中學習如何照顧自己的健康。這樣即使生過病吃過苦頭，也很夠本了！

在個性跟生活處事上，建議各位朋友不要太過擔憂，生活步調也應該走向慢活以及樂活。要常懷感恩的心來面對世間的一切，並且學習包容與放下的功夫。相信當心態改變了，周遭環境也會因你而跟著改變！

最後期盼各位戰友們，都能積極面對並通過這個人生功課！加油！

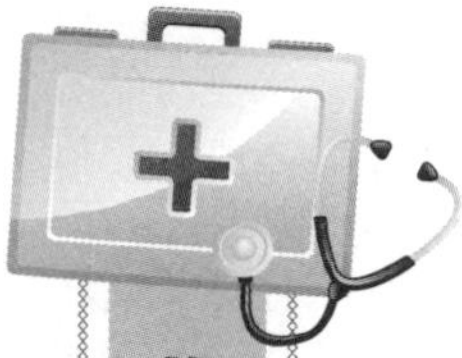

故事八 我要找回健康之進擊的胖子！

大名：阿鵬

星座：水瓶座

職業：研究生

抗病期間：

2012年四月就開始發現自己生病。真正遇見好醫師治療是在2013年六月底，目前持續康復中。

病症主訴與特色：

視覺扭曲感（眼科檢查後仍不明原因，有可能是神經問題）。常感到呼吸不順。頭部疼痛、沉重。常感心悸、心跳過快。胃食道逆流、胃發炎、十二指腸潰瘍。胸腔部位以上電麻感。眼皮僵硬感。

抗病的私房絕招分享：

看好笑影片紓壓！帶寵物散步！不過我最推薦給大家的還是運動！

阿鵬的抗病故事：

Hi！我是阿鵬，從小到大就是肥胖型體質，於 2010 年剛進研所時體重還一度達至巔峰 135kg 後續減至 85kg！也因此肝及尿酸的問題恢復正常。直至 2012 年四月出現病症。

回想可能和去年連續三個月拼命做實驗有關。不但常常凌晨四點多要趕去學校做實驗，晚上回到宿舍洗個澡，通常也都十一二點，有時半夜下雨還得趕回學校收儀器，導致整個作息開始紊亂，睡眠品質也變差。

就在畢業前夕的某天，我照常趕著論文，只是打電腦到一半，突然眼前景象扭曲！心想也許休息一天就會好，於是便置之不理。

就這樣過了一個禮拜卻沒恢復，我趕緊去眼科診所，但檢查度數卻完全正常，而且接著看好幾家眼科診所皆如此。最後決定前往某家中醫診所，打算以針灸解決視覺扭曲感。只是針灸後仍模糊看不清，並感覺看東西有視覺暫留與殘影。

後來開始陸續出現頭痛、臉部疼痛、頭沉重感、眼周肌肉緊繃、鼻腔後不明液體倒流（非鼻涕）、心悸、心跳過快、呼吸不順、胃不舒服感甚至沒胃口等症狀，且也無法再運動，甚至簡單的散步兩三圈頭痛感整個馬上湧現，因此又復胖回 112kg。

沒辦法，我決定前往榮總做檢查。

包括眼科、神內科、耳鼻喉科、心臟內科、胸腔科、腸胃消化科都看了，所有能做的檢查也都做了，但檢驗報告卻都顯示正常，除了胃不舒服被檢查出來有胃食道逆流、胃發炎跟十二指腸潰瘍等問題。中國醫神內科檢驗出交感神經異常，其餘則無異狀。

這樣的結果，真的讓我不知道自己怎麼了，該怎麼辦？

後來症狀持續加重，神經有如萬條電流亂竄，而且只要醒著症狀就如影隨形，極度痛苦難受，只有躺在床上睡著才能減輕，也因此曾有兩個月除了吃飯幾乎都癱在床上。再加上全身其他症狀，以及旁人無法理解甚至嘲諷的壓力，我幾度有輕生念頭。

針對這些不斷浮現，西醫卻檢查不出的症狀，我開始積極求助中醫，期間換過三家，給我的說法皆是中風前兆，我還各接受一個月的治療，仍無改善。最後我甚至搞到去除煞、拜佛、問神，卻也還是無解。

直到 2013 年六月底，我遇見喵老大的部落格，並加入「中醫同好交流團」。我發現這裡有許多朋友也曾受自律神經所苦，而且目前都持續在進步中，這帶給我一線希望。

後來經由熱心病友介紹，我決定再次嘗試中醫。初診當天，醫師把脈後認為整體為陰虛，由於症狀也比較複雜且牽扯到視覺問題，故恢復會比一般自律神經患者還慢。此外，醫師還鼓勵我要開始運動。

大約看了兩個禮拜，我發現運動就會頭痛的問題明顯得到改善。於是我決定再接再厲，買護膝拖著 112 kg的體重去跑步順便減重。隨著醫師用藥和我的積極復健，原本在治療第一個月跑 800 公尺就會感到體力透支，又過了一個月，卻已經能夠跑到三公里。而在配合醫師的治療下，雖然視覺上沒明顯變化，但心悸和頭部問題已變得相當輕微，並且持續穩定在進步中。

在這期間症狀偶爾還是會波動，但多了社團內大家的互相鼓勵，總使自己知道還是有人瞭解你並支持你，就這樣撐過了好多心情不好的時光，對此我相當感謝這些「同學」。而雖然目前尚未痊癒，但真正的進步才剛開始，我相信到最後一定會好起來的！

最後想和讀者說的話：

相信有許多朋友，也正承受著各種自律神經失調之苦，但這並非不治之症，復原速度就取決你的意志力，以及是否遇到對的醫師！也請共同奮戰的你要相信自己，並且抱持樂觀信念，就把這段旅程當作是老天爺給你的特別歷練吧！相信在你成功戰勝它之後，這將會是你人生最珍貴的一項歷練喔！

故事九 中醫之緣與康復之路

大名：Albert

星座：天蠍座

職業：科學研究工作

抗病期間：

2012年二月至今。而真正遇見有緣的醫師開始大幅進步是在2013年四月。

病症主訴與特色：

暈眩、想吐、手腳麻、胃酸逆流、心臟不適、皮膚搔癢、急躁易怒、焦慮、憂鬱、恐慌。

抗病的私房絕招分享：

運動：太極拳以及氣功導引如易筋經等。

心態：放下執著，想像自己原本就一無所有，本來就不曾得到什麼，因此也不會失去什麼。

Albert的抗病故事：

這個後來被引爆為自律神經失調的病，也許源自2012年二月一場一直沒有痊癒的重感冒。

關於這場感冒，一開始的症狀只是喉嚨痛、流鼻水、咳嗽、畏寒、拉肚子等典型的感冒症狀。但想不到，這肚子一拉就是一個月，看了西醫強力止瀉後，演變成暈眩、想吐、虛弱等症狀。

之後尋找中醫調養，看了幾個網路上評價不錯的中醫師，吃了幾個月的中藥，結果情況不只沒改善，反而變得更嚴重，陸續出現了失眠、憂鬱、焦慮、恐慌及其他各種的身體不適症狀，體重也從原本的七十八公斤下滑到六十四公斤。

好幾次都在吃完飯後，突然感到一陣暈眩，接著全身無力，趴在桌上，一陣瀕死的感覺，十幾分鐘才逐漸氣力恢復，過程中伴隨全身不適的可怕瀕死感。也因此去醫院掛急診，每次都是打抗暈眩針，但檢查結果都是正常的。

就這樣輪番從心臟科、腸胃科、耳鼻喉科、神經內科，最後西醫才告訴我是自律神經失調，並開給我抗焦慮劑及安眠藥。

在我服了幾個月西藥後，發覺這些藥只是在壓症狀，甚至連症狀也壓不了。每天的失眠也愈來愈嚴重，沒吃安眠藥無法入睡，白天醒著時，整個神經繃得非常緊，完全無法放鬆。外界小小的風吹草動及一點點聲響，都會讓我覺得膽顫心驚，處在一種極度驚慌狀態，久久不能回復。

這樣痛苦的日子大概持續了快一年，心中實在很徬徨無助，西醫、中醫都看了，但我的病情仍沒起色，不知該如何是好。

後來無意間發現喵老大的部落格，其中記錄他與自律神經失調奮鬥的過程，加入社團後我開始認識一些與我症狀類似的朋友，並且交流彼此的抗病經驗。

在網友的分享下，讓我有機會認識醫術不錯的中醫師，並前去看診。在治療過程中，病情並非一直進步，而是時而進步，時而渾身不舒服。但往往經過幾天，不舒服的症狀就會消失些，這時會覺得狀況更上一層樓！

漸漸地，我發現病況穩定下來，失眠大幅減少，身體狀況愈來愈好，精神也一天比一天好！而體重也在治療的幾個月後，回復到七十二公斤。雖然目前尚未完全康復，但比起之前的困境實在好太多了，而且狀況仍持續進步中。在此要感謝我的醫師！

最後想和讀者說的話：

前文雖提到可能是重感冒未癒，引發自律神經失調。但反省生病之前的生活，長期熬夜，透支體力，常飲酒，每天過量的咖啡，這些應該都已種下我生這場病的種子。只是經過一場重感冒的催化，再加上生活和工作的壓力，才讓自律神經隨之崩壞。

患病後，心態的調整是很重要的。很多事情要能「放下」，不要給自己太大壓力，尤其這個病本身受壓力的影響很大！請試著去承認自己的不完美與能力不足，並懂得欣賞自己的缺陷。

此外，這個病一定會為生活帶來衝擊，並且可能讓人失去一些東西，比方說學業、工作、或升遷機會等。但仔細一想，這些失去的東西本都是身外之物，只有健康才是真的！

最後，求治與自己有緣的醫師，正常作息再加上適度運動。相信有朝一日，你（妳）也終將重獲健康！

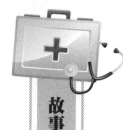

故事十 老天爺開了我一個大的玩笑！

大名：阿 Ben

星座：摩羯座

職業：業務兼清潔兼老闆

抗病期間：

2013 年四月患病，目前已康復畢業囉！

病症主訴與特色：

胃痛、脹氣、胃酸逆流、背痛、胸悶、喘不過氣、後腦脹痛、眉眼痛、眼睛痠澀、下肢麻、背後神經跳動、全身肌肉不定時抽動。

抗病的私房絕招分享：

運動、運動，還是運動！

阿 Ben 的抗病故事：

2013 年四月五日是我發病的第一天，那一天是多那麼的強烈及刻苦銘心！

在發病之前，其實胃一直有不適的症狀，總是空腹不吃飯又常喝冷飲。此外，熬夜及壓力也大，再加上自己是業務工作又兼老闆，年紀輕輕卻得和許多在社會打滾許久的老狐狸打交道，總是在心裡壓抑許多怒氣及不順心。

直到那天晚上，我一點剛結束激烈的討論回到家，洗個熱水澡便喝了咖啡提提神。結果突然感到一陣莫名心悸衝擊，當下簡直快暈倒，匆忙之下火速奔到清泉醫院。

只是到了急診室門口訴說我的病情後，醫生只拿了顆鎮定劑給我，並叫我好好休息，當下我真的第一次感到西醫原來也有無能之處，也不知道自己怎麼了，人生似乎瞬間黑白。

由於發病當下的可怕情境歷歷在目，於是先上網找到某間自律神經失調診所。我照醫師吩咐自費做了自律神經檢查，結果是副交感神經機能低下，但吃了幾天藥卻完全沒有改善。

接著我跑到了澄清醫院神經內科，希望可以找到一點曙光，果不其然，只是幫我抽了血看是否甲狀腺機能亢進，然後開了一堆藥。乖乖吃了一週的藥後，症狀沒好轉，卻覺得整個人都不像自己了。

頭先看的兩個中醫，都只會問病套方，而非辨證論治，幾乎沒效果。後來經由媽媽介紹，又到豐原看一位資深的黃醫師。有句話說「醫生緣，主人福」！很慶幸這次終於找到和自己有緣的醫師。

還記得第一次看診時我問醫生我這病會好嗎？他很細心地說以他從醫三十年的經驗，像我這症狀的患者雖然不多，但還是有不少患者在他手上痊癒，於是便決定放手給這位醫師治療。

醫師先在我脊椎埋針，就這樣經過一個月的治療，脊椎神經痛竟慢慢消失了，我也不斷地努力運動，放鬆心情並搭配黃醫師的治療。雖然痊癒的速度慢，但總比當時最壞的情況好多了。

治療到現在已經完全康復，可以說是畢業了！我想我的人生正要開始呢！

最後想和讀者說的話：

在過往，總是認為自己無堅不摧如鐵牛一般，一直到發病後，才發現原來自己的健康如此不堪，偶爾還會不適到默默掉眼淚。要是時間能倒流，真的希望能好好照顧自己的身體。

很慶幸我有一群願意支持我的家人，也很高興因緣認識社團這些朋友，讓我知道並不是只有我一個人如此。

最後給正一同抗病的朋友，要相信自己的生命力量，沒必要無時無刻聚焦在病痛上，這病一定會好的，關鍵就在於你的意志和是否遇見對的醫師。

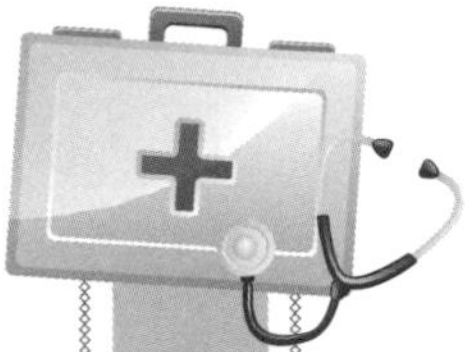

故事十一 感謝老天讓我在不惑之年學習健康這堂課！

大名：James

星座：射手座

職業：自由業

病症主訴與特色：

心室性心律不整、血壓不正常飆升、失眠胸悶、焦慮、手腳冰冷、兩眼發直、身體發麻等。

抗病期間&遇見良醫真正進步期間：

開始感到生病是在2012年九月，真正遇到好醫師開始進步是在2013年七月。

抗病的私房絕招分享：

1. 配合醫師用藥加慢跑。

2.多聽積極正面的演講，來增加正向心念。

3.多接觸大自然，平時也可以多聽大自然的的音樂。

4.活在當下，不要對過去念念不忘，也不要太過擔憂未來。

James的抗病故事：

2012年9月5日是我第一次感覺到死亡離我那麼近的日子。

記得那天在結束了繁忙的工作後，雖然感冒初癒，但還是一如往常的運動健身。但就在熱身後不久，突如其來的冷汗如雨下，緊接著我便無力地癱蹲在地下，四周朋友關心的聲音逐漸變得模糊而空洞。片刻後，一股瀕死的感覺讓我全身虛脫，接著就被送去醫院急診了。

隔天，我立刻去做了心臟方面的檢查，但醫生給我的報告是一切正常，那時心裡暗自慶幸，以為只是感冒太累造成，哪知這卻是一連串噩夢的開始。

在那之後工作依舊，只是漸漸出現的心悸、畏寒及失眠，總讓我覺得渾身不對勁，卻因還不至於影響工作，也就沒去在意。就這樣到了今年元旦時中了「諾羅病毒」，在一次劇烈的狂吐下，我的心臟像被刀割似的痛得癱在馬桶邊，之後，我的心悸情況變得嚴重而頻繁，一直到了今年春節假期時，一切的狀況似乎愈趨失控，心悸的情況讓我無法專心工作、生活，而參與親友的的聚會時，我通常會在兩眼發直、頭暈中提早離席。

這樣的狀況迫使我在春節假期結束後，到醫院做了一連串的檢查，結果報告出來，是心臟瓣膜閉鎖不全以及頻發心室早搏。症狀是什麼感覺呢？胸口就像整天在坐「大怒神」一般的無力不適！醫生開了心律不整的藥卻無效，讓我決定尋求中醫的治療。

至此，我仍沒發現是自律神經出了問題。

在吃了一陣子的中藥之後，除了心悸時好時壞外，失眠、畏寒及全身無力的情況卻愈來愈嚴重，常常上班上到一半，人就開始不舒服，而乾嘔的症狀也陸續出現，只能頻頻請假去掛急診。而這也使我在工作及日常生活愈漸退縮，變成一個下班之後便足不出戶的宅男。親友及同事們更不能瞭解一個之前活力十足的人竟會淪落到如此的地步。

而正當我開始認命地接受這些症狀可能要跟隨我一輩子時，四月底時我竟又多出了頭痛、手麻、視力模糊不清的症狀，在一次急診送醫時血壓更高達 180/125mm-hg，才意識到我的血壓竟不知不覺間飆到我從未想像過的數字。

接下來的幾個月，我的血壓值開始如坐雲飛霄飛車般的往上飆升！正常人的血壓是在情緒激動或運動時會往上升，休息時會下降。而我的收縮壓則是會坐在那不動就無端標到 180～190mm-hg，高到後來連舒張壓也來湊一腳。就這樣到了七月初，我的最高血壓已經有量到 200mm-hg 了。

家人和同事們都認為，我的血壓是自己太緊張所造成的，我只能苦往肚裡吞，他們哪裡知道一個人本來坐著可能人還舒服，但一站起來就頭暈腦脹要爆血管的感覺，而我原有的症狀在此時更變本加厲地頻繁出現。

就在我徬徨時，我想到在剛發病時曾加入了「中醫同好交流團」，再次詳讀喵老大的部落格後，我幾乎可以確定我的毛病就是「自律神經失調」，我也下定決心要尋找好中醫！

就這樣，在社團病友的介紹下，讓我遇見目前的中醫師。醫師診斷我是屬於陰陽兩虛型的體質，並且說明有兩類自律神經患者是較棘手的。一種是屬於高血壓，另一種則是身體會沒來由的疼痛，所以在開藥時就必須特別細心，而且患者必須養成規律的運動才行。

在治療第二週時，不但氣色開始回復以往光澤，連失眠、心悸及手麻也大幅改善，自覺體力和精神都有顯著的進步！

就這樣治療了三個月，惱人的超高血壓不但開始穩定下來，有時甚至能夠回到標準狀態，就連同事都覺得我氣色煥然一新！而病情的好轉也讓我對人生態度產生轉變，我開始學習放下，並且利用假日攜帶家人一起去親近大自然，並漸漸回復正常的作息及生活。

回想起過去的我一直是個「工作大於家庭」的人，我可以在跟老婆出遊時，在捷運上想起工作有不完善，就馬上衝回公司，放老婆在車站等我的人！而長官交辦三天後完成的事，我會想辦法在一天之內搞定，總是這樣嚴苛地對待自己。

在生病後，回顧我之前的生活態度，才發現原來我一直在拿今天的弓箭，找明天會經過的獵物射，不停為未發生的事情擔心。現在的我比較能放下了，而跟很多病友聊過，才發現原來我們都有相同的個性，而這個性造就了現在的我們，就像緊繃到弦斷的琴弦，身體彈性疲乏到回不去了。

在我們配合服藥的同時，運動及活在當下，能讓自己的琴弦適度的放鬆，不讓過去及未來兩頭讓您的生命繃緊，如此才能彈奏和諧的樂音，這是我生病後的體悟，感謝老天讓我在四十多歲時就能深刻體會這一點。

最後想和讀者說的話：

與自律神經相關的身心病，我想醫師開的藥物可能只能給您一半的幫助，至於剩下的一半就得靠您自己！

此外要提醒的是，有很多病友在生病後就停止運動，這是錯誤的。生病後因為害怕而不再運動的我，很明顯的發現自己會漸漸變得悲觀和低落。而自從我聽從醫師囑咐開始運動後，不只是體力逐漸恢復，連悲觀的心態都產生轉變。所以病友們不要在宅在家囉，快走出門運動去吧！

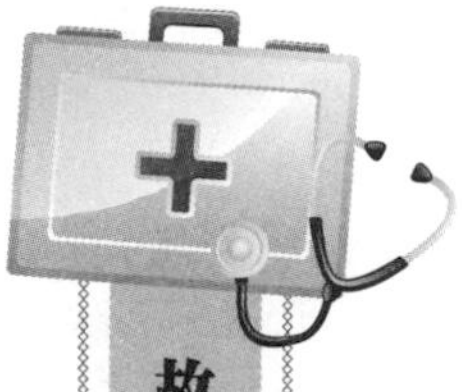

故事十二 我經歷一場浩劫重生！

大名：阿德

星座：天蠍座

職業：從事印刷相關（目前因病暫時無業）

抗病期間&遇見良醫真正進步期間：

2010年九月中發病。但要等到2013年初遇見對的醫師，這病才開始往康復邁進！

病症主訴與特色：

心悸、胸悶、恐慌、飛蚊症、焦慮、過度換氣、胃食道逆流、脹氣、腹瀉等。

抗病的私房絕招分享：

按摩、拉筋、睡前靜坐、健走。

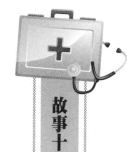

阿德的抗病故事：

彷彿歷經浩劫重生，從第一次大發作以來，我從網路上找到的自律神經失調症狀，就像集郵一樣一一入手，無一倖免。

還記得當初剛發病時，筆者也是希望趕緊快點好，然後天天抱著籃球打，藉此消耗無來由的精力，讓自已晚上能更好入眠一點，但惱人的心悸，卻會讓我時時感到喘不過氣，所以這項運動只有執行半年後就告終。

之後我在西醫院做了多項檢查，卻檢查不出任何東西，後來決定從中醫方面著手。但卻也因此瞭解原來坊間有許多中醫，對自律神經失調其實並沒有能力醫治。

比方說：向醫師主訴一個「心悸」，開的藥吃下去心悸才稍微好轉，胃食道逆流就來了。或者脹氣好了，但心悸又回來了。甚至完全不對症，服了中藥後症狀加劇，冒冷汗、心悸、恐慌和焦慮，最後只能請人載你去掛急診。

西醫幫不了，中醫也無能為力，痛苦的症狀卻依舊折磨著。接下來的我，似乎陷入四面楚歌的境地。筆者只能經由信仰，中醫的經絡圖，按摩一下自身經絡、拉拉筋、打坐、調息，藉由這些來暫時放鬆自身。

常常面臨嚴重發作時，得叫救護車、掛急診。一兩次醫生說檢查不出來什麼原因就算了，當急診掛到第七次八次的時候，他還是告訴你一樣的答案的時候，這時候其實是很想跪倒在地上放聲大哭的。因為，這等於被宣布是癌症末期一樣，原來我沒藥醫……

而在每次的急診過後，心中總會閃過一句「難道就得這樣過一輩子？」每閃過一次，都會使我深沉地對人生感到無力。最後，因為滿身的病痛無法做事也沒有藥醫，只能枯坐在地，無力地想著人生到底還有什麼意義……

每當惶恐、焦慮和緊張感發作時，我幾乎不能跟別人談話，因為根本無去思考對方在說什麼。我不敢搭乘大眾交通工具，總有莫名窒息感和畏懼感。只要聽到電話響或吵架聲，恐慌感和心悸就會頻頻發作，無時無刻感覺喘不上氣。

而夜裡，就算身體疲憊的躺在床上，也完全沒有睡意的必須強制睜眼到天明，偶爾還伴隨心悸和呼吸急促感。身體更有種無來由的深度疲憊，就算一覺過後也是無法解除這樣的疲態。

就這樣眼睜睜的過著一天又一天，發現身體不但一天比一天嚴重，精神狀態也因為身體的關係出現委靡不振、注意力無法集中或是無法思考的狀態，碰到事情常會生起放棄的念頭。

背著這病魔在身，起心動念幾乎都是想死。後來頓悟到其實念一轉空，就會想到生有時、病有時、老有時、死也有時，那為何要心生懼怕。就算真走到盡頭，也無所得失。而人生在世來來去去，誰又能知來是何因，去是何果？既然不知，又何必去執著來去，既然不知，又從何懼怕來去。

轉念過後，心境上恍如隔世重生，突然也不知道哪裡來的信心，重新打開電腦讓我找到喵老大的重生小站。這才發現，原來天底下不只是我受著這種莫名苦痛，板主本人也是得了和筆者症狀大致相同的病，筆者也才經由這個機緣遇見對的中醫。

回想過去，才發現以前過度用眼、用腦、熬夜、酗酒、冷飲、作息不正常、沒有運動的習慣以及常常待在高壓、高工時的環境，還有筆者天生對事物敏感、神經質外加上任何事要求盡善美的個性，都對身體造成很多不必要的虛耗。

在遇見對的中醫後，雖然身體狀況沒有在短期內大躍進，也歷經不少反覆，但整體是不斷在提升的。藉由醫師精確的診斷，才瞭解到原來我複雜的病情大致上是因為身體虛弱，以致風寒侵入，造成本來就不太自律的神經，更加肆無忌憚。

不過在身體藉由運動和醫師給藥慢慢調理到一個水平上之後，也開始會蓄積力量將過去所沉積的病灶掃出，這時只要醫師對症下藥，症狀一過就會感覺身體一點一點的從沉重的身體變輕，慢慢的將身體導正至軌道上。

在康復的過程裡，筆者認為最難為的部分是自己很需要親友的陪伴，但因為他們無法親身體會，常一致認定你是懶惰，是在逃避。

相信看到這裡，各位讀者一定能稍稍體會身為一個自律神經患者，身上所承受的不只是多重症狀，還得扛下來自親友、同儕和社會的種種壓力，並且勇敢找出康復之路。

最後我想告訴身為患者家屬或朋友的您，很感謝你們的辛苦陪伴。但下次在與患者相處時，請多瞭解我們的狀況與感受，再提供意見及幫助。否則以一個身心正背負龐大壓力，又苦尋不到解藥和出口的患者來說，更多的言語刺激，無疑是雪上加霜！

我們需要的只是你們的一點鼓勵與支持，感恩您！

最後想和讀者說的話：

其實自律神經失調本身並不可怕，可怕的是過程中你得一次次的戰勝那種迷茫無助，不斷逼你放棄的念頭。希望各位朋友在抗病的過程中，也能透過轉念而重生，重拾做人的快樂。然後在康復後，重新認識生命與世界，並給予也正感到無助與氣餒的患者一些溫暖。

最後筆者在此合十感恩！

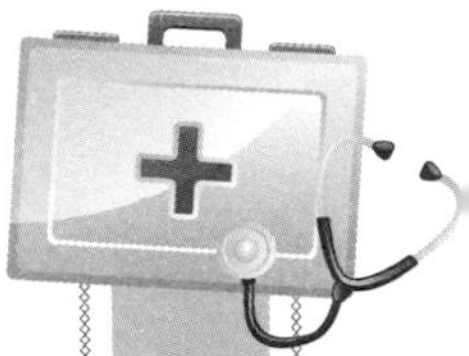

故事十三 跳脫安眠藥的詛咒吧！

大名：右右

星座：雙魚座

職業：服務業

抗病期間：

2002至今超過十年，直到2012年七月遇見好中醫治療才有改善。

病症主訴與特色：

胸口悶痛、心悸心慌、易受驚嚇、無法閉眼睡覺、嚴重過敏。

抗病的私房絕招分享：

泡溫泉、和寵物一起活動、精油指壓。

右右的抗病故事：

這個病可以回溯十多年前，當時還在念書的我，總是感到精神不濟且體弱多病，而且因為鼻子過敏，得長期使用西藥及支氣管擴張劑。

直到十八歲那年，我開始出現胸口悶痛、呼吸困難、心悸心慌、易受驚嚇、無法閉眼睡覺的可怕症狀，有時症狀嚴重時，常常得送急診，就這樣成為醫院的常客，大好的青春時光也在病痛中消磨過去！

最後我從胸腔內科一路看到精神科，並做了各方面的檢查。但是，醫生始終沒辦法給我一個明確答案，告訴我身體到底出了什麼狀況！

就這樣我成了西醫藥的藥罐子，持續吃著許多藥，不過在過程中我仍嘗試用各種方式去減藥，如運動、宗教、推拿等輔助治療來替代。老實說這些西藥對我的病情幫助不大，而且我很怕這些藥就要這樣吃一輩子，無窮無盡。

在那段漫長的時間裡，雖然每天依舊拖著疲憊的身體去工作，但卻常常感到疲憊以及身體不適，對日常生活造成許多困擾。就這樣，我走過了長達十年，不斷吃藥、減藥、卻又復發的漫長歲月。

雖然如此，十年來，我並沒有放棄找尋康復的方法。

直到去年的時候，我幾乎痛苦到身心已經無法承受的程度，也許這就是沒有遇見良醫的下場，即使吃了一大堆的藥物控制，依然陷在疾病的泥淖中無法擺脫。

就在我不斷尋找康復希望的時候，偶然遇見喵老大的部落格，並且與他聯繫上，我發現他在文章所提到的種種經歷竟和我是如此相似。在他的建議下，從此展開我的中醫治療之路。

遇見良醫，並在他靈活精準的治療下，我的病情不但逐漸起色，以前依賴的精神科藥物也從一天十幾顆減到現在一天約兩顆，並繼續邁向零藥物控制的生活！

我想不單單是自律神經失調繁複的症狀，在減藥的過程中也相當痛苦。彷彿在地獄受盡折磨般，頭痛欲裂、發抖、各種症狀蜂湧而出，感覺自己就像毒癮犯一樣！不過在醫師一路陪伴和用中藥調節下，我還是堅強走過來了！

「反正狀況再痛苦不就是如此，十多年我還不都走過來了！」如今我已找到康復之路，相信不久後我一定能完全和鎮定劑與安眠藥 say good bye！並且重新找回原屬於我的健康！

最後想和讀者說的話：

無論情況多麼糟糕，千萬別輕易放棄自己！在疾病的過程中，會有許多我們能學習和提升自我的機會，自己一定要勇敢走出來！

最後，要常懷一顆感恩的心，並且在生活中多種下善的種子，相信總有一天一定會雨過天青的！

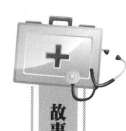

故事十四 上天給的特別考驗，讓我的生命更堅強

大名： Chris

星座： 處女座

職業： 研究生

抗病期間：

2011年八月症狀開始蜂湧而出，直到2013年七月遇到好醫師開始快速進步。

病症主訴與特色：

胸悶、呼吸不順、慢性咽喉炎、心慌、大腸激躁症、嘔吐感、失眠、全身無力沒精神。

抗病的私房絕招分享：

1. 做會讓你「感到喘」的運動每天至少三十分鐘。

2.多出門走走，別把自己關在家裡！

3.找好笑的或是正面能量的影片看！

4.不要過於求好心切，凡事盡力就好！

5.對於一些不專業的養生意見別道聽塗說，通常這些對於康復並沒有實質效果，而且太多的資訊會讓你更焦慮！

Chris的抗病故事：

其實在我進入研究所不久之後，就常感覺到身體不太對勁。主要是在腸胃機能，經常有排便感，但衝到廁所卻又上不出來，腹瀉與便祕更是交替發生，特別是趕報告的時候更是如此。後來，沒有惡化也習慣了，就不再加以理會。

直到2010年開始準備律師考試之後，因為不少同窗都已考上，再加上家人的期盼以及自己的求好心切，這種害怕考不上的得失心一直煎熬著我，使我除了讀書之外做其他的事情變得非常不耐煩。

就這樣到了律師考試來臨的時刻，在圖書館念書的我竟開始感到心慌，即便當時很早就已經把該讀的至少都念過一兩遍了，依然面對著那些書感到莫名慌張，甚至開始越翻越快。

接著，胸口漸漸感到悶，而且開始出現呼吸不順甚至是困難的症狀，這讓焦急地我只能暫時放下書本先回家，並開始了我茫茫然的尋醫過程。

在用 google 搜尋資訊以及諮詢身心科醫師的結論是，原來我得了自律神經失調症！醫生開了抗憂鬱症的藥物，但因為效果不明顯且副作用很大，使我不敢再吃下去。

那時候我的家人以及朋友都建議我去醫院做個完整的健康檢查，檢查自己究竟出了什麼問題。可是舉凡心臟，腎上腺的抽血檢查，胸腔X光、胃鏡、糞便潛血都一一做過以後，得出來的結論卻是幾乎正常……只是，種種不適的症狀依舊伴隨著我，大幅削減我的體力以及意志力，而我那年的律師考試也是功虧一簣，就這樣落榜了。

之後我開始尋求中醫方面的治療，也許再加上當時遇見對我很好的女友，病情似乎有好轉跡象。可是我的喉嚨卻始終感到異物感以及吞嚥困難，而腸胃問題也一直存在，時常一個晚上得跑五次以上廁所並且每次至少要花二十分鐘的時間！身體莫名的煩躁感和不適感覺也使我變得很沒耐性，常對好友以及女友發脾氣，到最後不但導致和女友分手甚至還差點跟我的好朋友絕交。

在與女朋友分手再加上律師落榜的雙重打擊下，讓原本殘破不堪的身體更加雪上加霜，甚至回到病發的原點。我開始出現了「這病似乎要跟著我一輩子」、「人生沒希望了」等負面想法，而這些都是過去相當樂觀的我所無法想像的。而即使我已經抱著隨緣的態度去面對考試，但全身的強烈緊繃感依舊跟隨我。此外，就算持續中醫治療，以及運動的習慣，仍對病情影響相當有限。

後來，在一次機緣下遇到了真正能治療這病的好醫師。

他在診療的過程不斷助我建立信心，告訴我這個病是會好的，希望我能保持正面樂觀的想法！他還特別強調，心病是沒藥醫，但我的病卻不是心病，而是身體出狀況，簡單來說是肝陽虛併有虛熱！所以只要好好配合用藥以及保持運動是會康復的！

服了一個禮拜的藥加上我本來就有運動習慣之後，這次，確實有明顯進步的感覺！而且是種難以言喻的感動！

只能說生病太久了，這才發現原來擁有正常的身體，是這麼幸福爽快的一件事啊！而那種全身莫名的緊繃焦躁感也在幾週後消失得無影無蹤，體力也提升非常多。短短兩個月，找對中醫師，已有非常大的進步！

現在，我不但相信自己一定會康復，而且我相信自己不久後也會考上律師！回饋家庭和社會！

最後想和讀者說的話：

你也和我一樣正在抗病嗎？要記得，這是人生中一個非常特別的考驗，它不但是一個蛻變的過程，而且一定會有光明終點的！我相信只要找對醫師並好好搭配康復心法，中醫絕對可以治好這病的！

過程中，千萬不要被這個病扭曲了你的人生觀，因為心病可真的沒藥醫，記得保持樂觀健康的態度面對人生。過了這一關，你只會更加的堅強！再也沒什麼事情可以打倒你的意志！

最後願大家都能遇見屬於自己的良醫，並成功找回健康囉！

故事十五 一段意外的人生插曲！

大名： 阿翰

星座： 雙魚座

職業： 學生

抗病期間：

大約四個月，目前正逐漸康復中。

病症主訴與特色：

胸悶、呼吸不順、無意識感、疲勞倦怠感。

抗病的私房絕招分享：

早睡和多運動。

阿翰的抗病故事：

大學是一個恣意揮灑生命的黃金時期。在我大四的這一年，為了提早瞭解職場環境，除了學校課業以外，我還同時在外面的公司實習，並且積極擔任學校社團社長一職，每天的生活都相當充實。

就這樣，一天的生活中常常得跟時間不停賽跑，有時候會把自己壓抑得喘不過氣來，但我卻總是苦苦地看著鏡子中的自己，告訴自己：「撐下去！我可以的！」畢竟這一切都是自己的選擇，而我的生命軌跡，也因為在這樣積極濃縮的時間規劃下，總是有著許多美好收穫。

只是，在某天一如往常的夜間課堂中，我突然感到全身上下充滿了不對勁，彷彿有著靈魂出竅，置身事外的感覺。接著又開始冒出莫名的「環境抽離感」，以及有種快要昏倒的暈眩感，我想這是人生中第一次意識到身體正在向自己嚴重抗議！於是我急急忙忙地跑到教室外面歇息，過了一陣子便恢復正常，我也就不以為意了。

沒想到在教室所遇到的狀況，只是一切的序章。

在那次發作之後，幾乎每天都會出現同樣的疲乏、無力以及瀕死感，甚至在家教的時候還發作到掛了急診！只是檢查的結過卻換來醫生一句：「你的報告看起來很正常，你還那麼年輕，沒事的！」

也許理智的角度與儀器的檢查都告訴我「一切都還正常！」但是身體頻頻出現的莫名症狀和不

適感，也讓我對自己越來越難以掌握，而心理的狀態也隨著身體莫名症狀而恐懼、惶恐。

還記得當下的我，為了找出真正的病因及病名，開始遊走於各個醫院，並做過各種檢查，只是到頭來卻發現一切正常。但對照另一頭，卻是身體的異狀如野火般持續蔓延，這讓我的生活漸漸陷入慌張與恐懼的無窮循環！

接著，夜夜失眠的生活也開始上演，讓我陷入精神不濟與身體失調的惡性循環中。

「究竟是生了什麼病呢？我仍不放棄先找到一個相對應的解答！」

我信手把身體的狀況一一透過 google 來尋找，在試圖拼湊許多過來人經驗後，讓我在茫茫大海中發現自己的身體，可能是得到一種稱為「自律神經失調」的情況。也許稱不上是病，但卻是一種身體失衡的強烈警訊！

而十分幸運如我，剛好在部落格看到和我有類似症狀的喵老大學長的抗病故事與看診紀錄。彷彿在黑暗中找到一盞明燈，讓我不再那麼地徬徨。

就這樣，我依循著喵老大學長的康復軌跡，開始尋求中醫治療。漸漸地，在幾個月的中醫調養下，我的病情有了起色，雖今尚未完全痊癒，卻也好了許多，目前也正朝著自己的人生階段邁進中！

這一路走來實在堪稱幸運，在發病初期就能見到許多朋友的成功康復經驗，讓我有一條明確的方向，而不至於使病情拖延，或繼續在醫院打轉。身邊的朋友也都十分體諒關心，特別是父母親給予我許多關懷，你們大家一直都是支持著我的強大力量！

最後，再加上一位仁心仁術的好醫生，讓我在治療的路上頗為順利。相信很快地，我就能繼續朝夢想邁進，而這次的我，已經懂得健康的重要性！

最後想告訴讀者的話：

這次的生病過程，讓我領悟到人生中的重要順序。無論是你想要追求物質慾望滿足，還是一個高遠的夢想，請你要記得，身體健康才是一切的根本！

第五部

實用！

喵老大部落格精選文章！

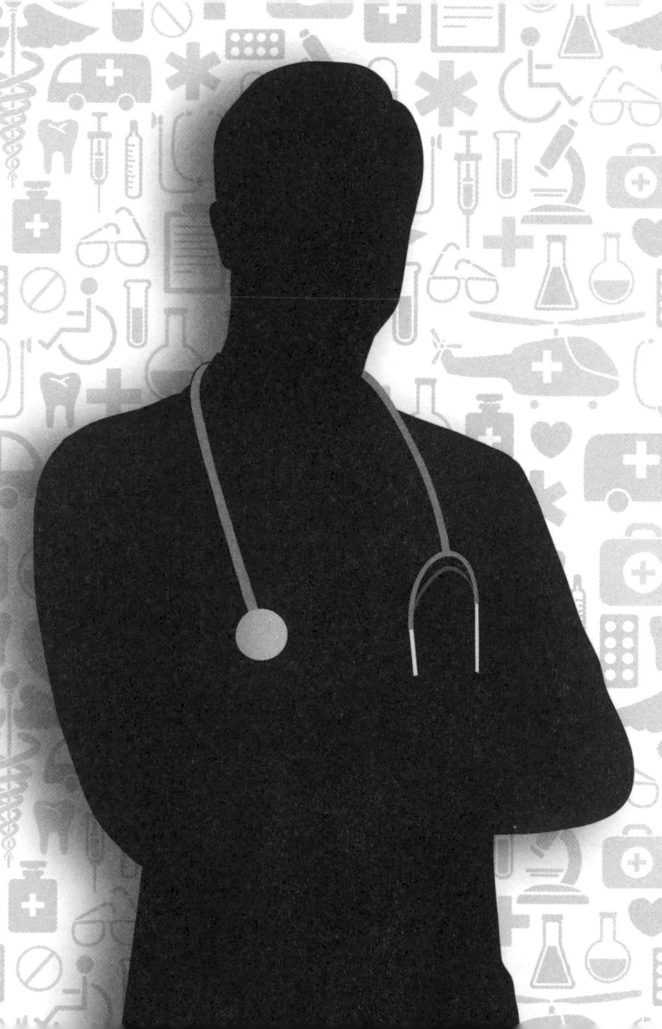

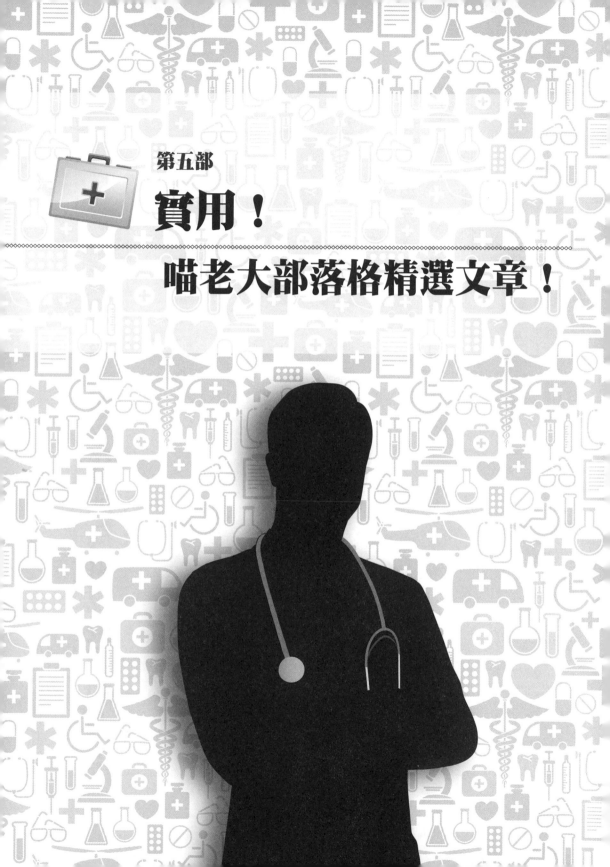

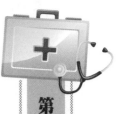

第一篇 讓正確的關懷與支持成為康復最強助力！

「就像走在漆黑的幽谷裡，恐懼、徬徨以及種種身心壓力會像惡靈般不斷侵襲你的身心，並且一點一滴的吞噬你的精神意志，自律神經患者要從黑暗中不停摸索，並找出康復的光芒！這時候，若有一雙手能在我們跌倒的時候伸出，並且給予我們打氣以及指引，這將為抗病的患者帶來無比的力量！」

親愛的朋友，你也是自律神經的患者嗎？或者，你的周遭，正有著自律神經失調的親友，你想幫忙卻不知從何下手呢？

也許透過這篇文章，能在互相體諒的基礎下，為大家都建立起正向的溝通橋樑。讓正在抗病的你能夠順利戰勝病魔找回健康，而做為親友團的你能夠真正幫助到患者。

接下來，就讓我們一同加油吧！

要殘酷戰場還是溫馨天堂？由溝通方式決定！

人畢竟是社會群聚性的動物，我想無論是急性病還是慢性病，小感冒還是癌症，都會因為各種病症，而對患者身心產生不同影響及變化，這種改變會連帶影響到人際間的相處模式，形成一種雙向回饋系統。

比方說生病了，你可能見到好友雪中送炭，讓你備感溫馨。但也有可能遭受同事的冷嘲熱諷甚至是落井下石。這時候，可真的能體會什麼叫患難見真情了！

所以，無論是醫病關係，患者與家庭的關係，還是患者與整個社會的關係，都是患者和周遭關係人的重要課題。更淺白一點，我們可以這麼說：「良好的溝通方式帶你上天堂，錯誤的溝通方式則會讓你下戰場！」

回歸正題，說到我們的主角「自律神經失調」，這病可真不好搞！症狀千變萬化也就算了，還得面對「檢查似乎都正常」的窘境。這樣的結果造成我們這些患者外表看似常人，體內卻千瘡百孔，不時還得被旁人誤認在「無病呻吟」，真的是有苦難言啊！

更殘酷的事實是，醫學界尚未研究出一套完整有效的治療方法，導致這個病常常一拖數個月甚至數年，不但讓人生規劃都變了調，也在我們和身旁親友間劃出一道深長的裂痕。漸漸地，雙方越來越難以互相瞭解溝通，甚至因此釀成許多爭吵。最後，不但病沒好，彼此的裂縫與隔閡卻越來越深！

究竟正確的溝通方式對患者的康復有多重要呢？接下來就由喵老大實際舉幾個真實案例，也許這些常見的劇本，你也曾參與演出過。

案例一：

A小姐因為龐大的工作壓力，而引爆嚴重的自律神經失調症，而且這一病，就長達三年之久。在抗病的漫長過程中，雖然屢屢遭受旁人的閒言閒語，以及無法工作的壓力，但A小姐卻有一位愛她的老公，在背後支持著她。不但不辭辛勞地載她到外地求醫，還願意幫她做所有家事，只要她好好休息養病就好。就這樣在老公關懷與體諒下，A小姐不但重新找回健康，在歷經這場大病後，也讓她更珍惜家庭、健康以及身邊的幸福。

案例二：

B媽媽，也是失調嚴重的患者，常常會感到嚴重暈眩和耳鳴，可是她卻得不到家人的諒解。家人不但對她的病情冷漠，還斷絕經濟來源，並且每天用「想太多」、「應該去看精神科」等言語持續轟炸她，不時還得承受身旁親友的冷嘲熱諷。好在她處事樂觀，而且能夠得到正確的醫藥治療，總算是熬了過來。

案例三：

C妹妹，原本只是單純的自律神經問題，雖然病況嚴重到影響她的日常生活能力，但起碼心裡還算健康。只是家人不但無法理解她生什麼病，還越幫越忙的提供各種偏方，並且因為家庭觀念一再阻撓她接受中醫治療。

最後，C小姐不但被搞得身心俱疲，家人還強制帶她到精神病院做治療。到現在症狀不但沒有任何好轉，還因為旁人「錯誤的對待方式」所產生的精神壓力，導致嚴重憂鬱症，時有輕生念頭。

案例四：

D同學，台大電機系的高材生。在生病以後，仍然能夠保持對自己的信心，樂觀積極地活過每一天。更重要的是，他背後有一群強力支持他的親友團！不但父母親願意傾聽並實際瞭解病情，與他一同抗病！還有一群不離不棄的死黨，始終陪伴並支持著他！就在這些關懷力量的加持下，他的病情進步特別快速！

以上案例，讓我相信身旁的親友，都是出自一顆好心，想幫患者的忙；但遺憾的是，有時候非但沒幫上忙，反倒因為對患者與疾病的錯誤認知，而傷害到彼此！一旦認知錯誤，便會產生溝通方式錯誤，以致於實際行為的錯誤！這樣不但幫不上忙，還有可能幫了倒忙，使患者更加受傷。

這點，對於自律神經患者尤其重要，因為患者介於身心之間的自律神經已紊亂衰弱，這時候因為各種錯誤溝通，而產生的負面情緒，會像「擴音器」一般被放大，因而對患者身體產生更多不適症狀！身體的難過又會回過頭來產生負面想法，讓身旁的人更加難以理解，形成可怕的惡性循環！

回到問題的源頭，我們可以發現，常常只是一個念頭，一句言語的錯誤，就足以產生這樣可觀的「蝴蝶效應」。

其實，只要溝通方法用對了，身為親友的你，不但能真正幫助患者打通康復之路，還能從患者身上得到相當正面的感激與回饋！也就是說，案例二和案例三在旁人對疾病正確理解以及正確溝通下，將會有截然不同的好結局！而這項功課，便是患者與身旁親友所要共同努力的部分。

接下來的段落，便由喵老大，實際舉幾個常見的錯誤認知和溝通方式，來重新修正，藉此幫助大家，找到正確的溝通方式，搭起正向回饋的橋樑！最終，希望親友的幫忙和關愛，不再成為患者眼中的阻力，而成為強大的康復助力！

打破十大錯誤溝通方式與迷思

註：冷戰指數指錯誤的溝通方式，對患者及彼此關係所造成的傷害。

1.「你根本就沒有病，是你自己想太多了！」　冷戰指數：☆☆☆

患者心聲：「假如沒病的話，為什麼我不但失去以往健康的感覺，而且全身上下總是不斷出現症狀呢？」

真實狀況：

自律神經患者會有許多「旁人無法觀察和體會」的症狀，比方說呼吸不順、失眠、腸胃問題或是暈眩等。我們不能因為患者外表看起來「沒病」，就指責患者是想太多，或是在無病呻吟。因為，當你只用一句「想太多」，就想打發患者全身上下所承受的病痛，患者當下會覺得你完全無法理解他們的痛苦，只是在一旁說健康人的風涼話。久而久之，彼此的溝通橋樑就斷了。

修正後的良好溝通方式：

「也許我無法體會你的感受，但我願意相信你，並且給予你所需要的幫助！」

2.「你得到的是心病，心病還須心藥解！」 冷戰指數：☆☆☆☆

患者心聲：「這應該是由專業醫師去診斷吧？假如真的是單純心病，那全身上下的症狀和疲憊感要怎麼解釋呢？」

真實狀況：

首先要釐清的是，自律神經失調和心理疾病是兩回事！也許部分自律神經失調患者同時患有心理疾病，但並不代表「所有」自律神經患者都有心理問題！單純的自律神經失調，透過正確用藥以及運動和作息調整等方式就可以改善了。旁人若一味把「心病」加在患者身上，這感覺就像正常人，無端被人貼上「精神有問題」的標籤一樣，不但無法解決問題，還會傷害到患者。至於是身體疾病還是心理疾病，應由專業醫師去認定。

修正後的良好溝通方式：

「我知道你的低落和沮喪，是來自於身體症狀的影響，你要更堅強，我們都會支持你的！」

3.「你不要去想它，就沒事了！」冷戰指數：☆☆☆

患者心聲：「我已經不去想它了，可是症狀完全還在哩？」

真實狀況：

既然我們已經知道自律神經患者，主要問題是出在身體層面，那就像感冒、牙痛、氣喘一樣，需要透過專業的治療才會康復，相信你不會告訴上述這些患者「不去想它就沒事了」！自律神經失調也是同樣道理，因為這些都是真實的「病痛」，而不是心理作祟的「幻覺」！只有把身體調理好，讓失調的自律神經能回復以往活性，患者才會真正覺得沒事！

修正後的良好溝通方式：

「你可以試著做些會讓你快樂的事情，也許這樣並不能完全取代你所承受的病痛，但卻可以轉移目標，而且讓你從中得到快樂與生命意義感！」

4.「你就是因為『怎樣怎樣』才導致生病的！」 冷戰指數：☆☆

患者心聲：「那請問為什麼別人『怎樣怎樣』卻都不會像我這樣生病呢？」

（註：常見的「怎樣怎樣」比方說：作息紊亂、EQ差、個性問題、壓力太大等。）

真實狀況：

我知道有時候，身旁的親友團，因為想要看見患者趕快康復，而試圖幫患者找出「病因」，甚至提供治療方法。但就喵老大數年走來的心得，這病的病因通常牽涉複雜，而非單一原因！除此之外，就算醫師有能力將你治癒，也未必找得出當初發病的原因喔！所以，我想我們還是多想想，如何鼓勵患者積極抗病比較實際！

修正後的良好溝通方式：

「過去的事就不要再想它了，現在，我們只要想著如何康復就行了！」

5.「你就是日子過太爽，才會想這些有的沒的，去讓自己更忙碌就會好起來了！」 冷戰指數：☆☆☆

患者心聲：「應該是倒過來，我就是因為壓力太大而導致生病才對吧？」

真實狀況：

對正常人的身體素質而言，確實可以透過忙碌和專注來讓人忘記一些病痛煩憂。但對患者而言，因為自律神經已失去對壓力的調節能力，過度的工作壓力不但無助於康復，甚至很可能讓病情更加惡化。特別是對於佔大多數自我要求高、壓力密集的患者朋友們。當然，患者能工作就要繼續工作來保持生活意義感，只要注意壓力不要超過身體負荷即可。

修正後的良好溝通方式：

「人生難得有這個機會，你這大忙人就好好休息與放鬆吧！只要你記得當身體恢復了，要再次回到人生跑道上就可以了。」

6.「看你一直有在吃藥，到底有沒有效啊？」 冷戰指數：☆☆

患者心聲：「我也很想趕快好起來呀！只是這種慢性病怎麼能求快呢？」

真實狀況：

無論是中藥、西藥，甚至是各種輔助療法，即使在獲得正確治療的前提下，也都需要一段時間才會展現效果。畢竟會生這種病並非一朝一夕的事情，更何況這種病通常牽涉病機複雜而且同時涵蓋身心，就算對明醫而言，也算難題。所以無論親友團還是患者一定都要有耐心，並且積極配合醫師治療，才能持續地進步。此外，要是觀察一兩個月後，病情仍一點進展都沒有，便可以考慮換醫師治療。

修正後的良好溝通方式：

「我相信你的選擇，也請你相信自己以及所選擇的醫師，好好配合用藥和復健積極治療！」

7.「只要聲音吵了點，你就抱怨睡不著，你也太敏感了吧？」冷戰指數：☆☆

患者心聲：「連夜失眠苦撐已經夠我受了，還要被你們這樣吐槽，實在是……」

真實狀況：

自律神經失調的患者，通常都伴隨睡眠問題，而且容易被外在干擾所驚醒（比方說噪音或燈光）。這並不是患者心裡特別敏感，而是整個身體對環境適應力下降的結果。因為是病理現象，所以這種失眠或容易驚醒的情況，會隨著病情進步而逐漸好轉，並不會持續太久。患者的家屬應該用包容的態度去面對，讓患者順利調整作息，畢竟人一生是難保不會失眠的。

修正後的良好溝通方式：

「真的很抱歉打擾到你的睡眠，我想我去另一個地方做事好了！」

8.「不過是吃個東西而已，為什麼這樣挑三揀四的呢？」冷戰指數：☆☆

患者心聲：「我也好想吃啊！只是就這樣毫無顧忌的吃下去，就怕腸胃也跟著掛點……」

真實狀況：

除了睡眠以外，自律神經失調最常影響的就是腸胃機能。腸胃神經出問題的患者，不但會變得敏感，而且容易產生不適症狀，比方說脹氣、胃酸逆流、腹痛、腹瀉、便祕等。雖然旁人難以體會，儀器也難以檢測，但患者身體，會本能保護性地傳達訊息給大腦，要求進食小心，便會不自覺地減少食量或忌口。不過這種情況只要腸胃機能一好轉，這種美食當前而難以下嚥的窘境也會自然改善！

修正後的良好溝通方式：

「你喜歡吃什麼就去吃吧！只要不要讓肚子空著就行了。」

9.「電視上和坊間關於自律神經的保健資訊這麼多，你怎麼不多學著點呢？」冷戰指數：☆☆☆

患者心聲：「要是真的這麼有用，我早就康復啦！」

真實狀況：

其實我們不是閉門造車，不願意嘗試，而是早已經嘗試過，只是無論電視上的名嘴、名醫還是坊間暢銷書，加起來五花八門的養生功法，往往對於病情沒有太大的幫助。簡單的說，要是這些東西這麼有效，社會上也不會有這麼多求助無門的自律神經患者了！真的想要康復，以喵老大過來人的經驗，只要正確的醫藥再加上康復的四環心法，就可以穩操勝券囉！

修正後的良好溝通方式：

「身為患者的你，應該比我這外行人瞭解更多。我支持你的選擇，並且樂意協助你所需要的幫忙，只要你不放棄康復希望就可以囉！」

10.當你「發作」並緊急求助的當下，卻聽到旁人告訴你「你這是太緊張，只要深呼吸或讓身體放鬆就沒事了！」冷戰指數：☆☆☆

患者心聲：「這些我都試過啦，只是效果好像不太大耶！」

真實狀況：

所謂自律神經失調的發作，可能是呼吸困難、胸悶心悸、全身刺麻無力、恐慌感、甚至是瀕死感等，不但每個患者的狀況不同，病因也不太相同。就拿所謂的過度換氣症來講，有些人照醫師所說套上塑膠袋就能緩解，但有些人卻不行。同樣道理，真正的病人在發作當下，做深呼吸通常無濟於事的，當然更別說自主放鬆。比較有效的方式是透過專業診斷區分出不同體質，並依此運用藥物對症下藥，一路治標穩定症狀，另一路治本來根治所有病因！

修正後的良好溝通方式：

「在你遇到困難時請一定要說出來，我會陪著你撐過去的！」

看完這十大經典場景，相信不少患者已頻頻點頭說：「我好像也曾這樣被對待過，而且每次總會把氣氛鬧得很僵。」

其實真的只要當下能換個溝通方式，不但患者會有「終於有人懂我」的感動，更加樂觀和振作，你也會從患者那得到滿滿的感謝，最後雙方都能得到正向回饋！畢竟這世界上對這病的不理解實在是太多太多了，真的只有自己生過病才知道「箇中滋味」！我想喵老大今天要是沒生過病，也是完全無法理解這病的。

總之，要當患者心中的天使還是惡魔，關鍵就在那一點理解和體諒，只要你當下願意轉個念頭，結局可能大不同！假如身為親友團的你真的一點也做不到，沒關係，不去干預或潑冷水，其實就是對患者最大的尊重了，喵老大在此感謝你們的支持與陪伴！辛苦了！

修養功夫的四層境界！

上面的段落，可以說是為身旁親友所寫的，但喵老大說過，生病是自己的事，只要旁人願意傾聽患者心聲，甚至是伸出援手，我們都要心存感恩！就算旁人對你不諒解甚至是誤解，也不因此應該責怪旁人。接下來這個段落，便是為患者朋友所寫的，喵老大將逐一教大家，如何聰明地面對來自旁人的誤解。

首先，我們可以把患者的心理素質，及面對心態分成「四種境界」！當你的境界層次越往高處提升，不只能為雙方創造好結局，這種修練也將有利於現實人生的修養功夫！讓我們一起加油吧！

第一層 跟著辯論與爭吵！

經典畫面：

「你根本就沒有病，是你想太多啦！」

「哼！你們根本就不懂我的難受，哪天你們也生病就知道厲害了！」

喵老大解說：

我想這應該是大多數患者都會犯的毛病，特別是會得這種病的患者，大多原本就喜好辯論和爭吵。在面對周遭人士不諒解的言語，你的全身也跟著進入戰備狀態，卯起勁來想透過唇槍舌戰讓對方「承認或理解你的狀況」！

只是，到頭來你會發現，無論辯論是輸或贏，大家不但都會弄得一肚子氣，而且通常是反效果，彼此更加不能理解啊！更重要的是，這種吵架所產生的負面能量，對已經失衡的身心所造成的傷害更大，可以說是「因為一時衝動，而導致全盤皆輸的局面！」

境界提升方法：

處在這個境界的朋友，要你馬上放下爭執沒有怨懟，甚至像「王院長」總是笑容以對，是很不實際的方法。

建議下次當你「意識到火藥快爆炸時」，先深呼吸，忍耐下來，試著轉移話題，或者暫時離開現場。也許你的心中還是會有被誤會的不爽快，但一定遠比你吵架得到的傷害小！更重要的，當你多練幾次，你會漸漸看淡一切，甚至反過來換你體諒親友的不諒解。這時我要恭喜你，修養已經向上提升了！

第二層　打開防護罩完全吸收傷害！

經典畫面：

「你根本就沒有病，是你想太多啦！」

「嗯……」（雖然沒和對方爭辯起來，但是心裡還是有點受傷的感覺。）

喵老大解說：

能達到這個境界，說實在的已經不簡單了，特別是對於剛生病的新手朋友。

在這個境界下，你可以完全吸收旁人的冷嘲熱諷，而不做無謂的爭辯！但即使如此，你的心中多少還是會掛著這件事，甚至有種「不甘願」的感覺。也就是說，旁人的閒言閒語依然還是會對你的身心產生不健康的能量，不過這些負面情緒都是短暫的，不久後這些情緒垃圾會自動清除。

境界提升方法：

建議利用能讓自己開心的事物來轉移目標，這樣會加速這些負面情緒的代謝。久而久之，這些來自旁人的誤解便不再你的身上停留，也不會對你的心情產生影響。這時要恭喜你！文提高到第三層境界了！

第三層　能完全忽視，毫不影響心情！

經典畫面：

「你根本就沒有病，是你想太多啦！」

「喔！」（很自然地左耳進，右耳出，完全不被言語影響。）

喵老大解說：

能練到第三層境界的幾乎都是「身經百戰」的患者朋友，你可以完全忽視旁人的冷言冷語，絲毫不影響心情，並繼續做自己該做的事。

要達到這種境界，首先要能主宰自己的情緒，不受外在事物控制，而且心中要有很堅定的信念或目標，比方說，堅信自己一定會康復！所以這種境界，並不是「被唸到麻木」而變得十分消極，反而是十分積極地相信自己所走的路！

境界提升方法：

當你能夠主宰情緒，心理素質也維持在高水平狀態時。這時候，要換你回過頭來「諒解」那些曾經對你誤解甚至傷害到你的身旁親友，並且嘗試用體諒的言語，再加上感恩的心情和他們相處。

能做到這樣，不但能突破僵局，拉近彼此的距離，甚至還會贏得更多關懷與支持！

第四層　最高境界！轉換正面能量回饋！

經典畫面：

「你根本就沒有病，是你想太多啦！」

「謝謝你的關心，我會好好加油！至於有沒有病，我很希望你能先陪我，聽聽專業醫師的建議再討論！」

喵老大解說：

就像上面所說的，要練到這個境界需要很大的勇氣！你的心靈能量，不但要足以對抗病魔侵襲，而且更要強到有多餘的部分去體諒，去關懷他人，甚至帶給周遭希望與樂觀的感覺！

當你能把對方傳達過來的負面能量，透過關愛的力量，轉換成正面能量再還給對方。不但容易得到對方的理解與體諒，對方也能夠反過來替你著想，最終贏得支持和關懷，就像北風與太陽的故事那樣。

書本前面的你，修養到哪種境界呢？

喵老大建議還停留在第一層的朋友，可要好好振作加油喔！不然漫長的抗病之路，不但辛苦而且滿是辛酸淚。而這份修練，不但對於患者，也是每個人生命中都會遭遇到的課題。相信這場病，就是最佳的人生試金石！請好好把握囉！

親友的支持是你最強大的康復支柱！

在前面兩段，我們已經分別從旁人以及患者角度，打造出一個良好的雙向溝通橋樑。喵老大講這麼多，其實最主要的目的，還是要讓你得到身旁親友的支持。當你有了這些支持，不但在你遇到挫折時能保持樂觀開朗的心，為康復所做的努力也會事半功倍！這股關懷的力量，將會是康復的最強助力！

究竟旁人正確的關懷與支持，能為患者康復帶來多大的力量呢？以下就讓我們實際以「康復的四環心法」來加以說明。

想像你擁有一個願意傾聽且支持你的家人或朋友，你再也不需要像獨行俠那樣，每天重複著孤單又無趣的運動來復健。當有人願意陪你運動，不但增添許多樂趣和歡笑，而且能在不知覺中把運動量提高。除此之外，你更有勇氣挑戰自我，因為他將為你帶來安心感。「不要怕，有我在旁邊陪你！」

想像你擁有一個願意傾聽且支持你的家人或朋友，你再也不需要為了生活作息而和人吵架。你將獲得尊重與體諒，無論是你「特定的作息時間」，還是「特定的飲食習慣」，他都願意包容，甚至為你關掉嘈雜的音樂及電視。這樣的結果，將會讓你更容易進行作息上的調整與適應，為美好的明天做好抗病的準備！

想像你擁有一個願意傾聽且支持你的家人或朋友，你再也不需要一個人，默默承受所有龐大壓力。當你在抗病過程中遇到波動，心情指數驟然下降，親友的陪伴可以馬上幫你提升回來！當你沮喪時，有個人願意在旁傾聽，並且給你打氣，讓你的心情能隨時充飽電，用樂觀與自信積極抗病！

想像你擁有一個願意傾聽且支持你的家人或朋友，你再也不需要害怕一個人走出家門。有恐慌症或曠鬱症的你，將發現身旁多一個人陪伴，發作機率會大幅下降，而且有助於走向康復。除此之外，有個願意支持你的人，不但能讓你保持生活意義不和現實脫節，更能幫助你重建社會能力。

看完以上，我們會發現，原來身旁親友的支持，就是走向康復最強大的支柱！我想無論各種疾病，只要曾經面臨過無助的患者，都渴求於這份康復的助力。

其實，要得到這份力量說難也不難，都在你一個念頭之間。當你用感恩與諒解的心，取代埋怨及憎恨的心去對待他人，你會發現，整個世界將大不同，會因為你的微笑而友善起來！

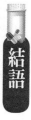

結語

也許生病是自己的考驗，但是，只要身邊能多幾個願意支持你的人，身心的重擔便能減輕許多。更重要的是，從生病的過程中，無論是你還是你周遭的人，都將因為這個機緣，而得到許多寶貴的生命經驗。

身為患者的你，要時時懷著感恩的心去面對周遭的人、事、物。在成功走過這一切以後，更要回頭感激，那個曾經對你伸出援手，或是願意傾聽你的人。並且，把這份情誼傳達下去，讓更多患者，更多的人們，也都能得到這份關愛！

以下，我們也藉由一位患者媽媽的分享，從「另外一個角度」來感受這份愛！

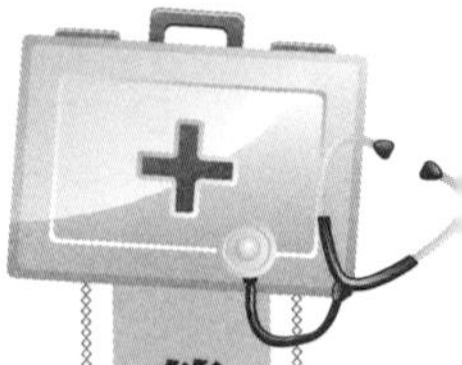

第二篇 跨越平行世界的愛

（前言：這篇文章，是來自一位媽媽和生病小女兒的相處寫實，也是我們社團的朋友。喵老大在讀這篇文章時，曾感動到眼眶泛紅，希望藉由這篇文章的收錄，能讓更多人去感受身旁親友的愛，並將這份愛回饋給更多人。最後，當然也希望老天保佑她們都能健康幸福！）

十二歲的孩子持續生病三年了，時好時壞的身體狀況，讓媽媽實在擔心卻又找不到解決之道。看了三年的醫生，還是起起落落的病情，原本開朗的媽媽和小孩，現在都蒙上一層陰影。

這天，孩子又說痛得快抓狂。其實，這個孩子原本也是很開朗的，但三年病痛的折磨任誰也受不了，何況一個十幾歲的孩子？

媽媽對孩子說：「我們出去走走吧！不要悶在家裡。妳已經睡了一整天。」

孩子搖搖頭，臉上滿是痛苦的表情地說：「不要！我不要出門！我的頭快爆炸了，乾脆死了吧！就不用這麼折磨。」

只見媽媽落下心疼的眼淚，緊緊抱著孩子說：「是媽媽不好，沒有幫妳找到好醫生醫好妳的病，讓妳受苦了。是媽媽對不起妳。」

孩子也緊緊擁著媽媽，斗大的眼淚撲簌而下，說：「不是媽媽的錯，妳不要這樣怪自己。」

媽媽接著說：「如果妳不想活，我們就不能再見面，也不能像現在這樣擁抱，妳忍心留下媽媽，看媽媽哭瞎了眼，傷透了心，這樣過一輩子嗎？」

孩子緊緊抱著媽媽說：「我要見到媽媽，我要跟媽媽在一起，我要跟媽媽這樣一直擁抱在一起。」

媽媽牽起孩子的手說：「妳願意為媽媽勇敢地活下來嗎？我們一定會想出辦法幫妳治療的，相信媽媽好嗎？」孩子在媽媽懷裡，默默點點頭。

媽媽輕輕擦乾孩子的淚水說：「去換衣服，陪媽媽去外面走走好嗎？」

屋外，烏雲一片，好像有場午後的雷陣雨蠢蠢欲動。媽媽牽起孩子的小手，在大樓的屋簷下看雲。風裡透著涼意，不一會兒，轟隆隆下起傾盆大雨了。

因為在高樓的屋簷下，整個視野因為大樓的高度而遼闊起來，那個風雨交加的閃電，穿過重重烏雲，強而有力的放射出光芒。

孩子很委屈幽幽地說：「媽媽，為什麼我覺得大家都不愛我？」媽媽問：「誰不愛妳？」

孩子說：「爸爸、姊姊、哥哥、同學們都不愛我，我好孤單。」媽媽摟著孩子問：「傻瓜，為什麼他們不愛妳？」

孩子說：「我生病這麼久，他們都不關心我，大家都以為我裝病不上課。」

媽媽摟著孩子說：「他們沒有不愛妳，只是因為不是妳、無法瞭解到妳的痛苦，但並沒有不愛妳呀！」

生病的人和健康的人，就像處在平行世界的兩個人，雖然同在一個屋簷，卻無法理解另一個世界的人。連親密的家人或父母，都無法瞭解病人的苦痛，即使想幫忙也莫可奈何，也許這就是患者最辛苦的地方吧？

接著媽媽緊緊抱著孩子說：「就像我很愛妳，但我無法理解到妳的痛苦，我看到妳身體的痛苦，但我的心很痛，卻又沒辦法幫妳痛。」

「爸爸、哥哥、姊姊、同學、老師們也是一樣，他們也很愛妳，只是不知道怎麼幫妳。」

雲端的閃電漸漸停息，在更遠更高的天空，金黃色的陽光緩緩灑下，風雨過後的天空是一片清新。

媽媽指著遠方的雲說：「妳現在所經歷的痛苦，就像短暫的烏雲。但，它們是短暫的，也會隨時間散去。妳看那邊更高的雲層，那片灑下來的金光，就像永恆的愛，它一直都存在的。」

孩子慢慢展開笑容，說：「真的嗎？大家都愛我嗎？」媽媽說：「真的啊！媽媽也很愛妳，就像遠方的金色陽光，我們對妳的愛，永遠都在。」

接著，媽媽問孩子：「那妳愛妳自己嗎？」

孩子搖搖頭，說：「我不愛我自己，我討厭我的身體，我討厭我的頭一直打我，我討厭一直生病，我討厭不能像正常小孩一樣去上課，去過正常的生活。」

媽媽心疼地摟著她說：「媽媽瞭解，媽媽知道妳受苦了，但它們也會像烏雲一般走掉的，妳看溫暖地太陽正在照著妳。但如果妳不愛自己，妳就無法感受到別人對妳的愛，妳的病就會好得慢，妳願意試著去『愛』嗎？」

孩子說：「我太痛了，忘了怎麼去『愛』，怎麼辦？」

媽媽心疼地說：「傻孩子，那妳愛不愛媽媽？」孩子點點頭。

媽媽接著說：「妳不是天天都很準時照顧家裡的魚寶寶嗎？妳愛不愛牠們？」孩子又點點頭。

「妳不是也很愛爸爸、哥哥、姊姊和很多人？」孩子點點頭。

媽媽說：「妳只是忘記了，但是妳的愛還是在的。妳只要去愛，就會記起愛，就會知道這世界多美好，就會感受到世界上有很多愛。當妳把身上的愛流露出來，更多的愛就會流到妳身上，當妳愛自己，愛自己的身體，妳的身體也會感受到妳的愛，就會好得很快喔！」

孩子終於露出燦爛的天真笑容說：「真的嗎？」

此時，午後的雷陣雨早被金色的陽光取代，溫暖而美麗。

媽媽指著天上的陽光說：「真的啊！妳看，上帝的愛就像這金色陽光，無私地照耀所有生命，那是永恆的愛，當妳心情不好時，看看天上的陽光，感受這份愛，就像媽媽永遠愛你一樣。」

孩子突然說：「媽媽，我真的覺得好很多了，謝謝媽媽！」

我（本文作者）希望這份愛，能送給所有生病的朋友和陪伴的家人。雖然看似處在的兩個平行世界，也許過程充滿辛苦與淚水，但「愛」，一直都在你我心中存在！

第三篇 十分鐘教你看對中醫！

俗話說：「醫生緣，主人福。」能遇見德術兼備的良醫確實不容易，有時甚至做足了功課還未必有用，也許比能「中樂透」的強運還更重要呢！

這件事，對自律神經患者更是如此。就像喵老大五年來尋遍國內名醫依舊無解，相信不少患者也曾這樣尋尋覓覓卻又不斷碰壁，只能深深的感嘆良醫難求。

除此之外，花錢、花時間還算是小事，但醫療並不是生意買賣，七天內可退再享有一年保固，期間若遭到誤治或拖延也不會有人負責！所以古人有云，庸醫三天誤治所殺的人足以超過強盜一輩子所殺，我們真得要小心啊！

那麼，茫茫醫海，明醫究竟何處尋？

俗話說得好，「給你魚兒吃，不如給你一把好釣竿。」，下面就讓喵老大結合上千次中醫看診經驗，以及圈內醫師前輩的告白來教各位幾招。讓大家也都能得到好釣竿，順利找到屬於自己的明醫！

第一招 打破名醫迷思！

我想以喵老大看遍大半台灣名醫的經驗，扣掉寫書打知名度、經營網站炒人氣、砸錢打廣告以及上電視當名嘴等哄抬出來的名醫，真正是靠著醫術而成為名醫的，十個可能只剩三個。而這三個中，能夠以精湛的醫術醫治重症和疑難雜症的，只怕連一個都難找。

接下來就讓喵老大來揭開那個不願面對的真相，「成為名醫的 SOP」！

喵老大常笑著告訴朋友說，要當個名醫還不簡單，每天看診算20人就好，一個月20日，一個月就有 400 人，一年下來就有 4800 人次。在這些人當中，管他矇中還是真正能掌握病情，我只要一成的治癒率就夠，扣掉複診起碼還有上百個有效案例。

接下來，我辛苦一點，精選30個成功案例做廣告宣傳，並且培養粉絲團，讓那一成康復患者四處「宣揚神蹟」，甚至幫忙加油添醋。我想現在網路這麼發達，重視健康和苦苦尋醫的患者又這麼多，一年後想不成為名醫也難！

而成為名醫後病人基數更多，我們就繼續憑著「親切的態度」加上「平庸保守的開藥」循著上述模式，生意便只會更加昌隆。因為看不好頂多摸摸鼻子走人，而我只要能抓住幾個成功案例便能大肆宣傳！

只是，在名醫的背後，卻永遠不會有人告訴你「他看不好的病人究竟佔了多少比例……」

接下來就讓我們看看「名醫情節」的成本效益分析。

在時間上，名醫的患者必多，等個幾個小時只為見醫師幾分鐘是家常便飯，喵老大還遇過需要候診數個月的哩！這對連睡覺都不夠的忙碌上班族而言，不但很浪費時間，也難以持續看診（慢性或疑難重症需長期治療）！

而在金錢考量，看名醫自然所費不貲，自費從數百到上萬喵老大都曾見過，要是再加上請假以及交通成本，我想這並非普通上班族可以輕鬆負擔的支出。若是健保名醫，則又回到時間的問題，有些名醫的排隊真的不輸天王巨星的握手簽名會！

到最後你會發現，其實名醫的治癒率也沒有特別高，反倒花費成本高昂，才是名醫的真正特色！在cp值這麼低的情況下，原來，看名醫這麼划不來！

除此之外，這之中還有醫療品質的考量。要是遇到的名醫患者爆多，通常都只能草草診斷。當一個醫師無法花時間詳察脈證並深入思考病機，當然就無法精準的對症下藥。

其次，對於重症和疑難雜症等需要溝通和「醫心」的患者也難以配合，這樣療效也會大打折扣。最後就是醫師的體力因素，名醫看這麼多患者也是會累的，累了看診品質自然下降，這對醫病雙方都沒好處。

以上總結一句話，就是明醫必定成為名醫，但名醫卻不一定是明醫，而坊間所充斥的名醫極少是真正的明醫！親愛的朋友，您還想看名醫嗎？還是您需要真正能夠讓您找回健康的明醫呢？

在接下來的部分，喵老大將陸續分享找出明醫的幾個關鍵點！

第二招 觀察醫師的脈診功夫

把脈，可以說是中醫觀察身體內部平衡和疾病動態的客觀準則，就像西醫的儀器能夠測得各種數據般，透過脈診能察覺病人所不知的體內隱藏訊息，掌握用藥是否有效。故自古以來要成為大醫，脈診功夫必須爐火純青，才能毫不含糊地憑藉脈象找出對應病機，準確治病。

可惜時下有不少中醫，不是輕脈診為四診之末，就是不精於脈診，最後只能淪為靠問診抓外證（症）去診斷（比方說口渴、大小便、頭痛等病人主觀陳述）。就像偵探辦案般，抓兇手的「證據」少掉一半，有效率頂多也只剩三成。

更偷懶的，連外證（症）也不抓了，直接依照西醫的病名去開藥，並美其名來個「中西合璧」，這樣彷彿矇眼辦案，療效自然也一蹋糊塗。坊間這樣的現象相當可怕的，無效外更有誤治之虞，正在看中醫的你，不能忽視這點。

可是幾乎每個中醫都有把脈啊！那外行民眾要如何得知，醫師是否把脈把假的呢？以下便提供幾個觀察點。

首先，觀察醫師把脈時是否能凝神靜心。邊把脈邊聊天、漫不經心隨便摸了過去，把脈只是做個樣子。

接著要避免賣弄把脈技術，也就是喜歡像算命仙式地，「神準猜中」病人各種症狀，以及病名的醫師。把脈當然可以得到這些資訊，但這並非脈診重點，脈診的目的，在於詳察病機以利醫師找出對應藥物，來糾正體內種種偏失的狀況。如此「作秀式」的把脈方式，要騙取患者的崇拜相當容易，但卻丟棄脈診的真正精神，下場就是說得好像很神準，但開藥總是平庸無效！讀者可自行觀察。

真正中醫把脈所得到的資訊，用於和各種外證結合（四診合參）來推出真正的病因，並配伍適當藥物矯正偏失，在調理體質的過程也同步改變了脈象。如果你遇到的是這種中醫，病脈必能在醫師掌握下逐漸康復成正常脈象，當然這也同時代表你離康復之日更近了，恭喜你！

第三招 觀察醫師辨證論治的功夫

要說脈診在中醫的重要性，就像修車師傅在修車前，必須先查明車子內外狀況，而中醫辨證論治的功夫則像是從檢修過程中，查出車子發不動的真正關鍵，因為只有找出問題所在才能準確地處理。

「病機」簡單來說，就是身體出問題的真正關鍵，能否透過脈證查明病機，並精準用藥處理的功夫決定了一個中醫師的優劣。

藉由觀察醫師治療的思維，可以輕鬆分辨出假中醫和真正的中醫。依照證據蒐集以及查明病機的能力，坊間中醫大體上可以分為三類。

第一種，是假中醫，總以西醫病名和思維來開藥治病，或是頭痛醫頭，腳痛醫腳的方式。比方說高血壓就用有降血壓功用的藥草，病人喊疲勞就開補藥下去的，這樣的開藥方式無異於瞎子摸象。輕微小病也許還能矇中，但只要複雜點、牽涉多次機轉的疾病，就完全無力招架。畢竟沒有辨證又如何準確用藥呢？

第二種，是佔多數的庸醫，全憑症狀觀察卻不懂把脈詳查內證。這類醫師比第一種用功，通常會很詳細的問診（比方說口渴、大小便、頭痛等病人主觀陳述），依據病人症狀主述來套方治病，不過這樣的有效率再厲害也不過三成。而且因證據只蒐集一半，而忽略只有把脈才知道的「隱藏訊息」，要是內外證相反或是病人主觀陳述有誤，醫師也會跟著亂了套開錯藥。

喵老大就曾遇過一位超難掛到號的名醫，雖然初診時很細心的問診快半小時，但把脈卻相當潦草。而且聽到我主訴「四肢發冷」，便隨即開大熱之藥。服藥結果卻使我更冷，這就是他無法透過把脈查出體內因熱鬱阻而化寒的病機，結果反而使我陰虛更嚴重，當然也更加遠離康復，這類醫師也不是真正明醫。

第三種，能夠脈證合參詳察病機來治病的醫師，這才是真正的中醫。真正的中醫治病，能夠以體內傳達的客觀訊息「脈象」為基準，並結合望、聞、問三診來蒐集過濾有用資訊，推導出真正問題點「病機」，進而精準用藥來處理。

此外，每次回診還能透過脈象變化監控病情進退，進一步調整出最適合當下體質和病脈的藥物，發揮藥物最大療效。

簡言之，中藥的藥性就是用來糾正體內偏失的，而要查明體內臟腑偏失（病機）靠的便是脈證合參的功夫。脈證對應病機，病機對應治法，治法再對應到中藥，最後藥物發揮療效後，又會再一次回饋到脈證上，形成完整的中醫治病循環，如此下來每一次都是不同回饋，醫生也能完全掌握疾病，有效治病。

第四招 觀察醫師的開藥模式

每一種中藥，都有它獨特的藥性作用，是用來治病的最小單位。而每一種病機也都對應不同藥性去解，病機可以說是疾病最小單位。病機和中藥就像一個鑰匙對應一個孔一樣，找到對應不同插孔

（病機）的鑰匙（藥味），疾病將迎刃而解，這也是中醫用藥的精神所在。

中醫千年以來，都是以單味藥組合去做處方。直到科學中藥成方的出現，比方說加味逍遙散、四物湯和四君子湯等濃縮科中藥粉，開始出現方方相疊，而非傳統一味味藥開的模式，這在坊間健保中醫中佔了大多數，卻也造就今日中醫療效平庸的後遺症，以下便以一張科中藥單做例子。

川芎茶調散4g（薄荷、防風、細辛、羌活、白芷、甘草炙、川芎、荊芥穗組成）
柴葛解肌湯3g（柴胡、乾葛、甘草、黃芩、羌活、白芷、白芍、桔梗、生薑、紅棗、石膏組成）
辛夷散3g（辛夷、白芷、升麻、藁本、防風、川芎、細辛、木通、甘草組成）
銀翹散3g（金銀花、連翹、荊芥穗、淡豆豉、桔梗、薄荷、牛蒡子、甘草、竹葉、鮮葦根組成），
加上單味藥羌活 0.5g、川芎 0.5g、辛夷 0.5g

首先，讀者們可以看見許多味藥，在複方裡頭被一再重複，我想除非醫師有高超心算能力和過人記憶力，否則疊方下將無法拿捏各種藥味的劑量。

其次是「閒藥」的存在。中醫常說藥簡力專，用這種大雜燴的方式開下去，複方中必然存在許多無用的閒藥，致使真正有效的藥味比例降低或是遭排擠，這樣將會拖垮整帖藥的藥力。

第三，複方相疊太多，藥味動輒四、五十味的結果就是亂槍打鳥，而打不中的藥就反過頭來就是傷身體，甚至原本的病還沒好就吃出新的病，畢竟是藥三分毒！

最後，這種大雜燴式的開藥方式，將使醫師在複診時，無法得知究竟是哪一味藥取效或無效，這樣治起病來模模糊糊，將無法隨病情進退而精準拿捏藥物變換。也因此，所得到的療效回饋，就像只知道分數卻不知道錯誤在哪的考卷，錯的下次繼續錯，醫師的醫術很難提升！

簡單來說，拿中藥比喻成各種食材，一個好廚師能漂亮搭配各種食材，並精準拿捏各食材比例，做出一道道美味料理，這就像一個好中醫，能精準配伍中藥治癒疾病。另一方面，拿歷代名方比喻成一道道好菜，疊方式的開藥就好比數盤佳餚「攪和在一起」，這樣只怕再厲害的廚師，也無法確定這盤大雜燴究竟是佳餚還是餿水吧？因為他已經無法掌握食材間的正確比例和搭配。

一個處方頻頻開出疊方的醫師，完全無法掌握藥性和劑量的回饋，試問這樣要如何準確命中病源，讓病人康復呢？

朋友，你也曾拿過這樣「複方相疊」的藥單嗎？

下次看到你的藥單疊了三個複方以上要小心（比方說ＸＸ湯、ＸＸ散、ＸＸ丸而非單味藥材），通常這張藥單不但藥多力弱難起療效，也顯現出連醫師自己也無法掌握開出去的藥。這樣的醫師，不是真正掌握疾病動態，用藥如用兵的好醫師！

第五招 觀察醫師的醫德和人格

大醫精誠有云：為醫之法，不得多語調笑，談謔喧嘩，道說是非，議論人物，炫耀聲名，訾毀諸醫，自矜己德，偶然治差一病，則昂頭戴面，而有自許之貌，謂天下無雙，此醫人之膏盲也。就像藥王孫思邈所提到的，坊間有幾種醫師的醫德是不及格的。

首先，身為一個醫師，不應該沒有同理心的拿疾苦病人來開玩笑，這種不把患者和疾病當一回事的醫師，要如何認真治病呢？

第二，喜歡批評其他醫師，甚至在看診時扯到政治等無關病情的議題，試問這樣的醫師如何能心平氣和的專心治病呢？

第三，有一種醫師，醫好一些病就驕傲臭屁起來，一副高姿態在患者面前彷彿把自己當成神一樣，診間也多在吹噓自己醫術有多高明。這種醫師即使有點程度，醫術也將停滯不前。

最後還有一種醫師，會用一些「誇張」的言語來恐嚇病人（比方說你這個再不醫會死翹翹啦、你不買我的藥就一輩子不會好之類的）。當然其中有些醫師是為了患者好，不得已而採取恐嚇的方式，但是能避免就盡量避免，畢竟讓患者怕東怕西的對於病情也不是件好事。

以上藉大醫精誠簡單列出幾種醫德不及格的醫師，讓大家心中都能有個譜。

也許，醫德和醫術未必完全正相關，但是喵老大者相信，具備醫德的良醫，不但有助於醫術提升，更能強化醫病雙向溝通，達到最佳的治療效果！希望以上幾點能給各位讀者做為醫德評判的一些參考。

第六招 觀察醫師本身是否相信中醫

說來好笑，坊間不少中醫師，連自己和家人生病感冒都往西醫那跑，請問這樣連自己醫術都不相信的中醫師，你敢找他治療疾病嗎？

通常這些中醫師在看診過程中有幾個特色可以觀察。

其一就是會不斷使用西醫名詞和檢查數據來做為診斷依據，遇到小病如感冒尚能開個中藥請患者回去「試看看，沒好還是要去找西醫」。如遇癌症、中風等重症更是嚇得直接告訴病人中醫只是「調理體質」的養生醫學，真正治病還是需要找西醫才行。我想這種不中又不西的醫師，還是不看的好。

其二，主張中醫只善於「調理體質」、「減肥」、「美容」的醫師，這其實只是暴露自己對中醫的無知。中醫是數千年來老祖宗億兆次的治病經驗累積，在西醫出現前不知成功治癒多少大病、小病和疑難雜症，使得中華民族繁衍至今，怎麼能說中醫不是用來治病的呢？這群人毋庸置疑是假中醫，不但沒有摸到真正中醫的邊，還把整個中醫醫術給蹧蹋，我們必須要能明辨。

除此之外，也可以注意這位醫師，是否動不動就鼓勵患者服用西藥或是保健食品，甚至把治病都推給西醫，主張中醫只負責體質調理。

而醫師本身的氣色和健康狀態也是一個觀察點，畢竟連自己健康都顧不好的醫師，又有什麼理由去顧好病人的身體呢？

第七招　良好的醫病溝通管道

良好醫病溝通關係，不只是在西醫才會出現，在中醫也佔有重要地位。

一個好的醫師，在診間能讓你有足夠時間，陳述病情並且用心聆聽。他會用淺顯易懂的方式陳述病情動態，使患者也能掌握自己的健康和疾病，此外還能回饋正確的健康資訊給患者。

另一方面，患者也須遵循醫囑，並且信賴醫師的治療。當良好醫病關係建立了，醫師便能放手去治療，患者也能積極配合治療，如此便能把醫師的醫術發揮到百分之百。

而對於自律神經相關疾病，良好的醫病溝通管道更為重要。患者要相信你所選擇的醫師，而一個好醫師在治療過程中，要能夠把治療進度簡單分析給患者聽，讓患者瞭解自己的狀況並建立信心。

畢竟，自律神經失調是長期抗戰，過程中患者最怕的，就是像在迷霧中不知何時能好的失落感。除此之外，要是你的醫師還能在你失落的時候為你打打氣，就更棒了！至於那種不斷告訴自律神經患者是「自己想太多」，甚至根本不把患者病痛當一回事的醫師，絕對不會是能讓你康復的好醫師。

第八招 勇敢踹開賣藥郎中

身為台灣人的我們都知道，地下電台賣藥的氾濫，常常是中藥吃出問題的源頭所在，隨著社會的進步，此歪風已有減少的趨勢。但另一部分常被人忽略的，便是有照中醫師也成為「賣藥郎中」，在合法執照掩護下大賺黑心財。

「中醫師賣中成藥給患者有錯嗎？」

問題就出在這。會兼賣各種中成藥（比方說龜鹿二仙、大補丸、長高秘方）或健康食品（靈芝、牛樟芝），就已經顯示醫師根本沒經過嚴謹診斷就亂套方！要知道中醫藥的精神就是針對不同體質與疾病的患者，經過詳察脈證和病機的階段，量身打造出對應的藥方來準確命中病灶！世界上絕對沒有一種萬靈丹能讓所有人吃了一定都有效，而未經辨證就亂吃的藥物，管它是人參還是鹿茸，吃錯體質，就是毒藥，就是誤治！

此外還賠上大把鈔票，畢竟愈是名貴的藥物炒作空間愈大，自然也成了賣藥郎中們的賺錢首選！（註：直到今日仍有許多未辨體質就濫服人參的案例，小則流鼻血大則可能引發心血管疾病，可做為殷鑑。）

至於賣藥郎中當然也是假中醫。對於真正熟諳各種藥味獨特藥性的中醫，隨手幾片葉子或是花草都可能用以起陳痾，而裡頭關鍵就在於醫師是否知道病人真正問題所在。只要掌握藥性並精準用藥，平凡草木食物也都可以治病！

結語

以上總共八點，讓我們用個表格做簡單回顧。

希望在各位讀完後，看中醫也擁有像婆婆媽媽在菜市場內挑好菜的功夫！至於如何做好病人的功課，讓康復更加快速，下篇文章即將分享。

評鑑項目	優良	尚可	欠佳
我能跳脫名醫迷思	+1	0	-1
醫師懂得把脈	+1	0	-1

醫師懂得辨證並掌握病機	+1	0	-1
醫師能精準用藥	+1	0	-1
醫師具備醫德	+1	0	-1
醫師信賴自己的醫術	+1	0	-1
我們的醫病關係良好	+1	0	-1
醫師不亂用偏方代替正規治療	+1	0	-1

註：這張量表的分數意義並不大，但讀者可用來比較與檢視曾經看過的中醫師，藉此幫助您找到好醫師。

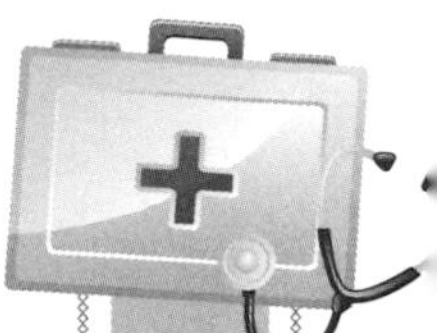

第四篇 當個聰明病人才好得快！

在上一篇文章中，我們已分享看對中醫的「眉角」。

但光是擁有優秀的醫師，還不足以發揮出最大的醫療成效。而決定是否能「早日康復」的另一個重大關鍵，就落在我們這群廣大病人的身上！特別是對於自律神經這種慢性病患者，要趕快好起來還是拖磨一輩子，就看你願不願意做好這份屬於患者的功課！

聽到喵老大這一番話，馬上有朋友不耐煩地說：「這也太囉唆了吧！看病不就是把一切都交給醫師，就像修理水電、修繕房屋那樣，病人只要掏出荷包，乖乖在一旁吃藥等療效就可以了？」

其實不然，因為你的身體並不是沒有意志的機械！比方說病患的配合度就相當重要，倘若一個醫師交代患者空腹服藥，必須早點就寢，忌冰冷否則會寒上加寒。結果我們這位天兵患者卻到處偷工減料，每天依舊夜夜笙歌，常忘了服藥，甚至每天依然習慣幾杯冰飲下肚。這樣子亂搞先不說其他後果，光藥力就已經打好幾折了，只怕再強大的神醫，也無法包你康復吧？

好吧！因為醫師無法隨時伺候在身旁，所以這份功課必須交給我們去做。在下面筆者將會列出幾項觀念和要點，希望大家都能做好病人的功課，讓治療更迅速有力，早日康復並跟醫師 say good-bye！

第一招　配合醫囑治療才有效！

也許這是在診間最常聽見的言語：「生病真麻煩，不但好多事情都不能做，治療過程中還得注意許多事情。」

精明厲害點的，還會跟醫師討價還價，比方說每天運動半小時，盧成十分鐘也能沾沾自喜，似乎都忘了康復是自己的事。

喵老大觀察到，其實大部分的病人雖然都「知道」要配合醫師，但實際上能乖乖做到的卻只有少數人。理由是，有許多醫囑或注意事項乍看之下無關緊要，因此往往被病人拋諸腦後。其實我們只要抓住幾個要點，患者該做的功課也可以輕鬆達成，讓康復的腳步更快速！

1.正確的煎藥和服藥才有效

一般我們拿的科學中藥很簡單，只要注意藥袋上或醫師特別交代的服藥時間即可，飯前、飯後最好都能相隔半小時。稍微複雜點的是在水藥，藥材在煎煮前最好能先泡個十來分鐘，有助於溶出有效物質。

另外也要注意藥材的煎煮時間，常見的外感或是理氣等辛香藥材適合快煎，否則有效成分易揮發殆盡，而某些金石類藥物則適合久煎才能得到有效成分。原則上醫師都會特別交代，我們只要記清楚即可，如此一來藥物才能發揮出最佳效果。

2. 飲食禁忌

中醫有藥食同源的概念，所以中醫師在治療時會考量飲食的影響，也就是所謂的「忌口」。比方說脹氣先不要吃太多麵粉類食品，上火少吃點油炸食品等，針對不同體質和疾病有不同忌口。因為雖然只是食物，吃得太過度，也有可能造成身體偏性，甚至是干擾治療效果。所以治療時我們必須瞭解自己的體質，避免過度食用和藥性相反之食品。

但值得一提的是，坊間不少醫師乾脆做絕一點，洋洋灑灑地列了幾十樣要求病人忌口，甚至連健康的正常人也不准吃。這實在是矯枉過正，畢竟食物的偏性遠不及藥物，所以才被用來當成一般人都能吃的「食物」，一個醫師要是能精準掌握患者體質和藥物藥性，治療過程中頂多忌口幾樣食品就夠了，常說「這個不能吃，那個吃了會怎樣怎樣……」相當沒必要，不但對患者造成生活困擾，也代表醫師對自己所開出藥物信心不足。

最後很重要的是請患者服藥中，盡量不要吃一些有解藥作用的食品（比方說茶類）。剩下的要是醫師沒特別交代，只要飲食均衡不過度即可囉！

3. 生活作息

生病了，本來就該停下腳步讓身體休息一陣子，所以回歸正常生活作息，對所有病患而言，都相當重要，特別是醫師有交代的部分。而對於自律神經失調患者，除了早睡早起外，請暫時避免爆肝或是燒腦筋，否則自律神經不但難以修復，還有可能使病情更嚴重。最後記得常保愉快的心情就可以了。

4. 其他

其他注意事項，比方說調養中房事必須節制，否則醫師一頭幫你開補藥，你卻在那裡大量消耗體力，治療也是徒勞無功。此外，適度的運動也有助於康復，但運動種類千百種，不同體質也有各種相對適合的運動，這部分可以向醫師諮詢。為了自己的健康著想，患者最好不要偷懶，能運動就出來多走走吧！

第二招　逛醫師是最笨的行為！

小陳有長期失眠和食慾不振的問題，每天只能睡三小時，最近才因為上班精神渙散而被迫離職。他總是依賴安眠藥物，而且越吃越多，但睡眠問題卻始終不見根本改善，最後只好找上中醫，希望能夠調理體質來還他好眠。中醫治療三個月下來，小陳卻向我抱怨他不但認真吃藥並且積極配合醫囑，卻仍未見任何改善！這讓我一時間摸不著頭緒，因為我推薦給小陳的中醫名單，都有不錯的醫術和醫德。後來在我細問後，才知道原來小陳有「逛醫師」的壞習慣，要求每個中醫必須在兩三天內讓他感覺「更好睡」，他才肯看下去，否則便繼續逛下一家診所。於是就這樣看了又換，看了又換……直到整張名單都被他逛完。知道事情真相後，我告訴小陳，像自律神經失調這種慢性病的形成，是你長時間不正常作息的結果，怎麼能要求醫師在數天內就讓你康復呢？而在中醫治療過程中也很可能會出現症狀波動，但是病情卻在好轉的情形，要是一遇到這種好轉狀況就放棄，那豈不是功虧一簣？小陳聽了我的話後頻頻點頭，便乖乖挑了一家中醫持續就診。這次在醫師半年多的治療下，小陳不但漸漸戒除安眠藥，也找回良好的睡眠品質。

像小陳這種一個醫師看沒幾天又換另一個醫師的「逛醫師」行為，在你我身邊可能常常上演，可是卻沒幾個人知道這是慢性病患者看醫師的大忌！

喵老大為何說逛醫師對慢性病患者是最笨的行為呢？難道中醫療效就只能慢慢等嗎？

是這樣的，病機單純或是像外感初期等輕微病況，醫術有一定水平的醫師當然有可能一帖見效。但通常慢性病涉及的病理複雜，絕無一兩帖藥就痊癒的道理，因為中途必定經過隨脈證改變而必須調整藥物的階段，說三五天就讓複雜的慢性病康復的醫師，通常不是用藥壓症狀就是誇大其詞，患者切勿上當！

「所以西醫療效快，中醫療效慢是真的囉？」

非也，同樣需要時間調養的慢性病，你去找西醫看，必然也只能吃藥控制病情，就算真的能治根，也需要一段漫長的時間，這方面中西醫都是類似的。

我們再回過頭來考量經濟效益。逛醫師不僅僅是浪費醫師體力和時間，浪費醫療資源，同時更是在浪費自己候診時間和金錢，弄到最後醫術再神的、有能力治好你的醫師也被你這樣「錯過」，所以說是最笨的行為一點也不為過。

當然，感冒或是急性病又另當別論，這對一個好中醫而言，要求兩三天見效一點也不為過！所以喵老大以過來人經驗告訴慢性病患者包括自律神經失調的病友，請給醫師兩到三個月的時間做觀察驗收，真的沒進步才考慮換家。這樣才能真正遇見你的明醫並且找回健康！

第三招 診間注意事項

常見到不少病人會有種迷思，就是覺得在醫師看診時，必須把症狀說得越詳細完整越好，甚至有人一進診間坐下，就把幾年來的生病過程，劈哩啪啦地講個沒停，簡直都可以成了業餘說書人了！

「咦？難道提供越豐富的線索和症狀給醫師不好嗎？」

診間不過匆匆數分鐘，其實大家都忘了給醫師專注思考的空間，而這個過程的干擾將影響醫師用治法開藥的準確性。就像偵探辦案時必須凝心專注，否則將錯過關鍵的蛛絲馬跡。對於身繫病人健康性命的醫師更是如此，病患敘述得太多，反而會干擾到醫師的治療思路，而無助於病情治療。特別是需要高度精神專注的脈診。所以各位朋友，下次請先讓醫師專心把完脈再敘述病情囉！

「那我們病人需要提供哪些症狀和線索給醫師參考呢？」其實這部分就包含在四診中的問診。好的醫師在把脈後，取得病人身體內部的客觀資訊，便能以此做為主幹來問診，病家只需要根據醫師的問題回答即可。如此的問診也才能準確抓到「真正有利於治病」的訊息，而非亂槍打鳥。像喵老大就曾遇過病人描述超過半小時的病情，醫師還不知道從哪裡下手去治的窘境，正因為他不會把脈！

第四招 學習簡明記錄病情

無論是急性還是慢性病患者，在面臨症狀起伏多變的狀況，患者通常需要做些記錄，以利診間向醫師報告，甚至患者有許多問題要請教醫師。但看診不過匆匆數分鐘，常常一進診間就忘了該問什麼，以及重要病情變化。

那麼，我們要如何簡單有效的做好筆記呢？以下喵老大提供幾個要領給讀者們做參考，特別是和筆者一樣數多種症狀纏身的自律神經患者們。

首先，大家可以試著把自己的症狀簡單記錄成表，記錄治療過程中的主要變化。舉以下兩圖為例，圖一為喵老大剛治療時病情較嚴重複雜的版本，圖二為半年後穩定恢復的版本。

圖一：2012 年八月某週（空格表狀況持平）

項目	六	日	一	二	三	四
疲勞感	眼睛疲			重疲勞感		
腸胃		午後脹	拉肚子	上吐下瀉	悶脹	
心肺		輕微心悸	鼻塞	鼻塞減輕		心悸消失
睡眠	失眠		頭痛失眠			淺眠多夢
冷熱	四肢涼		身體發熱	身體發熱		四肢涼
其他	身麻	面赤		呼吸不順		身麻消失

圖二：2013年三月某週

六	
日	服藥後打嗝矢氣明顯
一	右上腹悶脹痛，疑似感冒
二	
三	心臟輕微不適
四	

備註1善用符號或不同顏色表示，比方說上下箭頭標記好轉或惡化。，

備註2記錄重要變化即可，若長期存在不變的症狀則不需特別記錄，以免表格雜亂，這點對於自律神經患者相當重要。

以上，喵老大一路記錄到現在症狀已消失大半，目前只剩下睡眠和腸胃兩項，甚至已經穩定到只有遇到感冒急症才需要做記錄。這樣的記錄還有個好處，就是病人可以比較治療前後是否有所改善，而不會含含糊糊地繼續看著根本治不好病的庸醫。治療有效的患者，在過程中會發現自己所要記錄的症狀越來越少，到最後連記錄這件事都「忘了」時，恭喜你已經很接近健康了！

除此之外，想請教醫師的問題也可以簡單記在紙上，如此不但患者可以安心接受治療，醫師也

可以節省時間。

這些記錄，甚至可以做為過來人經驗回饋給更多患者。所以病情複雜多變的患者，建議下次可以寫個小抄避免臨場忘詞囉！

第五招　治療中服用其他藥物需向醫師諮詢

相信有不少慢性病患者在給中醫看之前，正在長期服用像是降血壓、血糖、安眠藥、止痛藥甚至是化療中的治療藥物等來控制病情。有這種情形必須在問診時告訴中醫師，使醫師能把這些西藥因素考量進去，做出精準的治療和開藥。

而一個好中醫不但要能掌握西藥的藥理藥性，同時也要懂得在使用治療過程中，如何逐步協助患者減去某些只能吃一輩子來控制病情的西藥，進而達到真正治療的目的。

像是對於某些藥物，比方說鎮定和安眠藥等精神科藥物。在減藥過程中，常常會產生所謂的「戒斷作用」，其中之痛苦，恐怕只有過來人能體會。關於這些患者，請勿私自停減西藥，否則身體一旦無法承受，只會使病情更嚴重！而在面臨痛苦的戒斷作用時，要用意志力克服並且相信醫師的用藥，不要為了貪圖一時舒緩，走回頭路來加重藥癮。

當然除了西藥，中醫在治療過程中也很忌諱一次看多個中醫並服多種藥物，這樣根本形同在對醫師「劈腿」！

畢竟不同醫師思路和開藥都有差異，如此不但會干擾個別醫師的用藥效果，藥物間還會交互作用，甚至有吃到藥物中毒的可能！此外，就算你運氣超好，莫名其妙恢復了，也不知道究竟是誰開的藥有效，不是嗎？

還有一種是自作聰明亂抓藥吃，或是喜歡買中西成藥搭著服用的患者。

這種壞習慣，特別容易發生於，對中西醫有粗淺涉獵的人們，他們總是看了點相關書籍，有了些成見就想自己當醫生玩玩看。就喵老大經驗，這種未細究醫理和診斷就「惡搞」的人，通常十個有九個不是沒效就是越吃越嚴重。其中有些佼佼者誤己還不夠過癮，還會誤人子弟指點親友「用藥」或者提供所謂的「偏方」，這些都是害人害己的行為。

親愛的朋友，用藥還是得經過專業醫師的診斷才可以喔！

第六招 心理素質決定何時康復！

林先生是一位科技新貴，只可惜當他升遷副理之際，卻被自律神經失調的種種症狀所糾纏，失眠、心悸、耳鳴、強烈疲勞感等症狀樣樣來，讓他不得不先放棄，壓力密集型的高科技產業專心養病。好在林先生相當幸運，在朋友介紹下很快就找到好中醫。我們在診間相遇並且同時初診，還記得醫師當時把脈後告訴我因為久病，病況比林先生的複雜難解得多。但醫師要我們兩個相信這病一定會康復，只是何時康復取決於患者的心理素質！這句話，我一直謹記在心。半年後，我突然想起從前那個一面之緣的林先生，並向醫師問他的近況。沒想到醫師卻說他的恢復進度緩慢，反倒是我已經後來居上。在我一問之下，這才知道林先生，不但因為怕痛無法配合針灸，而且只要症狀一波動，就容易逃藥不吃。

此外，醫師交代的功課他一樣也沒做到，像是偷懶不運動，而明明體力已經恢復了，卻仍卻步回到工作崗位上。最可怕的是，就連他自己都不相信自己還能夠康復！原來，他的意志已被病魔給擊垮，不只是林先生，這也是所有自律神經患者，必須面臨的重大關卡！醫師說，遇到這種患者他也很無奈，畢竟用藥再怎麼出神入化，也不太可能改變一個人的心理素質，讓個性軟弱變堅強，悲觀變樂觀。此外，若一個病患不願配合醫師治療，心理狀態也一直停滯在生病的思維，這樣就算身體真的復原，也不能算是康復。

我想不管是什麼病、看什麼醫師都一樣。患者的心理素質，不但影響能否順利康復，也決定何時康復！同樣是癌症患者，有的人願意樂觀面對，甚至樂活出嶄新人生，最後連自己怎麼好的都不知道。但有人卻成天在病房唉聲嘆氣，甚至對親友大發脾氣！

而當我們心理素質脆弱時，便會因為病魔的侵襲產生各種負面情緒，這種負面情緒將會使病魔更加壯大，更加啃食自己薄弱的意志。相反的，當我們心理素質強健，擁有樂觀或是堅強的意志，不但能抵禦病魔侵襲的痛苦，更能轉化出正面磁場，讓身體每個細胞都充滿正面能量，如此再強的病魔勢必也被大幅削弱，並且加速康復進度。

所以喵老大在此，想告訴同樣是自律神經的戰友們，身體的部分可以交給好醫師，但心理和社會的重建，還是得靠自己拿出勇氣和笑容來面對喔！

第七招、正確認識好轉反應！

古人有句話說：「藥不瞑眩，厥疾不瘳」，這裡的瞑眩意指某些嚴重的病，患者在治療中會經過身體疲累思睡、懶懶的不想動，以及頭暈眩痛的過程，而後才會得到康復。

這一名詞被後世廣義使用，到後來只要是治療過程所中出現不適症狀，但整體機能卻是在進步的狀況，都可以稱為瞑眩反應或好轉反應，因此我們對這概念並不陌生。

真正的瞑眩反應，代表身體裡面的正氣，和病邪正在激烈交戰，期間衍伸出的短暫不適症狀，便是身體需要集中兵力對抗病邪，而暫時節約身體其他部分能量支出的結果。一旦病邪被擊退，身體也就會恢復原狀，甚至對某些慢性病患者病情還能更上層樓，所以也稱為好轉反應。

通常在慢性病的調養過程，也會隨體力恢復而歷經此好轉反應，比方說清理戰場的排病過程，補償性的思睡，或是身體機能恢復的調節適應作用，所產生的總總暫時性不適。就像打掃房子，搬開許多家具、櫥櫃總是跑出更多灰塵。各種疾病在處理時，可能出現這種「症狀變差，實際上卻是身體好轉的過程」。這時候請不要灰心，要相信醫師的治療。

但讓人憂心的是，時下從中醫、西醫到健康食品廣告，總愛濫用「好轉反應」這一詞，只要病人在治療過程中產生不適，不肖醫者或業者便推說是好轉反應！說穿了，絕大部分卻只是「明明誤治，還要欺騙病人是好轉的騙局」！

這是一件多麼可怕的事呀！不知有多少病人被這種「假好轉反應」所矇蔽，賠了健康和金錢，還傻傻的誇讚這醫師多厲害，一用藥便見效，並催眠自己這是好轉的過程。最終卻只是一場誤治，豈不悲哀？

重點來了，一般患者要如何分辨「好轉反應」和「誤治誤藥」呢？

基本上好轉反應出現時，一個好醫師能夠透過把脈掌握甚至預告，不會對病人含糊其詞。此外，好轉反應通常只是過渡反應，幾天內便會消失，而主治症狀反而還會得到進步或更穩定。所以要是治療過程中出現的不適症狀久久未消，主病也沒有太多進步，便可以考量是誤治的可能性大。

看完這一節後，無論正在吃西藥、中藥還是健康食品的朋友，希望大家都能分辨出自己是好轉反應還是吃錯藥。

第八招　相信你所選擇的醫師！

曹孟德說過：「疑人不用，用人不疑。」

看醫師也是如此，選擇一位醫師卻又對醫師的用藥和治療疑神疑鬼，這樣要如何康復呢？倒不如一開始就不要看。

一位醫師就曾告訴我，臨床上他遇過為數不少的病人，因為不信任醫師或是心理素質不足，在治療過程中遇到小波動就開始疑神疑鬼，致使醫師要分散藥力，去減輕這些過渡症狀，使真正的主治療進度遭拖延，拉長整個康復期間。

這感覺很像諸葛亮在辛苦北伐，阿斗卻在後頭疑神疑鬼，不是斷糧草就是召回三軍，這樣即使出現康復的契機，也會因為病人對醫師的疑心病而錯過！所以，請相信你所選擇的醫師，這樣才能與他密切配合治療，戰勝病魔！

結語

以上共八點，讓我們透過表格簡單複習一下。

註：這張量表的分數意義並不大，但讀者可用來檢視自己是否做到患者該注意的事項。

最後，在看完這兩篇「十分鐘教你看對中醫！」以及「當個聰明病人才好的快！」，相信各位已不再對中醫感到茫茫然！喵老大深信，只要肯用功的病人再搭配優良的醫師，沒有病是不會好轉的！讓我們一起為健康努力吧！

評鑑項目	優良	尚可	欠佳
我能積極配合醫囑治療	+1	0	-1
我不亂逛醫院	+1	0	-1
我能掌握診間注意事項	+1	0	-1
我能簡單記錄病情變化	+1	0	-1
在治療過程中不亂用其他藥物	+1	0	-1
我能對康復保持信心	+1	0	-1
我能正確認識好轉反應	+1	0	-1
我相信自己選擇的好醫師	+1	0	-1

第五篇 誤會一場？當自律神經失調遇上憂鬱症！

「明明感到全身不適，跑遍各科卻檢查不出，我是不是得了憂鬱症呢？」我想這是許多自律神經患者都曾遇過的難題。就連喵老大也曾一度面臨被家人懷疑是心理疾病，跑到精神科去心理諮商卻換來「心理狀態樂觀正常」的窘境。

自律神經患者常因現代醫學無確切對應病名和療法，處在一種「不知為何生病，也不知如何才能康復」的尷尬狀態，最後只好踏入精神科領域求救。只是，「究竟這些難以言喻的症狀，是自律神經失調還是憂鬱症呢？」有時候就連醫師也不太確定所以然。

簡單的說，自律神經患者和真正的心理疾患在症狀上雖然會有重疊，但在病因和病位卻存在著差異。若無法認清兩者差異，或者以錯誤的心態和治療去面對，將有使病情拖延惡化的可能。因此，我們有必要先把這兩者給釐清。

病理上的不同

首先在生理學上，心理疾病是大腦物質分泌或主管思維、情緒的區塊出問題。但自律神經患者的問題卻出在自律神經已無法正常運作，導致其所管轄的所有生理機能一一做亂。這在臨床上可以見到，心理疾病患者總是比較多情緒上、意識上的主訴，而自律神經患者則多為生理上的不適，也就是說在症狀呈現上，「身心比例」有所不同。

而同屬身心病範疇，兩者的主要病因也有差異。心理疾病如憂鬱症的患者病因可能包含環境壓力、先天遺傳或精神上的創傷所以引起，病因可能很廣泛。但自律神經失調的患者主要和壓力、體質以及生活作息息息相關。

值得注意的是，大腦和自律神經雖各有不同的職司和功能，但因為彼此連結著，所以也會互相影響。這也是為何自律神經疾病和心理疾病，彼此會重疊一些症狀，而且若得不到良好治療，很有可能互相演變，陷入身心的惡性循環中！

心態上的差異

在患者的心態和行為上，純粹的自律神經疾病和心理疾病也有許多不同。

心理疾病的患者通常對治療較消極，甚至還會有逃避就醫的情形出現；但自律神經患者卻會較積極尋醫，想趕快恢復健康，總是逛遍醫院仍不氣餒。在心情波動上，心理疾病患者會「莫名」陷入負面情緒比如說憂鬱、焦躁以及沮喪感；但自律神經患者的心情主要是隨著身體狀態在起伏，比方說身體不適感減輕心情就好，不適感加重心情自然差。

在大腦意識上，我們還可以見到通常自律神經患者的意識與行為表現還算正常；但部分心理疾患卻會明顯出現意識或行為障礙，比方說幻覺、現實脫離感、行為強迫症等。最後是活下去的意志，去問自律神經的患者，他們大多會告訴你他們很想趕快回到正常生活，還有很多事等著去忙；但心理疾患對生命意義會比較消極悲觀，甚至部分有輕生念頭。

當然必須提到的是，精神病患者或多或少也伴隨著自律神經失調。而自律神經患者也會因為久病不癒或者心理素質不夠堅強而發展成各種精神疾病。所以同屬身心病，它們的連帶關係也不容忽視！

治療對策的異同

前面講了這麼多，其實只是希望患者和社會大眾能對這兩種不同的病有正確的認識，並給予尊重和協助。也因為在病理上有差異，療法也不太相同，我想只有正確認識自己的病症並找出適合的療法才能真正康復！

不像感冒，吃個藥好好休息就沒事了。自律神經疾病和心理疾病在醫藥外，都需要運動、作息調整、心理層面和社會調適的多管齊下，才能有效康復。而這一部分也需要靠患者自身的努力！

兩者也有相異之處。比方說在心理層面，自律神經患者更強調的是心理素質、樂觀以及堅強的信心，這樣才不會受種種症狀的不適影響到心情，導致「生理和心理」的惡性循環。心理疾病如憂鬱症患者比較需要情緒抒發、心理諮商以及找出負面情緒的根源加以解決。

而在治療特質上，自律神經患者的主要問題還是出在身體，所以最好能透過專業的醫藥下去治療，醫師和患者的努力可以說是各佔五成。

而真正的心理疾病患者則像我們常說的心病還需心藥醫，假如自己願意積極改變自己，並找出問題根源，勇敢嘗試運動、作息、個性思維以及社會的改變，很有可能就這樣不藥而癒，醫師和患者的努力差不多佔三七比。

最後，喵老大認為無論是自律神經還是心理疾病，都應該雙管齊下。一方面找出真正病因並且對症下藥，另一方面則同步為患者進行心理建設或治療，特別是身心病這種涉及層面廣泛又複雜的疾病。

否則看到身心病就直接投以精神科藥物，沒好就算了，只怕吃出藥癮與更多的副作用。這一塊也是中醫辨證論治的優勢所在，面對日益猖獗的諸多文明病和身心病，喵老大在此殷切期盼中西醫都能好好發揮，為這些疾苦患者帶來康復的希望！

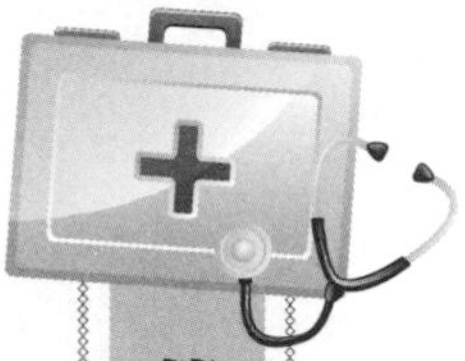

第六篇 中醫同好交流團簡介

一、本社團創立宗旨

1. 提供自律神經戰士，與中醫同好們一個快樂分享的空間。
2. 中西醫就診經驗匯集，希望大家都能找到屬於自己的好醫師。
3. 提供中醫學術討論交流。
4. 歡迎健康資訊與醫學新知交流討論。

二、社團加入方式

1. facebook 上直接搜尋「中醫同好交流團」，並申請加入社團。
（網址：https://www.facebook.com/groups/293451107431558）
2. 登入「喵老大的重生小站」部落格留言申請加入社團。

（網址：http://ahmiao777.pixnet.net/blog）

三、社團運作項目與資源提供

1.就診經驗分享

對於複雜重症患者而言，要找到能夠有效治療的好醫師並不容易，而且過程中可能會踩到許多地雷！比方說花大錢卻無效，屢屢遭到誤治的風險……等。有鑑於此，本社團將彙整各地就診經驗以及治療效果分享，好壞不拘，中西醫皆收錄。讓大家在茫茫醫海中，都能夠遇見屬於自己的良醫。

2.心情抒發與成長故事

自律神經患者在抗病過程中，常常會有許多生命體悟，以及心情上的酸甜苦辣。希望能提供這個空間，讓大家不但能把負面情緒抒發出來，也能把正面思維分享並鼓勵其他病友，讓大家在找回健康的路上都不孤單！

3.康復心法分享

康復心法百百種，可是實際效果卻常常一問三不知？你也有這種困惑嗎？本社團將提供一個康復心法實際操作的記錄與成果交流空間，比方說患者該如何運動或是該如何調整作息。讓大家都能找到屬於自己的康復絕招！

4.健康議題討論

摘錄醫學新知或健康議題，讓大家能交流彼此的意見並增長知識。

5.社團讀書會

提供好書分享與交流的空間，並且不定期舉辦讀書會。讓板友們彼此能擦出不同的思維與體會，並省下荷包。

6.聚餐與出遊

本社團定期舉辦聚餐與交流，不只是讓板友彼此交流資訊及情誼，更有提供自律神經患者維持社交能力的機能。從第一次舉辦到現在，已經第七次餐聚，雖然大家都是素昧平生的陌生人，但因為有共同的話題，熱鬧程度常常不輸同學會，而且大家都能盡興而歸。最重要的是，喵老大發現藉由社交及生活意義的實踐，能為患者身心層面帶來很大的康復力量！

7.熱血運動團

將提供大家運動揪團，比方說騎鐵馬、慢跑或是打球。讓大家運動不再孤單乏味，並且增進彼此情誼。

8.衛教資訊與臨床醫案分享

關於這部分將邀請專業醫師實際分享治療經驗。

四、社團願景

1. 未來將依性質把中醫同好交流團擴張成四大分會。分別為健康資訊交流（總會）、自律神經病友團（病友會）、藥王脈學讀書會（醫學研討）以及就診經驗分享（經驗談）四大專區，為更多民眾提供服務。
2. 希望能透過知識與經驗的凝聚，讓一般民眾對於自律神經疾病能有更多瞭解，並讓患者都能順利找回健康！
3. 透過社團，未來將建立起病人與病人（病情交流與分享），病人與醫師（醫病互相交流，並建立良好信賴關係），醫師與醫師（醫療專業者的醫術交流與臨床討論）三大網絡，希望能在國內帶動更良好的健康與醫療風氣！

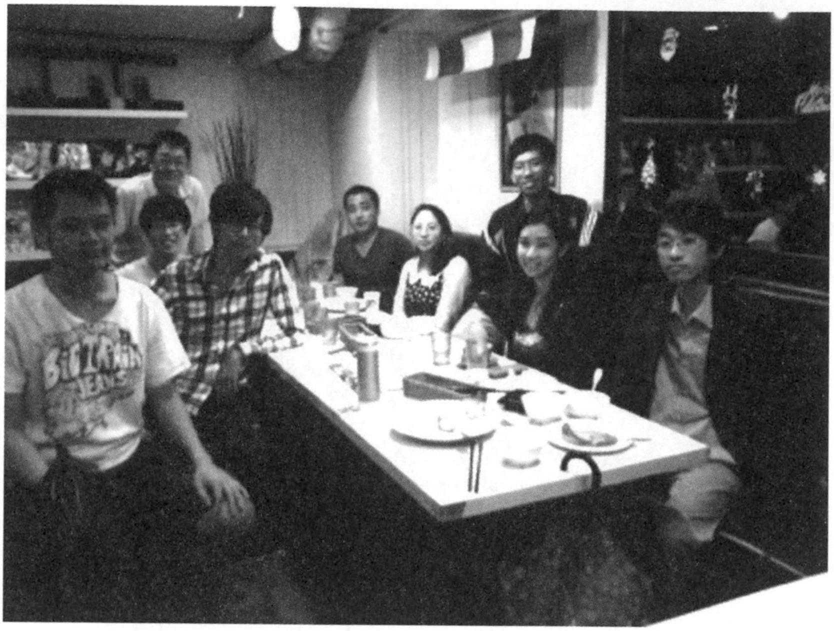

（照片為台北版聚，雖然是第一次見面，卻從六點開心聊到打烊，滿載而歸）

後記：除了感謝還是只有感謝！

埋頭在字裡行間的這些日子裡
很漫長，很煎熬，也很無聊……
還好有一群像家人般的朋友
一路陪伴我走過來
沒有你們
也許就不會有今天這本書的誕生了

在此獻上最誠摯的謝意
感謝老實姊和文蔓姊不厭其煩的幫我看稿
感謝聿君大哥、阿德大師、玉翎姊以及紹銘陪我走過低潮時光

感謝醫師老大的熱心指點
感謝家人能提供我生活基本開銷
感謝「藥王脈學論壇」引領我走進中醫的光明大道
最後，要感謝「中醫同好交流團」的每一位朋友
謝謝你們大家一直以來的支持與照顧！

我想
我不求這本書能夠賺進多少錢
只希望能為讀過這本書的每一位無助的朋友
帶來一絲光明與希望
願你們大家都能走出屬於自己的幸福人生！
這樣也就值得啦！

國家圖書館出版品預行編目(CIP)資料

以病為師－自律神經重生日記 / 吳沛恩著 . -- 第一版 .
-- 臺北市 : 樂果文化出版 : 紅螞蟻圖書發行 , 2014.04
面 ;　公分 . -- (樂健康 ; 16)
ISBN 978-986-5983-66-6(平裝)

1. 自主神經系統疾病 2. 中西醫整合 3. 通俗作品

415.943　　103004490

樂健康 16

以病為師 - 自律神經重生日記

作　　者／吳沛恩
總 編 輯／何南輝
行銷企劃／黃文秀
封面設計／鄭年亨
內頁設計／Chris's Office

出　　版／樂果文化事業有限公司
讀者服務專線／（02）2795-3656
劃撥帳號／50118837 號　樂果文化事業有限公司
印 刷 廠／卡樂彩色製版印刷有限公司
總 經 銷／紅螞蟻圖書有限公司
地　　址／台北市內湖區舊宗路二段 121 巷 19 號（紅螞蟻資訊大樓）
電話：（02）2795-3656
傳真：（02）2795-4100

2014 年 4 月第一版　定價／ 350 元　ISBN 978-986-5983-66-6
2023 年 9 月第一版第三刷（500 本）